前　言

Preface

当前人口老龄化形势严峻，养老问题已成为全世界关注的热门话题，与之相应的老年照护也成为一项重点工作。为了更有针对性地根据老年人的需求开展照护以及更高效地利用有限的照护资源，科学开展老年人能力评估就显得尤为重要。在广泛查阅国内外资料以及调研养老服务机构、养老服务中心（站）照护工作的基础上，本教材紧扣职业教育特点，采取理实一体、活页式教材的方式，从认识老年人能力评估对于应对人口老龄化的重要意义出发，就老年人能力评估准备、评估实施、评估后指导等方面进行介绍，力求突出全面性、系统性与实用性。同时，本教材在评估结果的应用等方面提出了富有中国传统中医文化特色的建议，可供养老服务相关专业的学生以及有志于从事养老服务相关工作的社会人士使用。

本书由刘慧玲（重庆城市管理职业学院）、张迎春（重庆城市管理职业学院）担任主编，谢燕（重庆医科大学附属第一医院）担任副主编。其中，项目一的任务一、任务二由丁佳（重庆城市管理职业学院）编写，任务三由丁佳、刘慧玲编写；项目二的任务一由张迎春、刘慧玲编写，任务二、任务三由刘慧玲编写，任务四由谢燕编写；项目三由刘慧玲编写；项目四的任务一由张迎春、刘慧玲编写，任务二由莫绍琴（重庆市第九人民医院）编写，任务三、任务四由张迎春编写；附录由谢燕编写。

在写作中，得到了重庆城市管理职业学院周良才教授、田奇恒教授、易丹老师的支持，也得到了重庆市民政局养老服务处刘大伟处长、重庆医科大学附属第一医院青杠老年护养中心、重庆市职业技能公共实训中心各位老师的大力支持。在撰写中得到了天津大学出版社赵宏志等编辑的倾力指导。在此向各位领导、老师表示感谢！

党的二十大报告提出："实施积极应对人口老龄化国家战略，发展养老事业和养老产业，优化孤寡老人服务，推动实现全体老年人享有基本养老服务。"当前，养老服务行业面临众多机遇，也面临诸多挑战。编者也在不断学习中。由于编者水平有限，书中还有不少疏漏之处，敬请各位批评指正！

编　者

2023 年 1 月

Preface

In the face of the grim situation of aging population, elderly care has become a hot topic of world attention, and care for the elderly has also become a priority. In order to provide more targeted care services for the elderly according to their needs, and achieve more efficient use of limited care resources, scientific ability assessment for the elderly is particularly important. Based on extensive access to relevant materials at home and abroad, and survey of care services provided by care institutions and centers (stations) for the elderly, this textbook closely follows the characteristics of vocational education, and is designed to be a leaflet type combining theory and practice. From the perspective of understanding the significance of ability assessment for the elderly in responding to aging population, this textbook introduces the assessment in terms of preparation, implementation and post-assessment guidance, with a view to highlighting the comprehensiveness, systematicness, and practicality of the assessment. At the same time, according to the distinctive traditional Chinese medicine culture, this textbook presents suggestions with distinctive features of traditional Chinese culture on the application of assessment results. This textbook is suitable for students majoring in elderly care services and individuals interested in elderly care services.

This textbook was edited by Liu Huiling (Chief Editor) from Chongqing City Management College, Zhang Yingchun (Chief Editor) from Chongqing City Management College, and Xie Yan (Deputy Editor) from the First Affiliated Hospital of Chongqing Medical University. To be specific, Tasks 1 and 2 of Project 1 were compiled by Ding Jia from Chongqing City Management College, and Task 3 was compiled by Liu Huiling. Tasks 1, 2 and 3 of Project 2 were compiled by Liu Huiling, and Task 4 was compiled by Xie Yan. Project 3 was compiled by Liu Huiling. Task 1 of Project 4 was compiled by Zhang Yingchun and Liu Huiling, Task 2 was compiled by Mo Shaoqin from the Ninth People's Hospital of Chongqing, and Tasks 3 and 4 were compiled by Zhang Yingchun.

In the process of compiling this textbook, we have received great support from many teachers and leaders. They are Professor Zhou Liangcai and Yi Dan from Chongqing City Management College, Mr. Liu Dawei, Director of the Elderly Services Department of Chongqing Municipal Civil Affairs Bureau, and teachers from the Qinggang Care Center for the Elderly of the First Affiliated Hospital of Chongqing Medical University, and Chongqing Public Skills

Training Center. Zhao Hongzhi and other editors from Tianjin University Press have also provided guidance. We hereby express our thanks to them!

At present, the elderly care service industry is facing both opportunities and challenges. The editors are continuously improving their knowledge in this regard. Due to the limited knowledge of the editors, this textbook is liable to mistakes or omissions, and your suggestions for improvement will be gratefully received!

Editors

January 2023

目　录

Contents

Contents

项目一
老年人能力评估认知

当前人口老龄化形势严峻，养老问题已成为全世界关注的热门话题，与之相应的老年照护也成为一项重点工作。为了更有针对性地根据老年人的需求开展照护以及更高效地利用有限的照护资源，科学开展老年人能力评估就显得尤为重要。本项目将对当前全世界人口老龄化和养老服务的发展进行梳理，介绍老年人能力评估的内涵和意义，并对中国近年来出现的新职业——老年人能力评估师进行介绍。

任务目标

知识目标

1. 了解人口老龄化现状与影响。
2. 了解世界和本国养老服务情况。
3. 熟悉所在国家和地区的养老服务政策。
4. 理解老年人能力评估的内涵与意义。
5. 理解老年人能力评估师的主要工作内容和职业要求。

技能目标

1. 能够向评估对象清楚介绍老年人能力评估的内涵与意义。
2. 具备老年人能力评估师所应具备的知识、技能和素养。

素质目标

1. 具备高度责任心和严谨的工作态度，形成积极的专业服务情感和态度。
2. 忠于职业服务操守，具备关心、体贴老年人的人文素养。
3. 与医护人员、社工等形成团队，在评估过程中形成良好的合作意识。

任务一 认识养老服务

知识详解

一、世界人口老龄化

2022年11月15日，世界人口达到80亿人，这是人类发展的一个里程碑。

联合国2023年1月12日发布了《2023年世界社会报告》（以下简称报告），预计到21世纪中叶，全球65岁及以上的人口数量将增加一倍以上。报告认为："为了可持续的未来，必须优先考虑老年人的权利和福祉，各国应采取具体措施，在养老金和医疗费用攀升的情况下，为老龄化人口提供支持。"报告指出，2021年全球65岁及以上人口为7.61亿人，到2050年这一数字将增加到16亿人。80岁及以上的人口增长速度更快。全球人口老龄化意味着对长期护理的需求增加。

人口老龄化是21世纪人类社会共同面临的重要议题。学界普遍接受并广泛使用的进入老龄化社会的界定标准是1956年联合国和1982年世界老龄问题大会制定的，即60岁及以上人口比例达到10.00%，或者65岁及以上人口比例达到7.00%。

1865年法国率先进入老龄化社会，时至今日，全世界人口老龄化趋势明显，总体上已步入老龄化社会。据世界银行数据，2020年，全世界65岁及以上老年人口比例达到9.40%。

从全世界范围来看，2000年，全世界总人口为61.4亿人，2020年增至77.9亿人。与此同时，60岁及以上老年人口由6.1亿人增至10.5亿人，增长4.4亿人；2020年，60岁及以上老年人口比例为13.5%。

《2022年世界人口展望》报告预测，全球65岁及以上老年人口所占比例预计将从2022年的10%上升至2050年的16%。届时，全球65岁及以上老年人口的数量将是5岁以下儿童数量的2倍多，并与12岁以下儿童数量大致相等。预计到2050年，全球人均预期寿命将达到约77.2岁。

印度、印度尼西亚、巴西、尼日利亚等发展中国家的老龄化进程明显慢于美国、德国、俄罗斯等国家，也慢于中国。2020年，日本60岁及以上人口比例达到34.3%，是当今老龄化最严重的国家，法国、德国、荷兰、意大利、西班牙、葡萄牙、希腊、丹麦、瑞典、芬兰等国家的60岁及以上人口比例超过25%。这些人口老龄化较为严重的国家主要分布于欧洲地区。美国、英国、韩国、俄罗斯等国家的60岁及以上人口比例介于20%~25%，处于中度老龄化社会。目前中国仍然处于轻度老龄化社会，但即将进入中度老龄化社会。2020 年中国 60 岁及以上人口比例比美国、韩国、俄罗斯等国家低 4 ~5 个百分点，与泰国基本相当，明显高于印度（高出 8.6 个百分点）、尼日利亚（高出 14.2 个百分点）、菲律宾（高出 10.1 个百分点）。

高龄化与老龄化是反映人口年龄结构老化现象的重要指标。伴随着工业化、现代化发展，人类的寿命不断延长，高龄化也成为未来人口发展的重要趋势。从全世界范围来看，2000—2020 年，全世界 80 岁及以上老年人口从 7 171 万人增至 14 550 万人，增长 1.0 倍，80 岁及以上老年人口比例从 1.2% 增至 1.9%，增长 0.7 个百分点。

发达国家的高龄化趋势更为明显，程度更深。2000—2020 年，发达国家的 80 岁及以上老年人口从 3 680 万人增至 6 702 万人，80 岁及以上老年人口比例从 3.1% 增至 5.3%，增长 2.2 个百分点，显著高于全世界总体水平。发展中国家（不含中国）的高龄化趋势最弱，80 岁及以上老年人口比例从 0.6% 增至 1.0%，明显低于全世界总体水平。

二、中国人口老龄化

（一）中国人口老龄化概况

老年人是国家和社会的宝贵财富。中国是世界上人口最多的国家，人口基数大。随着社会经济的发展和生活水平的不断提高，人口的平均寿命也不断延长，第七次全国人口普查数据显示，2020 年中国 60 岁及以上人口数为 2.64 亿人，占总人口的比例为 18.7%，65 岁及以上人口数为 1.91 亿人，占总人口的比例为 13.5%。按照联合国在 1956 年出版的《人口老龄化及其社会经济后果》中的划分标准，65 岁及以上人口占比达到 7% 的国家或地区被称为老年型国家或地区。2000 年，中国 65 岁及以上人口占比达到 7%，60 岁及以上人口占比达到 10%。学术界和媒体称中国进入了老龄化社会。未来 20 年中国人口老龄化形势将更加严峻。杨舸（2021 年）基于人口普查数据预测：2026 年中国将步入中度老龄化社会，届时 60 岁及以上人口占比将达到 20.76%。人口老龄化包括两个方面的含义：一是指社会人口结构呈现老年人口相对增多，在总人口中所占比例不断上升的过程；二是指社会人口结构呈现老年状态，进入老龄社会。

（二）中国人口老龄化的特点

人口老龄化是社会发展的重要趋势，是人类文明进步的体现，也是今后较长一段时期中国的基本国情。人口老龄化对经济运行全领域、社会建设各环节、社会文化多方面乃至国家综合实力和国际竞争力都具有深远影响。中国人民大学副校长杜鹏教授 2022 年 12 月 28 日在“实施积极应对人口老龄化国家战略”高端研讨会上提出未来中国老龄社会将呈现出五大新特征：老年人口增速加快，峰值将接近 5 亿人；人口老龄化程度加深，将超过发达国家平均水平；高龄化特征愈发凸显，失能人口数增加；老年人口受教育水平高，老年人力资源禀赋提升；老年人口的经济收入更有保障，消费观念升级。

总的来说，中国人口老龄化呈现出以下特点。

1. 老龄人口基数大，老龄化进程加快

随着中国经济的快速发展和城镇化的深入推进，家庭小型化、年轻子女与老年人异地分居现象日益普遍，老年夫妇和独居老人的老年人口空巢化现象日益严重。习近平同志在党的二十大报告中指出，中国的人均预期寿命增长到七十八点二岁。第七次全国人口普查数据显示，截至 2020 年 11 月 1 日，中国 60 岁及以上人口有 2.6 亿人，其中 65 岁及以上人口 1.9 亿人。全国 31 个省份（未统计港、澳、台地区）中，有 16 个省份的 65 岁及以上人口超过了 500 万人，其中有 6 个省份的老年人口超过了 1 000 万人。预计 2033 年前后，中国 65 岁及以上老年人口的比例将达到 20%，进入超级老龄社会。1990—2020 年，中国 65 岁及以上老年人口占总人口的比例从 7% 提升到 14%，这样的增长倍速于发达国家的老龄化进程。2010—2020 年，60 岁及以上人口比例上升了 5.44 个百分点，65 岁及以上人口比例上升了 4.63 个百分点。与上一个十年相比，上升幅度分别提高了 2.51 和 2.72 个百分点。老龄化进程明显加快。

中国人民大学公共管理学院教授、社会保障研究所所长胡宏伟指出，2022 年末，我国 65 周岁及以上老年人口占比达到 14.9%，同比上升 0.7 个百分点，老龄化程度进一步加深。

2. 人口老龄化地区差异大，进入老龄化社会的省份多

中国地区经济发展的不平衡以及医疗卫生水平的地区差异，劳动力的迁移以及户籍政策的影响，导致中国人口老龄化地区差异和地区发展不平衡。2020 年底，中国大多数地区已经进入老龄化社会，老年人口分布与总人口分布基本一致。老年人口主要集中在东部地区（即河北、北京、天津、山东、江苏、上海、浙江、福建、广东、海南），这些地区 60 岁及以上人口超过 1 亿人；以山西、河南、安徽、湖北、江西、湖南为代表的中部地区 60 岁及以上人口为 6 866 万人；西部地区（重庆、四川、陕西、云南、贵州、广西、甘肃、青海、宁夏、西藏、新疆、内蒙古）60 岁及以上人口超过 6 800 万人；黑龙江、吉林、辽宁等东北地区老年人口为 2 390 万人。

2000 年，中国 31 个省份（未统计港、澳、台地区）中，60 岁及以上人口占比超过 10% 的有 14 个。2020 年，仅有西藏的人口老龄化程度低于 10%，尚未进入老龄化社会。总体上来看，中国各地区的人口老龄化水平普遍提高，地区分布特征发展为 2020 年“以东三省和川渝为两个高点，东高西低，北高南低”的分布形态。

3. 老龄化水平城乡差异明显，城乡倒置现象加剧

中国自古就是农业大国，农村人口多，随着经济的发展，越来越多的农村青壮年携子女进城务工，这是导致农村老龄化水平偏高的重要因素。第七次全国人口普查结果表明，居住地与户籍所在地不一致的现象已相当普遍，2020 年我国人户分离人口达到 4.93 亿人，约占总人口的 35%。其中，流动人口 3.76 亿人。从流向上看，人口持续向沿江、沿海地区和内地城区集聚，长三角、珠三角、成渝城市群等主要城市群人口增长迅速，集聚度加大。由此导致到 2020 年，中国老年人口城乡倒置现象十分明显，中国城镇老年人数（1.43 亿人）超过农村老年人数（1.21 亿人），但农村 60 岁、65 岁及以上老年人的比例分别为 23.81%、17.72%，比城镇分别高出 7.99、6.61 个百分点。老龄化水平的城乡差异，除了经济社会原因外，与人口流动也是有密切关系的。

4. 老年人口高龄化、空巢化趋势显现，失能风险增大照护压力

国民经济发展带来的人民生活水平的不断提高、医疗卫生等公共卫生制度的普及、社会医疗保障制度的引入、人均收入的提高，使得死亡率下降且人均寿命延长，老年人口的高龄化趋势愈加明显。历次人口普查数据显示，中国人口预期寿命在持续延长。2000 年，中国 80 岁及以上的高龄老年人口为 768 万人；2020 年，80 岁及以上人口有 3 580万人，占总人口的比例为 2.54%，比 2010 年增加了 1 485 万人，比例提高了 0.98 个百分点。2010 年中国 65 岁及以上空巢老人有 4 150 万人，到 2015 年，这一数据超过 5 100万人。

高龄人口相较于中低龄人口，具有更高的疾病风险以及更高的社会保障和医疗需求，高龄化、空巢化带来的失能、半失能风险水平呈现提高趋势，由此带来的照护压力相应增大。

5. 老年人口文盲率降低，人口质量不断提高

据第七次全国人口普查数据，60 岁及以上人口中，拥有高中及以上文化程度的有 3 669 万人，比 2010 年增加了 2 085 万人，比例提高了 4.98 个百分点。

（三）中国人口老龄化的影响

1. 老年抚养比加速上升导致劳动力严重不足

人口老龄化将减少劳动力的供给数量。一方面，人口老龄化将影响社会资本积累，减少劳动力供给数量，拉低潜在经济增长率。另一方面，人口老龄化会增加家庭养老负担和基本公共服务供给压力。

2. 改变中国传统养老模式

1970 年开始推行“晚婚晚育、少生优生”的生育政策，政府对只生育一个孩子的家庭给予奖励。到 1980 年，政府推行了严格的生育政策，即“一对夫妇只能生育一个孩子”的计划生育政策。这一政策有效地控制了人口数量、提高了人口质量，但是也从根本上改变了中国传统家庭结构，使得户均人口规模进一步缩小。2020 年，平均每个家庭的人口为 2.62 人，比 2010 年第六次全国人口普查的 3.10 人减少 0.48 人。家庭中可照料老人的成员减少，家庭的养老功能弱化，家庭养老负担较重，生活、医疗、教育成本较高，年轻人生育意愿降低，许多年轻人选择少生或者不生。随着家庭赡养结构的变化，劳动年龄人口面临较重的养老负担。

3. 提高中国的社会保障成本

一方面，人口老龄化会增加家庭养老负担和基本公共服务供给的压力。总体而言，中国人口老龄化具有老龄化发展快、老年人口数量大、地区之间不平衡、超前于社会经济发展等特点。老年人对经济供养、医疗保健、生活照料和精神文化等方面需求的日益增长，必将给国民经济和社会发展带来巨大的挑战。解决人口老龄化问题，满足老年人不断增长的物质和文化需求，实现老龄事业与经济社会协调发展，促进社会公平和稳定，是社会主义现代化建设一项重要而紧迫的战略任务。另一方面，人口老龄化将影响城乡统筹发展，农村人口老龄化面临严峻挑战。城镇化水平的提高拉动了农村劳动力向城市转移，为城市提供了大量劳动年龄人口，提升了城市经济的发展水平，但是反过来又加剧了农村人口老龄化，进一步拉大了城乡人口结构、社会保障水平与经济发展水平的差距，农村经济发展水平、社会服务水平与城镇地区相比严重滞后，农村人口老龄化将面临更加严峻的挑战。庞大的群体背后，是空巢老人多、困难老人多、老年抚养比高的突出特征。

截至 2022 年末，全国有 1 420 万老年人享受最低生活保障，370 多万老年人被纳入特困人员救助供养范围，经济困难的高龄、失能老年人补贴制度实现省级全覆盖，惠及近 3 700 万老年人。

三、人口老龄化背景下的养老服务

随着当前社会老龄化和高龄化、空巢化问题日益严峻，对养老服务的需求急剧增长。中国失能人口随老年人，尤其是高龄老年人比例的增加而快速增长。

全国老龄工作委员会第四次中国城乡老年人生活状况抽样调查成果数据显示，中国城乡部分失能和完全失能的老年人口数量达到 4 063 万人，其中农村和城镇完全失能的老人分别达到 829 万人和 411 万人（庄旭荣、张丽萍，2016）。预计到 2030

年和2050年，我国的失能老人数量将达到6 168万人和9 750万人（总报告起草组，2015）。数量众多的失能老人群体将给中国带来严峻的老年照料压力（彭希哲等，2017）。

在人口老龄化背景下，规模庞大的失能老人群体不但需要大量的资金保障，还需要大量的（正式的或非正式的）服务保障来维持其基本生活。国家老年照料负担急剧增长：首先，老年人口快速增长使存在养老服务潜在需求的人群快速扩大；其次，家庭小型化、少子化、人口流动导致的代际分离等因素，使得老年人对社会养老服务的需求日益增多；最后，随着经济发展水平的提高和老年人养老观念转变等引起的养老服务需求升级，对养老服务的量和质的要求更高。

养老服务行业亟须建立和完善科学化、标准化、规范化、人性化的评估，进而提高养老服务质量，以应对人民日益增长的养老服务需求与养老服务发展不平衡、不充分之间的矛盾。

（一）世界部分国家的养老模式

就世界范围而言，英国和日本较其他国家比较早迈入老龄社会，养老服务体系已经比较完善。英国在西方国家中率先完成工业革命，社会福利体系的建立几乎同时起步，在福利型的社会保障模式下，养老服务所需资金大部分由国家承担。日本的社会保障模式是社会保险型，养老服务所需资金主要来自介护保险制度渠道。通过建立与社会保障制度相配合的社会养老服务体系，两国在应对经济发展期所遇到的养老问题方面都取得了一定成效。

1. 英国的养老服务体系

英国的养老模式由院舍服务模式发展到社区照顾模式。在英国，政府不仅通过法律手段对养老服务体系进行规范和引导，还参与一些基层养老组织的建设。起初英国将院舍服务作为养老服务的重要内容。院舍服务的载体是政府通过财政支出设立的大型养老服务机构——福利院舍。但是福利院舍与生活社区相隔离，长期住院易使老人处于一种非正常生活的环境之中，产生各种束缚，缺乏尊严与独立自主。1948年，根据《贝弗里奇报告》的核心原则，英国建立了分级制的国民医疗保健制度。在社区层面，照顾提供人员、专业护理人员和经理人员是社区照顾服务体系的主要构成部分。经理人员是社区照顾的负责人；专业护理人员经过了系统培训，具有资格证书；照顾提供人员则直接为老年人提供照顾服务。到20世纪60年代，英国进一步推广社区照顾在养老模式中的使用，发展并完善了社会养老服务体系，主要包括建立社区养老设施机构、养老院舍向社区开放、发展民营养老机构以及居家养老模式，到70年代末，社区照顾的养老模式在英国已经普及。

2. 日本的养老服务体系

日本的老龄化程度位于世界前列，日本在养老服务方面也进行了积极探索，有代表性的制度如下。

1）介护保险制度

第二次世界大战后，日本先后制定了《老人福祉法》《老年人保健法》，在老年人的福祉、医疗、护理等方面形成了基本框架，对老年人的保健和照护设施的建设和运营形成了制度规范。从 20 世纪 90 年代起日本经济增速放缓，社会福祉制度难以继续满足社会不断增长的对高质量的护理服务的需求，与此同时安养机构养老服务的非人性化问题受到社会关注。日本在 1997 年通过了《介护保险法》，并于 2000 年 4 月 1 日起实施。在养老服务方面，介护保险服务分为居家养老服务和机构养老服务，并根据老人的自我照顾能力，分别将居家和机构养老服务分为五个和三个对应不同服务频率与内容的等级。2005 年日本将居家照顾支援中心改为社区照顾支援中心，进一步整合了各种养老服务，允许社会福利法人、地方公共团体、医疗法人、营利法人等多种组织进入社区照顾领域提供福利服务，服务项目由社会团体和中介组织依据市场化原则提供，政府主要履行监管职能，并使用财政支付手段促进其发展。通过介护保险制度，日本建立了一个独立的社会保险性质的养老服务体系。通过在 40～65 岁的中老年人的国民年金中按比例提取金额作为介护保险制度运作的支撑，将国民步入老年后的经济物质保障与老年人所需的服务保障有机结合，有效地解决了老年人的生活和医疗问题，也使各类养老服务业形成产业链，为日本的养老服务体系创造了新的发展空间。

2）“继续雇佣奖金”和“时间储蓄”制度

由于日本的老龄化、高龄化和少子化水平居于世界前列，加之传统家庭主义的政策理念受到来自其他文化及制度有效性不同层面的挑战，“去家庭化”成为日本养老服务的特点之一。作为一个长寿国家，日本政府为了充分挖掘老年人的资源，发挥老年人的潜能，设立了针对老年人的“继续雇佣奖金”，鼓励身体健康的老年人与专业的护理人员协作，参与社区服务，并向其支付一定的报酬，调动其主观能动性；“时间储蓄”制度鼓励低龄老人或健康老人为高龄老人提供日常生活范畴内的养老服务，当自己需要此类服务时，同样可通过申请获得。此外，政府还制定了各种激励政策和经济措施，动员社会企业、学生利用空闲时间积极参与志愿者服务行动。日本养老服务体系中的社会支持还体现在以临时替代性为主的家庭介护员制度，即家中有需要护理的老人，但因一时缺少人手或者家属临时有事不便护理之际可呼叫此种服务。家庭介护员需要在政府指定的培训班学习期满，取得证明书后方可上岗，其工作内容包括上门访问在家生活的老年人，帮助其饮食、洗澡等日常生活，或者提供打扫、购物等服务。提供家庭介护员的机构通常是社会福祉法人或者地方公共团体。社会保险制度下日本对老年人的长期照顾制度与养老服务体系呈现出弹性多元的特征。

（二）中国的养老服务

中国目前的养老模式主要有三种：家庭养老、机构养老和社区养老。在中国传统文化下，人们更多地倾向于选取家庭养老的传统养老模式，目前中国农村养老仍以家庭养老为主。家庭养老有在经济、感情上易接受，社会硬件设施成本低的优势。但是随着家庭小型化、生活节奏加快、工作负担加重，家庭养老的人力成本剧增，这使得家庭养老必将随着家庭结构、社会发展逐步向社会养老过渡。

机构养老是社会化的养老模式，城市中的老年人养老以社会养老为主。机构养老是指由专门的养老机构（包括福利院、养老院、托老所、老年公寓、临终关怀医院等）将老人集中起来，进行全方位的照顾。养老机构有着一系列的日常管理要求，按属性通常可分为三类：国家创办的养老机构，乡镇（街道）、村（社区）创办的集体所有养老机构，企事业单位或个人创办的民办养老机构。机构养老是我国重要的养老模式之一，但不能满足有众多其他需求的老年人群的需要。

社区居家养老是一种兼顾家庭和社会的养老模式。社区居家养老的基本做法是：在城市的各个社区建立养老护理服务中心，老人仍然居住在自己的家里，享受服务中心提供的营养和医疗护理服务以及心理咨询服务，并由服务中心派出经过训练的养老护理员定时到老人家中为老人提供做饭、清扫、整理房间等家务服务和陪护老人、倾听老人诉说等亲情服务。相对于机构养老，社区养老更符合我国老年人的生活习惯和心理特征，能满足他们的心理需求，有助于他们安度晚年，也更符合中国国情。

随着人口老龄化程度逐步加深，党的十八大以来，我国对养老服务发展的重视程度越来越高，作出了加快养老服务发展的一系列重要决策部署。一是养老服务制度框架不断完善。党中央发布养老服务政策文件 10 余件，民政部会同有关部门制定出台制度 90 余件、国家和行业标准 20 余件。养老服务政策制度体系的“四梁八柱”基本成型。二是基本养老服务体系不断健全。我国不断强化困难老年人兜底保障，及时将符合条件的农村高龄、失能等困难老年人纳入最低生活保障范围。截至 2022 年末，全国有1 420万老年人享受最低生活保障，370 多万老年人被纳入特困人员救助供养范围，经济困难的高龄、失能老年人补贴制度实现省级全覆盖，惠及近 3 700 万老年人。养老服务体系建设成为积极应对人口老龄化国家战略的重要组成部分。三是养老服务供给不断加强、质量不断提升。养老服务市场全面放开，多层次、多样化的养老服务供给格局逐渐形成。到 2023 年 3 月，养老服务发展“9073”的结构方向得到各方认可，即 90% 左右居家养老，7% 左右依托社区支持养老，3% 左右入住机构养老，也就是说 97% 的老人选择“家门口养老”。

四、中国的养老服务政策

养老服务政策是国家干预人口老龄化过程、调节老龄化和社会总体发展矛盾的有效措施，是保障老年人合法权益、促进养老事业发展的政策基础。

2003—2020 年，中国积极应对人口老龄化，发展养老服务事业和产业的相关政策加速出台。1996 年，《中华人民共和国老年人权益保障法》颁布。2009 年、2015 年、2018 年，又进行了 3 次修正，形成了以该法为核心的养老法律制度，对养老服务体系建设作出了整体规划。2006 年 12 月，国务院新闻办公室发布了《中国老龄事业的发展》白皮书。通过中国老龄事业发展“十一五”规划、“十二五”规划、“十三五”规划、“十四五”规划，以及《关于加快发展养老服务业的若干意见》等，中国养老保障体系建设日趋成熟。党的二十大报告提出：“实施积极应对人口老龄化国家战略，发展养老事业和养老产业，优化孤寡老人服务，推动实现全体老年人享有基本养老服务。”此外，党的二十大报告还提出：“完善基本养老保险全国统筹制度，发展多层次、多支柱养老保险体系。实施渐进式延迟法定退休年龄。扩大社会保险覆盖面，健全基本养老、基本医疗保险筹资和待遇调整机制，推动基本医疗保险、失业保险、工伤保险省级统筹。”国家层面养老服务政策见表 1－1。

表 1－1　国家层面养老服务政策

时间	政策	涉及内容	备注
2012 年	《中华人民共和国老年人权益保障法》	养老服务体系建设	1996 年出台，2009 年、2015 年、2018 年修正
2013 年	《关于加快发展养老服务业的若干意见》	养老服务发展	
	《关于促进健康服务业发展的若干意见》	健康养老服务	
2014 年	《关于加快发展现代保险服务业的若干意见》	养老保险服务	
2015 年	《关于机关事业单位工作人员养老保险制度改革的决定》	养老保险制度并轨	
	《关于推进医疗卫生与养老服务相结合的指导意见》	医养结合	
2016 年	《“十三五”卫生与健康规划》	老年健康服务	
	《老年教育发展规划（2016—2020 年）》	促进老年教育	
	《关于全面放开养老服务市场提升养老服务质量的若干意见》	养老服务	

（续）

时间	政策	涉及内容	备注
2017年	《“十三五”国家老龄事业发展和养老体系建设规划》	养老服务体系	
	《关于进一步激发社会领域投资活力的意见》	养老服务投资	
	《关于制定和实施老年人照顾服务项目的意见》	养老服务内容	
	《关于加快发展商业养老保险的若干意见》	养老保障体系	
	《划转部分国有资本充实社保基金实施方案》	养老保障体系	
2018年	《关于建立企业职工基本养老保险基金中央调剂制度的通知》	养老保险制度	
	《关于完善促进消费体制机制 进一步激发居民消费潜力的若干意见》	养老服务消费	
	《个人所得税专项附加扣除暂行办法》	养老保障体系	
2019年	《关于推进养老服务发展的意见》	养老服务发展	
	《关于同意建立养老服务部际联席会议制度的函》	养老服务发展	
2020年	《关于确定第五批中央财政支持开展居家和社区养老服务改革试点地区的通知》	养老事业和养老产业发展	
	《关于做好2020年养老院服务质量建设专项行动工作的通知》	养老事业和养老产业发展	
	《关于加快实施老年人居家适老化改造工程的指导意见》	养老事业和养老产业发展	
	《养老机构管理办法》	养老服务监管	
	《中共中央关于制定国民经济和社会发展第十四个五年规划和二〇三五年远景目标的建议》	养老事业和养老产业发展	
	《关于切实解决老年人运用智能技术困难的实施方案》	养老事业和养老产业发展	
	《关于推动物业服务企业发展居家社区养老服务的意见》	养老事业和养老产业发展	
	《关于开展医养结合机构服务质量提升行动的通知》	养老事业和养老产业发展	
	《关于建立健全养老服务综合监管制度促进养老服务高质量发展的意见》	养老服务监管	

（续）

时间	政策	涉及内容	备注
2021年	《中华人民共和国国民经济和社会发展第十四个五年规划和2035年远景目标纲要》	完善养老服务	
	《"十四五"积极应对人口老龄化工程和托育建设实施方案》	养老事业和养老产业发展	
	《关于强化养老服务领域食品安全管理的意见》	养老服务监管	
	《智慧助老行动三年计划》	养老事业和养老产业发展	
2022年	《"十四五"国家老龄事业发展和养老服务体系规划》	养老事业和养老产业发展	
	《关于推动个人养老金发展的意见》	养老服务机构	
	《关于2022年调整退休人员基本养老金的通知》	养老保障体系	
	《关于做好2022年居家和社区基本养老服务提升行动项目组织实施工作的通知》	养老服务体系	

《中华人民共和国2022年国民经济和社会发展统计公报》的数据显示，2022年末，全国共有各类养老机构4.0万个，养老服务床位822.3万张。

随着中国社会结构转型的深入及老龄化的迅速推进，养老的经济、社会条件已经发生了很大变化，例如养老金支付压力逐年增大、传统养老方式改变、社会化养老方式出现等。养老服务面临巨大机遇，也面对诸多挑战，需要我们积极应对。

任务导入

将全班分成若干3～4人的小组。小组成员通过查阅资料、走访调研等方式，对学校所在地的人口老龄化现状与养老服务情况进行调研，重点了解当前的老年人照护情况，撰写一篇不少于1 500字的调研报告。

任务分析

该任务旨在通过理论和实践相结合的方式，促进学生了解养老服务现状，启发思考。

任务实施

一、操作流程图

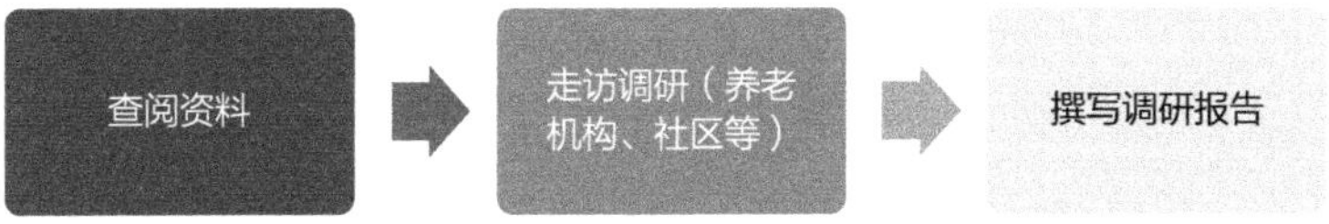

二、操作注意事项

作为养老服务相关专业的学生，需要积极关注本国、本地区的人口老龄化现状以及养老服务情况，为后续投身于养老事业做好准备。

任务工单

<table>
<tr><td>任务名称</td><td>认识养老服务</td><td>学时</td><td></td><td>培训对象</td><td></td></tr>
<tr><td>学生姓名</td><td></td><td>联系电话</td><td></td><td>任务成绩</td><td></td></tr>
<tr><td>任务设备</td><td></td><td>操作时间</td><td></td><td>操作地点</td><td></td></tr>
<tr><td>任务目的</td><td colspan="5">1. 了解人口老龄化现状与影响;
2. 了解世界和本国的养老服务情况;
3. 熟悉所在国家和地区的养老服务政策</td></tr>
<tr><td rowspan="4">任务实施</td><td>准备</td><td colspan="4"></td></tr>
<tr><td>实施流程</td><td colspan="4"></td></tr>
<tr><td>实施总结</td><td colspan="4"></td></tr>
<tr><td>实施评价</td><td colspan="4"></td></tr>
<tr><td>教师评价</td><td colspan="5"></td></tr>
</table>

思考与实践

国外哪些养老服务举措可以用于我国的养老服务事业?

任务二 理解老年人能力评估的内涵及意义

知识详解

一、老年人能力评估的内涵

以下是有关中国古代著名教育家孔子的一个小故事。

子路问："闻斯行诸?"

子曰："有父兄在，如之何其闻斯行之也?"

冉有问："闻斯行诸?"

子曰："闻斯行之。"

公西华曰："由也问，闻斯行诸？子曰，'有父兄在'。求也问，闻斯行诸？子曰，'闻斯行之'。赤也惑，敢问。"

子曰："求也退，故进之；由也兼人，故退之。"

（来源：《论语·先进》）

该文的大意如下。

子路问孔子："听到鼓励的话就行动起来吗?"

孔子说："你有父亲兄长在，怎么能听到这些话就行动呢?"

冉有也来问："听到什么就行动起来吗?"

孔子说："应该听到后就去实行。"

公西华问道："子路问是否闻而后行，先生说有父兄在。冉有问是否闻而后行，先生说应该闻而即行。我弄不明白，想请教先生一下。"

孔子说："冉有做事缩手缩脚，所以要激励他鼓起勇气。子路好勇过人，所以我让他谦退。"

这就是中国成语"因材施教"的由来。"因材施教"就是说，老师要对学生的个性、能力等有充分的了解，并开展有针对性的教育，让学生各尽其能，学有所成。这是在教育领域的经验。

在人口老龄化形势严峻的今天，为了满足老年人对养老服务的需求，更高效地利用有限的养老服务资源，我们也要"因材施服务"。

如何"因材施服务"呢？要针对老年人的身心特点和主要需求，提供适合他们的服务。这里的“材”主要指的是老年人的能力，即个体顺利完成某一活动所必需的身体条件。要充分了解老年人的能力水平，为老年人提供相匹配的养老服务。也就是说，要运用统一、规范、实操性强的评估工具，科学划分老年人的能力等级，在此基础上为他们提供相匹配的服务。比如，张三的能力评估等级为能力完好，那么他就属于自理老年人，不需要养老机构提供额外的照护服务，而李四的能力评估等级为中重度失能，那么他就需要护理人员提供相应的介助或介护服务。不同的照护等级，照护内容不同，需要的人手不同，老年人需要缴纳的费用也是不同的。这就充分体现了积极老龄化和健康老龄化的理念。

老年人能力评估，就是为了满足老年人对养老服务的需求，采用统一、规范和可操作的评估工具，科学划分老年人的能力等级，以作为政府制定养老政策以及为老年人提供适宜养老服务的依据。

2013 年 8 月 29 日，民政部作为养老服务的主管部门，发布了中华人民共和国民政行业标准《老年人能力评估》（MZ/T 039—2013），并于 2013 年 10 月 1 日正式实施。

2022 年，在《老年人能力评估》的基础上，中国结合国内外老年人能力评估工作的新进展，编制了中华人民共和国国家标准《老年人能力评估规范》（GB/T 42195—2022）。本书中介绍的老年人能力评估的内容就是以该国家标准为依据的。

二、老年人能力评估的意义

随着年龄的增长，老年人身体机能不断下降，各类疾病逐渐增多，老年群体对养老服务的需求也日益增长。但是当前普遍存在养老服务资源供给不足，养老服务供需不平衡的问题。如何充分利用有限的资源，为老年人提供适合他们的养老服务，老年人能力评估就显得非常重要。

老年人能力评估是提升养老服务质量、实现养老机构等级评定与划分的首要端口，也是老年人在机构中生活得舒心、安全、有保障的前沿驿站，更是标准化服务、人才综合素质提升、管理有序的推动力。在推进养老服务业健康发展的过程中，它为准确量化老年人的真正需求与合理配置养老服务资源提供了依据，是实现合理化、规范化提供养老服务的基础。只有对老年人进行能力评估，养老机构才能全面掌握老年人各方面的照护需求，才能合理分配有限的资源，科学地规划市场供给，如照护计划的制定与照护服务的提供、养老服务机构的建设、养老专业人才的培养等；经过评估，才能明确养老服务市场的供需情况，进而为国家及相关部门指导建立长效的养老服务监督机制提供支撑，实现科学管理的有序进行，提高医疗服务质量，真正保障老年人的权益。

老年人能力评估应为动态评估，在通过申请后进行首次评估。在首次评估后，若无特殊变化，至少每 12 个月评估一次，程序与首次评估相同；出现特殊情况导致能力发生变化时，宜申请即时评估。

老年人能力评估是发展长期照护服务的重要基础工具，对确定老年人的能力状况，根据失能等级科学制定个性化照护服务方案，精准发放经济困难的高龄、失能老年人补贴，提高养老服务供给的针对性和有效性具有十分重要的意义。

（一）对国家的意义

老年人能力评估的开展，有助于国家相关部门建立健全养老服务评估制度，科学确定享受政府养老服务补贴资格和入住养老机构老年人能力等级等情况，掌握养老服务需求，规范老年人能力评估，实现养老服务的标准化和科学化管理。也可以让各地政府根据老年人的现状，合理地分配养老资金，进而为国家养老事业的发展提供可视化的数据支撑。同时，老年人能力评估也为政府加强养老服务机构运营及质量监管、发放相关补贴，以及制定相关行业或领域的标准、政策等提供了有效的依据。

（二）对养老机构的意义

老年人能力评估对养老机构而言具有如下重要意义。

（1）有助于制定合理的照护计划。老年人能力评估能够帮助养老服务机构根据老人的情况建立一人一档，科学并合理地进行资源分配、开展活动、制定照护计划，从而为需要养老服务的老年人提供最佳的养老服务。

（2）能充分、合理地使用养老资源，避免资源浪费。通过老年人能力评估，便于对住院进行康复治疗的老年人实时转诊、转院、出院，减少医疗费用支出，减少对医院或养老机构资源的浪费。

（3）能为老年人提供个性化、差异化的养老服务，从而吸引更多的入住者。老年人能力评估从每位老年人的个体需求出发，合理配置个性化需求的服务人员，为老年人精准化配置养老服务人员，从而为老年人提供更加精准、全面的服务。

（4）有利于养老机构规范管理和风险防控。老年人能力评估可以在养老机构面对因养老服务导致的纠纷时提供相关依据。通常养老机构在老年人入住时会进行能力评估，入住后也会定期开展能力评估，根据评估等级对标相应的收费标准，为处理与老年人及其家属间因服务项目引起的收费纠纷等问题提供依据。

（三）对护理人员和老年人家属的意义

老年人能力评估是整个养老服务的起点，它起到的作用是精准采集、分析信息，充分了解老年人的生理、心理和生活习惯等信息，进而帮助养老机构针对老年人制定一个科学、合理的评估方案。这可以让家属更加清楚地知道老年人的等级划分，选择不同的养老服务。对选择居家养老的老年人，老年人能力评估也可以让家属在家里给老年人提供更好的照顾，让护理人员依照评估等级为老年人提供精准化的服务。

（四）对老年人自身的意义

科学、合理的评估可以让老年人对自己的身体状况有一个客观、科学的认识，让老年人住得放心、住得清楚，减少信息不畅等带来的不必要的恐慌和焦虑。同时还能给老年人更多的自主权，让老年人自主选择照护等级和养老方式，更加科学地选择所需要的服务。

因此，在养老服务中，老年人能力评估对政府、行业以及个人都具有非常重要的意义。

建立健全老年人能力评估制度，是积极应对人口老龄化，深入贯彻落实《中华人民共和国老年人权益保障法》，保障老年人合法权益的重要举措；是推进社会养老服务体系建设，提升养老服务水平，充分保障经济困难的孤寡、失能、高龄、失独等老年人的服务需求的迫切需要；是合理配置养老服务资源，充分调动社会力量参与，全面提升养老机构服务质量和运行效率的客观要求。

任务导入

小张是一名新上岗的老年人能力评估师。今天，他迎来了自己的第一个评估对象：由其女儿陪同前来做评估的72岁的李奶奶。李奶奶之前听社区其他老年人说评估就像考试一样，害怕自己考得差，没面子，来之前一直内心很忐忑，跟小张说话时也非常紧张。请问小张应该怎样做好评估前的准备工作，让李奶奶顺利、自然地完成评估呢？

任务分析

该任务的主要目标是让李奶奶正确理解老年人能力评估的意义，打消自己对评估的顾虑，并保持自然、轻松的状态，配合评估人员完成评估。这就需要小张一方面对评估的意义非常熟悉，另一方面用老年人能够接受的沟通方式与语言来进行介绍。

任务实施

一、操作流程图

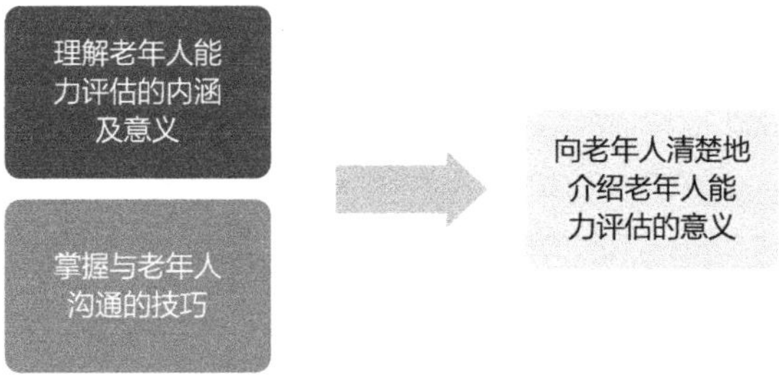

二、操作注意事项

老年人参加能力评估，因为对其不了解，再加上可能听到其他老年人提供的一些小道消息，容易产生误解和顾虑。作为专业的评估人员，不仅自身要对老年人能力评估的内涵与意义有清楚的理解，而且要学会换位思考，站在老年人的角度清楚地解释，以减轻老年人的顾虑，获得老年人及其陪同人员的配合。

任务工单

<table>
<tr><td>任务名称</td><td>理解老年人能力评估的内涵及意义</td><td>学时</td><td></td><td>培训对象</td><td></td></tr>
<tr><td>学生姓名</td><td></td><td>联系电话</td><td></td><td>任务成绩</td><td></td></tr>
<tr><td>任务设备</td><td></td><td>操作时间</td><td></td><td>操作地点</td><td></td></tr>
<tr><td>任务目的</td><td colspan="5">1. 理解老年人能力评估的内涵及意义；
2. 能用老年人及其家属理解的方式介绍老年人能力评估，获得评估对象的配合与支持</td></tr>
<tr><td rowspan="4">任务实施</td><td>准备</td><td colspan="4"></td></tr>
<tr><td>实施流程</td><td colspan="4"></td></tr>
<tr><td>实施总结</td><td colspan="4"></td></tr>
<tr><td>实施评价</td><td colspan="4"></td></tr>
<tr><td>教师评价</td><td colspan="5"></td></tr>
</table>

思考与实践

在老年人能力评估过程中，评估人员可以运用哪些技巧与老年人有效沟通？

任务三　认识老年人能力评估师

知识详解

一、老年人能力评估师职业简介

根据现有老年人能力评估标准，开展评估工作的机构应为依法登记的企事业单位或社会组织。开展评估工作的机构应至少配置5名专/兼职评估人员。评估人员应具有全日制高中或中专以上学历，有5年以上医疗护理、健康管理、养老服务、老年社会工作等实务经历并具有相关专业背景，理解评估指标内容，掌握评估要求。

2020年6月28日，中华人民共和国人力资源社会保障部办公厅、市场监管总局办公厅、统计局办公室联合印发了《关于发布区块链工程技术人员等职业信息的通知》，发布了“老年人能力评估师”等9个新职业。

为适应国家老龄事业发展和养老服务发展需要，规范老年人能力评估师的从业行为，引导老年人能力评估师职业教育培训的方向，为老年人能力评估师职业技能鉴定提供依据，依据《中华人民共和国劳动法》和《中华人民共和国老年人权益保障法》，中华人民共和国人力资源和社会保障部于2020年开发制定了《老年人能力评估师国家职业技能标准》（职业编码：4-14-02-05）（以下简称《标准》），对老年人能力评估师从业人员的职业活动内容进行规范描述，对各等级从业者的理论知识水平和技能水平进行了明确界定。

老年人能力评估师是指为有需求的老年人提供日常生活活动能力、认知能力、精神状态等健康状况测量与评估的人员。老年人能力评估师的主要工作包括采集、记录老年人的基本信息和健康状况，评估老年人日常生活活动能力，测量与评估老年人认知能力、精神状态、感知觉与沟通能力、社会参与能力，依据测量与评估结果，确定老年人能力等级，出具老年人能力综合评估报告，为老年人能力恢复提出建议。从业人员需要具备一定的观察能力、分析能力、理解能力、计算能力以及信息与数据处理能力，具有较强的语言表达与沟通能力、评价判断能力。

二、老年人能力评估师的职业前景

老年人能力评估师具有广阔的职业前景，原因主要有以下两点。

（1）老龄化，市场需求大。中国已经进入老龄化社会，第七次全国人口普查数据显示，2020 年中国 60 岁及以上老年人口数为 2.64 亿人，占总人口的比例为 18.7%，65 岁及以上人口数为 1.91 亿人，占总人口的比例为 13.5%。未来 20 年中国人口老龄化形势将更加严峻，2026 年中国将步入中度老龄化社会，届时 60 岁及以上人口占比将达到 20.76%。

（2）新职业，人才缺口大。老年人能力评估师 2020 年被单独列为一个职业，《老年人能力评估师国家职业技能标准》使得老年人能力评估师更加专业化、标准化。随着老龄化社会的到来，养老机构、第三方评估机构、医疗服务机构、医疗保健中心、保险机构、体检中心、社区卫生站、健康管理公司等企事业单位亟需大量专业化、标准化的持证上岗的老年人能力评估师。

因此，老年人能力评估师未来将在养老事业中发挥日益重要的作用，当然，也对从业者提出了更高的要求。

三、老年人能力评估师的职业要求

（一）职业技能鉴定申报条件

本职业共设三个等级，分别为：三级/高级工、二级/技师、一级/高级技师。

具备以下条件之一，且培训参考学时不少于 120 标准学时者，可申报三级/高级工。

（1）取得相关职业[①]四级/中级工职业资格证书（技能等级证书）后，累计从事本职业或相关职业工作 5 年（含）以上。

（2）取得相关职业四级/中级工职业资格证书，并具有高级技工学校、技师学院毕业证书（含尚未取得毕业证书的在校应届毕业生）；或取得相关职业四级/中级工职业资格证书，并具有经评估论证、以高级技能为培养目标的高等职业学校本专业或相关专业毕业证书（含尚未取得毕业证书的在校应届毕业生）。

① 相关职业：心理治疗技师、康复技师、健康教育医师、康复科医师、社群健康助理员、社区护士、医疗临床辅助服务员、其他健康服务人员、全科医师、中医全科医师、中医亚健康医师、中医康复医师、健康教育医师、内科护士、外科护士、中医护士、乡村医生、其他卫生专业技术人员、内科医师、外科医师、中医内科医师、中医外科医师、中医推拿医师、中医营养师、养老护理员、医疗护理员、健康照护师、健康管理师、保险核保专业人员、保险理赔专业人员、保险代理人、听力师、中医推拿师、心理咨询师、康复辅具工程师、社会工作者、家政服务员等。

（3）具有大专及以上本专业[②]或相关专业[③]毕业证书，并取得本职业或相关职业四级/中级工职业资格证书后，累计从事本职业或相关职业工作2年（含）以上。

具备以下条件之一，且培训参考学时不少于80标准学时者，可申报二级/技师。

（1）取得本职业或相关职业三级/高级工职业资格证书（技能等级证书）后，累计从事本职业或相关职业工作4年（含）以上。

（2）取得本职业或相关职业三级/高级工职业资格证书的高级技工学校、技师学院毕业生，累计从事本职业或相关职业工作3年（含）以上；或取得本职业或相关职业预备技师证书的技师学院毕业生，累计从事本职业或相关职业工作2年（含）以上。

具备以下条件，且培训参考学时不少于80标准学时者，可申报一级/高级技师。

取得本职业或相关职业二级/技师职业资格证书（技能等级证书）后，累计从事本职业或相关职业工作4年（含）以上。

（二）老年人能力评估师的知识要求

老年人能力评估师的知识要求包括基本要求和相关知识要求两大类。

1. 老年人能力评估师应当掌握的基本知识

1）职业道德

作为老年人能力评估师，应当遵循以下职业守则。

（1）恪守独立，客观公正。老年人能力评估不仅会涉及老年人享受照护服务的级别和费用，也会涉及养老机构的补贴等，牵涉多方利益，因此作为评估师，一定要遵循恪守独立、客观公正的原则，这样才能准确地反映老年人的真实能力水平，为老年人享受合适的照护服务，为养老资源的合理分配提供有效依据。无论是在评估标准、评估方法，还是在评估过程、评估结果上，都要体现这一原则。

---

② 本专业：临床医学、护理、健康管理、心理咨询、社会工作、老年人服务与管理、民政服务与管理、公共事务管理、康复治疗技术、言语听觉康复技术、中医康复技术、预防医学、卫生信息管理、社区康复等，下同。

③ 相关专业：分为高等职业学校和普通高校本科两类。
高等职业学校专业：中药学、中医骨伤、医学检验技术、眼视光技术、呼吸治疗技术、中医养生保健、公共卫生管理、人口与家庭发展服务、医学营养、公共事务管理、社区管理与服务、民政管理、家政服务与管理。
普通高校本科专业：护理学、康复治疗学、临床医学、中药学、眼视光学、运动康复、听力与语言康复学、预防医学、公共事业管理、信息管理与信息系统、食品卫生与营养学、心理学、应用心理学、教育学、家政学、社会学、社会工作、公共事业管理、保险学等。

（2）遵纪守法，诚实守信。这是从事各行各业都应当遵循的职业守则，老年人能力评估作为老年人照护服务的第一步，不仅关系到老年人的养老生活质量、老年人家属的幸福，也关系到政府制定政策、养老服务供给者发展等多个方面。老年人能力评估师务必要切实遵守老年人权益保障和养老服务的相关法律法规，切实维护老年人的合法权益。

（3）科学严谨，专业规范。老年人能力评估是一项非常严谨的工作。在保证安全的前提下，评估师应尽可能让老年人当场自主完成评估项目。在条件允许的情况下，评估师应尽可能分别与老年人及其主要照护者、家属进行沟通交流。如对评估项目存在疑问，应该再次与老年人及其陪同人员进行沟通确认，确保评估结果符合老年人的真实能力水平。如果对同一个问题，老年人及其主要照护者、家属的答案不一致，则应根据常识和经验进行综合判断并得出结论。

（4）友善老人，理解尊重。要尊老爱老敬老，营造轻松、舒适的环境。对待老年人及其陪同人员，要态度诚恳、友善，用词礼貌、得体。评估刚开始时可以用一些开场白寒暄，消除老年人的紧张心理。在跟老年人沟通的过程中，要善于换位思考，使用通俗易懂的语言，尽可能避免使用专业术语、缩略语等，以方便老年人理解。可以根据老年人的实际情况，合理运用点头、做手势、书写文字等多种方式，与老年人有效沟通。

（5）热情服务，勤勉尽责。老年人能力评估是老年照护服务的开端，关系到老年人未来的照护计划以及养老服务质量。因此，老年人能力评估师同养老护理员、老年社会工作者一样，也是养老服务事业中的一员。老年人能力评估师应当对老年人及其家属热情、礼貌相待，尽力做好自己的本职工作。

（6）以人为本，保护隐私。开展老年人能力评估会涉及老年人的身份、健康等多项信息，也会涉及老年人不愿意向他人透露的涉及自身尊严的隐私信息。在评估中应当严格遵守保密原则，注意保护被评估者和评估者的安全，尊重个人隐私。未经评估对象或其代理人的许可，评估机构及评估人员不得对外透露评估对象的相关信息。

2）基础知识

老年人能力评估师应当掌握的基础知识包括：老年医学基础知识，康复学基础知识，其他相关知识，安全基础知识，相关法律、法规知识。

2. 老年人能力评估师应当掌握的相关知识

老年人能力评估师应当掌握的相关知识包括：评估准备、信息采集、能力评估、等级评定、环境评估、需求评估、康复建议、评估管理、健康教育、培训指导/研究。

不同等级的老年人能力评估师应掌握的知识权重有所不同，详见表 1－2。

表1－2　知识权重表

项目 \ 技能等级		三级/高级工（%）	二级/技师（%）	一级/高级技师（%）
基本要求	职业道德	5	5	5
	基础知识	15	10	10
相关知识要求	评估准备	10	—	—
	信息采集	15	10	—
	能力评估	20	20	25
	等级评定	10	10	—
	环境评估	10	5	—
	需求评估	10	10	—
	康复建议	—	15	20
	评估管理	—	—	15
	健康教育	5	10	15
	培训指导/研究	—	5	10
合计		100	100	100

（三）老年人能力评估师的能力要求

老年人能力评估师需要具备以下技能：评估准备、信息采集、能力评估、等级评定、环境评估、需求评估、康复建议、评估管理、健康教育、培训指导/研究。

不同等级的老年人能力评估师应掌握的技能权重有所不同，详见表1－3。

表1－3　技能要求权重表

项目 \ 技能等级		三级/高级工（%）	二级/技师（%）	一级/高级技师（%）
技能要求	评估准备	10	—	—
	信息采集	15	10	—
	能力评估	30	30	35
	等级评定	15	15	—
	环境评估	10	5	—
	需求评估	10	10	—
	康复建议	—	15	20
	评估管理	—	—	20
	健康教育	10	10	15
	培训指导/研究	—	5	10
合计		100	100	100

任务导入

小组内角色扮演：一人扮演老年人能力评估师，一人扮演前来接受评估的老年人，一人扮演观察者，小组成员想象开展老年人能力评估的过程，进行角色扮演。5 分钟为一轮。一轮结束后，大家分享感受，发现在训练中出现的问题，并做好记录。之后轮换角色，进行新一轮的角色扮演。

任务分析

本任务旨在让学生感受职场环境，做好问题记录，以便在后续的学习中更有针对性地理解和掌握老年人能力评估相关的知识和技能。

任务实施

一、操作流程图

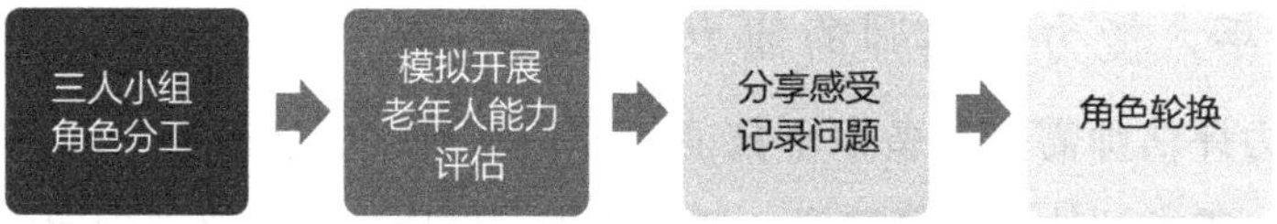

二、操作注意事项

因学生初学这门课程，因此重点在于通过角色扮演进行体验与感受，带着问题进行下一阶段的学习。

任务工单

<table>
<tr><td>任务名称</td><td>认识老年人能力评估师</td><td>学时</td><td></td><td>培训对象</td><td></td></tr>
<tr><td>学生姓名</td><td></td><td>联系电话</td><td></td><td>任务成绩</td><td></td></tr>
<tr><td>任务设备</td><td></td><td>操作时间</td><td></td><td>操作地点</td><td></td></tr>
<tr><td>任务目的</td><td colspan="5">1. 增进对老年人能力评估师职业的理解；
2. 为下一阶段深入学习老年人能力评估相关的知识和技能奠定基础</td></tr>
<tr><td rowspan="4">任务实施</td><td>准备</td><td colspan="4"></td></tr>
<tr><td>实施流程</td><td colspan="4"></td></tr>
<tr><td>实施总结</td><td colspan="4"></td></tr>
<tr><td>实施评价</td><td colspan="4"></td></tr>
<tr><td>教师评价</td><td colspan="5"></td></tr>
</table>

思考与实践

1. 谈谈你对老年人能力评估师的认识。
2. 如果你是一名专职的老年人能力评估师，你将如何向你身边的亲朋好友以及老年人介绍这个职业？

项目二
老年人能力评估准备

老年人能力评估作为照护服务工作的第一步，能够帮助政府或养老服务单位对老年人进行准确的分类，为合理分配照护资源奠定基础。为保证评估的准确性、公平性、客观性，应由经过专业培训、获取评估资格认证的人员作为第三方评估人员对老年人进行评估，确定其能力等级及照护等级。在本项目中，将主要介绍老年人能力评估人员在评估前需要做好哪些准备，以保证评估工作顺利完成。

任务目标

知识目标

1. 了解老年人的身心特点。
2. 熟悉老年人能力评估流程。
3. 掌握老年人能力评估人员的工作要求。
4. 熟悉常用的老年人能力评估量表。
5. 掌握老年人能力筛查评估工具的种类及使用方法。

技能目标

1. 能向评估对象及其家属介绍评估流程及注意事项。
2. 能根据评估需要完成评估资料的准备。
3. 能根据评估需要完成评估环境的准备。
4. 能根据评估需要调整好自身的工作状态。
5. 能根据评估需要完成评估工具的准备。

素质目标

1. 具备高度责任心和严谨的工作态度，形成积极的专业服务情感和态度。
2. 忠于职业服务操守，具备关心体贴老年人的人文素养。

任务一　了解老年人的生理、心理特点

知识详解

开展老年人能力评估，主要是与老年人打交道，因此，作为一名优秀的评估人员，首先要了解老年人的生理、心理特点，这样才能有的放矢地采取适合老年人的方式和技术开展好评估工作。

一、老年人的生理特点

（一）老年人身体形态的变化

随着年龄的增长，老年人在身体形态方面表现出不同于其他生命阶段的显著特征，具体表现在以下几个方面。

1. 头发

老年人头发变白是一种明显的特征，大部分人在进入老年阶段之后，头发会变白，很多老年人还会出现脱发甚至秃顶等情况，这正是社会上将老年人称为“银发一族”的缘由。

2. 皮肤

进入老年阶段之后，皮肤皱褶加深，表皮粗糙，缺乏弹性，出现老年疣、老年斑等。

3. 身高

进入老年阶段之后，会出现弯腰驼背等体征，因此身高会逐渐降低。

4. 体重

老年人体重的变化因人而异，有些人随年龄增大而逐渐减轻，变得消瘦，这是因为老年人细胞内的液体含量比年轻人减少 30% ~40%；但也有体重逐渐增加的情况，这是因为脂肪代谢功能减退导致脂肪沉积增加，在更年期内分泌功能发生退化以后更为显著。

5. 其他

肌肉松弛、牙齿松动脱落、语言缓慢、耳聋眼花、手指哆嗦、行动迟缓、运动障碍等也是老年人常见的特征。需要指出的是，上述变化的个体差异很大，与人的健康状况、生活习惯、营养条件、精神状态和意外事件等因素都有密切关系。例如，所谓

“一夜白头”就是指人在遭受重大精神创伤后，在短期内头发急剧变白，皮肤皱纹增多，顿时显出老态。当然，头发的变白和脱落程度也和家族遗传有关。此外，长期患有慢性病的人也可能发生未老先衰的现象。这些和年龄不相应的老化现象是一种病理现象，不是自然的生理现象。

（二）老年人生理功能的变化

随着个体进入老年阶段，人体的诸多系统也呈现出老年人特有的功能性特征。在生理代谢上，老年人呈现出以下特点。

1. 体细胞氧化损伤加重，衰老加快

人体组织中的氧化反应产生自由基，自由基形成脂褐素在皮肤细胞中堆积会形成老年斑，在脑及脊髓神经细胞中沉积会引起记忆力减退和神经功能障碍。心脑血管逐渐硬化，脑细胞数量减少，造成老年人脑组织萎缩。此外，身体成分中电解质等的代谢功能也逐渐减退。老年人能量的基础代谢率较中年人低 15% ~20% 。

2. 代谢物质合成和分解的功能下降

身体成分的数量大部分呈明显降低的趋势（详见图 2 -1）。

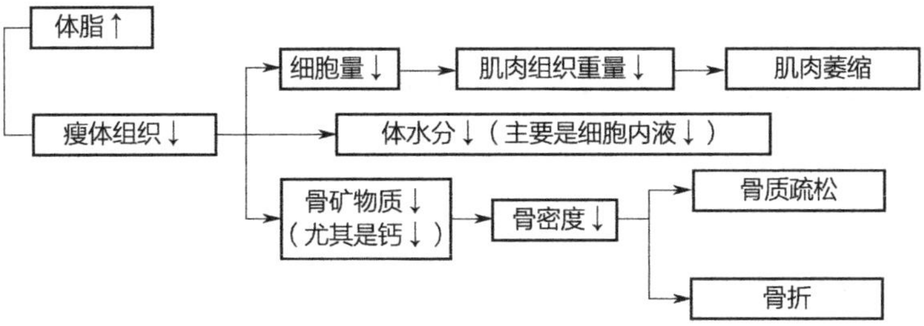

图 2 -1　老年人身体成分改变情况

3. 各器官功能下降，各系统功能减退

老年人的心血管系统、呼吸系统、消化系统、运动系统、内分泌系统、神经系统及感觉系统等都出现功能性退化，这些功能性退化会导致一些特有的老年病。

（1）心血管系统。随着年龄的增长，心血管系统出现了老化现象，表现之一是心脏机能下降。进入老年阶段后，心肌逐渐萎缩，心室变得肥厚而缺乏弹性，从而使心脏收缩功能减弱，心跳变慢，导致每次输出的血量减少，心脏负荷增加，储备能力和适应能力下降。

（2）呼吸系统。进入老年阶段之后，一方面，肺泡总数逐渐减少，肺脏的柔软性和弹性减弱，膨胀和收缩能力减弱；另一方面，出现骨质疏松，脊柱后凸，肋骨前凸，胸腔形成桶状变形，加上呼吸肌力量的衰弱，限制了肺脏的呼吸运动，造成肺部通气不畅，肺活量下降，容易造成肺气肿和呼吸道并发症，如老年支气管炎等疾病。

（3）消化系统。消化系统的老化主要指消化道和消化腺器官的老化。进入老年阶段后，牙龈萎缩，牙齿组织老化，容易造成牙齿松动脱落，从而引起食物在口腔内咀嚼不充分，影响食物消化。同时舌肌因老化而萎缩，运动功能减退，食物在口腔内无法获得充分的搅拌。口腔内唾液分泌量的减少也会导致牙齿咀嚼食物能力的下降。食管的退化导致食物在食管内的蠕动幅度减小，胃部消化酶分泌量的减少容易造成消化不良，大小肠的萎缩造成肠道对食物消化吸收功能的退行性变化，导致老年人便秘。消化系统的老化导致老年人容易罹患胃炎、便秘及大小便失禁等疾病。

（4）运动系统。肌肉、骨骼与关节等组成了人体运动的结构基础。随着年龄的增长，肌肉弹性降低，肌肉变得松弛无力，容易疲劳；在骨骼方面同样存在弹性与韧性降低的现象，这容易造成老年人骨质疏松，易发生骨折的危险；在关节方面，由于关节结构中的软骨硬度和脆性的增大，关节软骨面的不平滑性，容易发生钙化、骨质增生。因此，运动系统的老化容易造成老年人疲劳以及患骨质增生、关节炎等疾病。

（5）内分泌系统。内分泌系统包括脑垂体、甲状腺、肾上腺、性腺、胰岛等器官。内分泌系统的各器官的重量随着年龄的增长而逐渐降低。内分泌腺体发生组织结构的改变，可引起不同程度的内分泌系统紊乱，比较典型的如胰岛素分泌减少，容易造成老年糖尿病，性腺萎缩则容易导致老年人出现更年期综合征。

（6）神经系统。进入老年阶段后，人的大脑逐渐萎缩，人的神经传导功能衰退，对刺激的反应时间延长，大多数感觉减退、迟钝甚至消失。老年人变得容易疲劳，睡眠欠佳。此外，由于脑功能失调而出现的衰退容易引发老年痴呆症。

（7）感觉系统。感觉系统的老化主要包括视觉、听觉、味觉、嗅觉、皮肤觉等感官功能的退化。比如，出现老花眼、老年性白内障；生理性听力减弱或者耳聋；味觉迟钝，常常感到饮食无味；嗅觉变得不灵敏；触觉和对温度的感觉减弱，容易造成烫伤或冻伤；痛觉变得相对迟钝，难以躲避伤害性刺激的危害。

（三）老年期患病的总体特征

1. 易同时患有多种疾病

由于躯体各器官的退化，身体抵抗力降低，特别是在老化的基础上产生疾病，而且是多种疾病同时存在。据统计，老年人平均同时患有 4 ~5 种疾病，有些人甚至超过 5 种。

2. 疾病的症状和特征不典型

对疼痛和疾病不敏感。比如，在新型冠状病毒肺炎疫情期间，部分老年人对疾病的感知减弱，从而加大了疾病风险。

3. 发病急且快

老年人的应激能力及储备能力均减弱，因此，发病后病情较急甚至会死亡。

4. 容易引发并发症

由于老年人的免疫功能低，有刺激时容易发生并发症。

5. 对治疗反应差

随着年龄的增长，老年人机体内环境的变化使药物在机体内的吸收、分布、代谢、药物反应等方面都发生了变化，对于同样的药物，老年人比青壮年耐受性差，而且容易出现副作用，造成治疗效果不明显。另外，老年人用药较多，药物之间的相互作用也会影响对疾病的治疗效果。

6. 病程长，恢复慢，易复发

由于老年人疾病症状和特征的不典型性，会造成病程较长，同时老年人的脏器功能减弱，恢复也比较缓慢，很难恢复到患病前的健康状况。稍不注意，疾病就容易复发。

（四）老年人的生理特点对开展老年人能力评估的影响

老年人在生理方面的重要变化是老年人的主要困扰之一。对于评估人员而言，老年人在生理方面的特点不容小觑。评估人员在开展工作时应当注意以下事项。

（1）在采集信息和进行具体评估阶段，要特别关注老年人的身体健康状况。因为身体健康状况是决定老年人生活安排的核心。

（2）要处理好涉及老年人隐私的健康问题。了解老年人的健康问题对于评估非常重要，但是在这个过程中也要考虑老年人的“面子”问题，在充分尊重的基础上谈。忌讳说一些可能伤害老年人尊严的话语，比如直接在老年人面前提到“老年痴呆”。同时，也要遵循保密原则，保护好老年人的隐私。

（3）评估结束后，评估人员也可以向家庭、机构等提供适当的康复建议和风险防范措施。比如，帮助家庭和机构进行生活环境方面的调整，进行适老化改造。让子女在老年人家中的如厕区、洗浴区安装扶手，做好地面防滑处理等。通过这些调整，降低意外事故发生的概率，让老年人无论是在自己家中还是在公共场所中都感到更自信。

二、老年人的心理特点

与生理变化相对应，老年人的心理方面也呈现出一些变化。“人老眼花”“视听不稳”“健忘嗔怒”等都是真实写照。

（一）老年人的认知特点

认知也称为认识，是个体对信息进行接收、编码、储存、提取和使用的心理过程。进入老年期后，个体的认知能力呈现出一系列退化性变化，主要包括以下方面。

（1）在感知觉上，出现视觉减退，听力下降，味觉、嗅觉和皮肤觉迟钝等。

（2）在记忆力上，表现为机械识记减退，记忆广度下降等。

（3）在智力上，由于生理机能的衰退，液态智力（即以神经生理为基础，相对不受文化与教育影响的能力）如感知速度、机械记忆、空间定向能力等呈下降趋势，但如果个体身心健康、锻炼得当，其晶态智力（即通过掌握社会文化经验而获得的、以理解性记忆为主的知识储存和应用能力）如常识、词汇理解等能力仍有可能呈现上升趋势。也就是说，如果老年人能够保持积极的社会参与状态，其在知识经验与技能方面依然具有独特的优势。

（二）老年人的情绪特点

情绪是个体对客观事物的主观态度和体验，如喜、怒、哀、乐等，往往还伴有外部表情的变化。老年期是负性生活事件多发的阶段，随着生理功能的老化、各种疾病的出现、社会交往的减少、空闲时间的增多，老年人比较容易产生诸如孤独、焦虑、抑郁等消极的情绪。而且由于老年期中枢神经系统发生的生理变化以及内稳态的调整能力降低，老年人的情绪一旦被激发，就需要较长时间才能恢复平静或走出阴霾的心境，因此老年人的情绪体验通常深刻而持久。对老年人而言，各种“丧失”，包括社会政治、经济地位，专业，健康，容貌，配偶等的丧失，是情绪体验的最重要的激发事件。按照心理学家埃里克森的观点，老年是人生的最后一个阶段，它要解决的核心问题是获得自我完整感，避免陷入自我绝望。在这一阶段，个人必须学会接受生活中所发生的一切，并得出对自己生命意义的理解。有时这一过程包括处理未了的事宜，挽回尚能改变的东西；而有时则意味着要放弃无法挽回的东西。在任何一种情况下，如果个人无法对自己的生命感到安心，就会不可避免地陷入绝望和感到生命无意义。因此，评估人员一定要及时了解影响老年人情绪的各种激发因素以及其中最重要的激发事件，并在评估遇到相应的情况时给予积极引导与应对。

当然，由于老年人的生活经历、文化背景、生活环境、个性特征和行为需求存在个体差异，并不是所有的老年人都表现出明显的孤独、焦虑、抑郁等消极情绪，多数老年人有较好的情绪调控能力。因此，评估人员要学会全面、客观地看待老年人的情绪问题。同时，在评估中要注意对老年人情绪的把控。

（三）老年人的个性特点

个性又称人格，是指个体在社会生活实践中形成的、相对稳定的各种心理现象的总和。由于生活阅历的增加、感知觉速度的减慢等，老年期的个性可能会有所变化，比如有的老年人会变得比年轻时固执和刻板，而有的老年人则由于病痛的折磨变得比以前更暴躁等。正如心理学家所说："在任何时候一个人更像他的本来面目，而不像他的同龄人。"

（四）老年人常见的心理问题及典型特征

1. 离退休综合征

离退休综合征是指老年人由于离退休后不能适应新的社会角色、生活环境和生活方式而出现焦虑、抑郁、悲哀、恐惧等消极情绪，或产生偏离常态的行为的一种适应性心理障碍，这种心理障碍往往会引发其他生理疾病，影响身体健康。其具体表现为坐卧不安，行为重复，做事犹豫不决，整日不知干什么好；有时还会出现强迫性定向行为。由于注意力不能集中，常做错事；性格变化明显，容易急躁和发脾气；对什么都不满意；多疑，当听到他人议论工作时常会烦躁不安，猜疑他人有意刺激自己。平素颇有修养的当事者有时候也会一反常态而不能客观地评价外界事物，存有偏见。大多数当事者有失眠、多梦、心悸等生理反应。

2. 老年抑郁症

抑郁症是指以持续的情绪低落为特征的一种情感性心理障碍，是老年人的常见心理疾病之一。其典型症状包括情绪低落、思维迟缓、意志活动减退、有自杀倾向、有疑病症状等。部分患者出现全身不适，如头痛、腰酸背痛、腹痛等；消化系统有腹胀、腹痛、恶心、嗳气、腹泻、便秘等症状；心血管系统出现胸闷和心悸等；自主神经系统功能紊乱，如面红潮热、出汗、手抖等。

3. 阿尔茨海默病（Alzheimer's Disease，AD）

阿尔茨海默病即我们通常所称的老年痴呆症，是一种中枢神经系统变性病，起病隐袭，病程呈慢性进行性。其主要表现为渐进性记忆障碍、认知功能障碍、人格改变及语言障碍等神经精神症状，严重影响社交、工作与生活。该病起病缓慢、隐匿，病人及其家人常说不清何时起病。该病多见于 70 岁以上（男性平均 73 岁，女性平均 75 岁）的老人，少数病人在患躯体疾病、骨折或精神受到刺激后症状迅速明朗化。该病患者女性较男性多（女:男为 3:1）。该病的主要表现为认知功能下降、精神症状和行为障碍、日常生活能力逐渐下降。阿尔茨海默病根据认知能力和身体机能的恶化程度分成三个阶段。

第一阶段为轻度痴呆期。表现为记忆减退，对近事遗忘突出；判断能力下降，不能对事件进行分析、思考、判断，难以处理复杂的问题；对工作、家务劳动漫不经心，不能独立购物、处理经济事务等，社交困难；仍能做些熟悉的日常工作，但对新的事物表现出茫然难解；情感淡漠，偶尔激惹，常有多疑；出现时间定向障碍，对所处的场所和人物能进行定向，对所处的地理位置定向困难，对复杂结构的视空间能力差；言语词汇少，命名困难。

第二阶段为中度痴呆期。表现为远近记忆严重受损，对简单结构的视空间能力下降，出现时间、地点定向障碍；在处理问题、辨别事物的相似点和差异点方面有严重损害；不能独立进行室外活动，在穿衣、保持个人卫生以及个人仪表方面需要帮助；计算不能；出现各种神经症状，可见失语、失用和失认；情感由淡漠变为急躁不安，常不停走动，可见尿失禁。

第三阶段为重度痴呆期。表现为完全依赖照护者，记忆力严重丧失，仅存片段的记忆；日常生活不能自理，大小便失禁，呈现缄默、肢体僵直，查体可见锥体束征阳性，有强握、摸索和吸吮等原始反射。最终昏迷，一般死于感染等并发症。

4. 老年疑病症

老年疑病症是以怀疑自己患病为主要特征的一种神经症。其临床表现有如下几大特点：长时间地相信自己体内某个部分或某几个部分有病，求医时对病情的诉说不厌其详，甚至喋喋不休，对病因、首发症状、就医经过等均一一介绍，生怕自己说漏一些信息，唯恐医生疏忽大意；对自身变化特别敏感和警觉，哪怕是一些微不足道的细小变化，也特别关注，并且会不自觉地加以夸大和曲解，形成患有严重疾病的证据；常常感到烦恼、忧虑甚至恐慌，严重程度与实际情况极不相符，对自己的病症极为焦虑，别人劝得越多，疑病就越重；即便客观的身体检查的结果证实没有病变，仍然不相信，医生再三解释和保证也不能使其消除疑虑，甚至会认为医生有故意欺骗和隐瞒的行为。老年疑病症如果不能得到及时缓解和治疗，在心理上就有可能从怀疑自己有病发展为对疾病的恐惧甚至对死亡的恐惧，即所谓的“老年恐惧症”，这对老年人的身心健康将会产生更严重的不利后果。

（五）老年人的心理特点对开展老年人能力评估的影响

老年人的身心健康是密切联系，相互影响的。开展老年人能力评估的过程是评估人员与老年人互动的过程，老年人的心理状况会显著影响评估的准确性。因此，基于老年人心理上的特点，评估人员在工作中要注意以下三点。

1. 营造良好的氛围

大部分老年人对老年人能力评估工作还是不太了解，特别是离开自己熟悉的环境，来到评估室接受评估，容易感到紧张、焦虑、不适应，这会影响评估的效率和真实性。因此，评估人员要考虑到老年人的心理特点，采取有针对性的措施，比如，在进入正题前与老年人适当寒暄，把评估室的空调调到合适的温度，采用舒缓的语速，这些都有助于给老年人营造轻松、自然的氛围，以保证评估的有效推进。

2. 适当放慢节奏

在身心健康的状况下，老年人若有较多的时间就可以完成复杂的任务或者记住重要的信息。在评估过程中，评估人员要适当放慢节奏，给老年人较为充足的时间去完成他需要完成的任务。在给老年人介绍任务时，如果有必要的话，可以用多种方法解释同一条信息，以强化这一信息。比如，评估人员一次提的问题要尽可能简短，让老年人有时间消化。

3. 关注身体健康和心理健康的相互影响

老年人的心理与社会功能状况在很大程度上取决于身体健康状况。如果老年人正遭受身体不适的折磨，可能他们在精神状态、感知觉与社会参与等方面的任务完成效果就会受影响。老年人的心情也会在一定程度上影响老年人的身体健康状况。评估人员要认识到老年人常会用身体不适来表达情绪问题，即有情绪问题躯体化现象，比如老年人可能会用头痛来表达情绪困扰，评估人员应善于识别。

任务导入

案例分析：

唐先生，78 岁，是一位退休教师，已在某养老院住了 12 年，中风导致半身瘫痪，经过较长时间的治疗和康复训练，可借助助行器移动，近期检查发现患有白内障。养老院领导与社区医院取得联系，医生向唐老及其女儿介绍了手术治疗的情况，其女儿主张及早动手术，医生同意择期手术，但唐老犹豫不决。唐老近来胃口不好，诉说心神不宁，入睡困难，易惊醒，并多次向照护人员、社区医生询问手术的危险情况。观察发现，唐老看起来很痛苦，面部表情疲倦、紧张，皱眉叹气，说话频率加快、急促。

（1）唐先生有哪些生理和心理上的变化？

（2）针对这些变化该如何与唐先生进行沟通并予以调适？

任务分析

理解老年人身心发生变化的原因，认真阅读案例内容，做出准确归纳。

任务实施

一、操作流程图

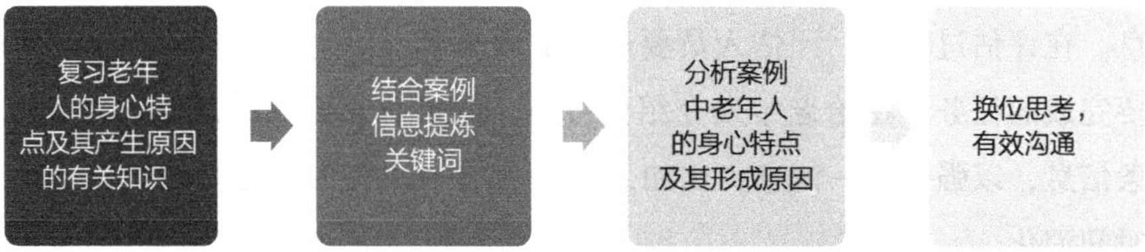

二、操作注意事项

注意换位思考，用老年人能接受的方式进行沟通。

任务工单

<table>
<tr><td>任务名称</td><td>了解老年人的生理、心理特点</td><td>学时</td><td></td><td>培训对象</td><td></td></tr>
<tr><td>学生姓名</td><td></td><td>联系电话</td><td></td><td>任务成绩</td><td></td></tr>
<tr><td>任务设备</td><td></td><td>操作时间</td><td></td><td>操作地点</td><td></td></tr>
<tr><td>任务目的</td><td colspan="5">1. 理解老年人的生理特点及其形成原因；
2. 理解老年人的心理特点及其形成原因；
3. 学会换位思考，与老年人良好沟通，减轻其顾虑</td></tr>
<tr><td rowspan="4">任务实施</td><td>准备</td><td colspan="4"></td></tr>
<tr><td>实施流程</td><td colspan="4"></td></tr>
<tr><td>实施总结</td><td colspan="4"></td></tr>
<tr><td>实施评价</td><td colspan="4"></td></tr>
<tr><td>教师评价</td><td colspan="5"></td></tr>
</table>

思考与实践

针对案例中老年人当前的身体情况，可以从哪些方面提出改善建议？

任务二　熟悉老年人能力评估流程

知识详解

开展老年人能力评估，需要评估人员对评估流程非常熟悉，一方面是确保自己能够按照步骤有序开展评估工作，另一方面是能够清楚地向老年人及其代理人介绍老年人能力评估的意义及流程，以获得老年人及其代理人的配合，获得准确的评估结果。

总的来说，老年人能力评估包括以下流程。

一、评估对象提交评估申请

评估对象是有需要的老年人。那么哪些老年人需要做能力评估呢？比如，新入住养老机构的人员，享受政府兜底保障的人员，享受长期护理保险的人员，申请居家社区照护服务的人员，申请运营补贴资助的养老服务机构内收住的人员，以及其他需要评估或主动申请评估的人员。评估遵循自愿申请原则，首次评估应由老年人或其代理人在线申请或现场申请。老年人或其代理人要对申请材料的真实性、准确性负责。

二、实施老年人能力评估

受理老年人能力评估申请后，评估机构采取集中或入户等形式实施评估。

每次评估应由 2 名评估人员同时进行，至少一人具有医护专业背景。

评估人员通过询问老年人及其照护者或者查询相关信息，填写“老年人能力评估基本信息表”。

评估人员按照“老年人能力评估表”进行逐项评估，填写每个项目的评分，并确定各一级指标的分级，填写在“老年人能力评估表”中。

评估人员统计 4 个一级指标的得分，依据老年人能力等级划分标准确定老年人能力等级，填写在“老年人能力评估报告”中，经 2 名评估人员确认并签字。同时，请信息提供者签字。

三、形成评估报告并告知申请人

形成评估报告后，应将评估结果告知申请人。享受政府补贴或政府购买服务的评估对象根据需要在一定范围内公示，对评估结果有异议的可在规定期限内提出复核复审。

值得注意的是，评估时若发现老年人有噎食、走失、自杀、跌倒等风险，评估人员要告知其家人或照护者增强防范意识，避免发生意外。

比如，针对入住养老机构的老年人，能力评估流程如图 2－2 所示。

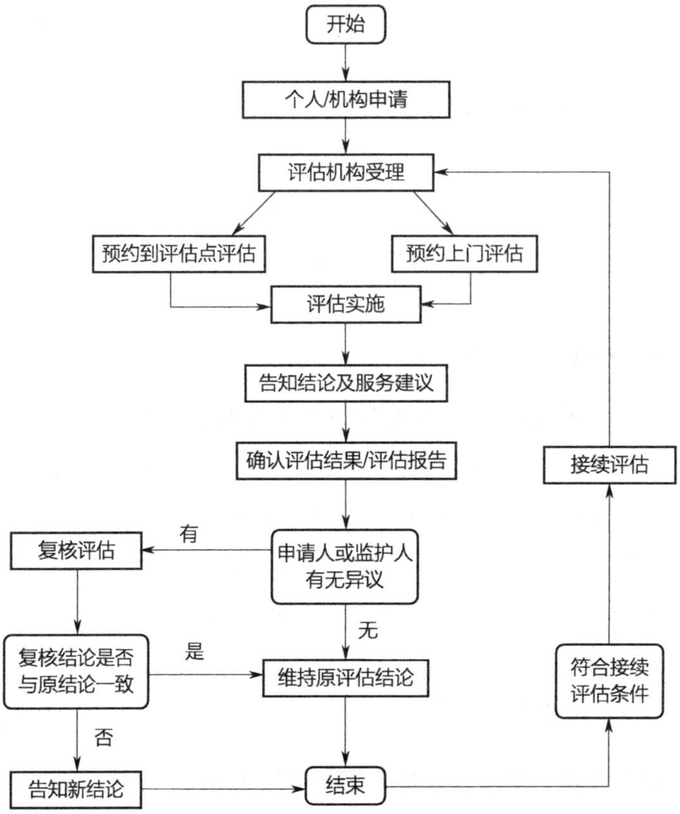

图 2－2　入住养老机构的老年人的能力评估流程

老年人能力评估应为动态评估，在通过申请后进行首次评估。在首次评估后，若无特殊变化，至少每 12 个月评估一次，程序与首次评估相同；出现特殊情况导致能力发生变化时，宜申请即时评估。老年人能力评估的三种类型如图 2－3 所示。

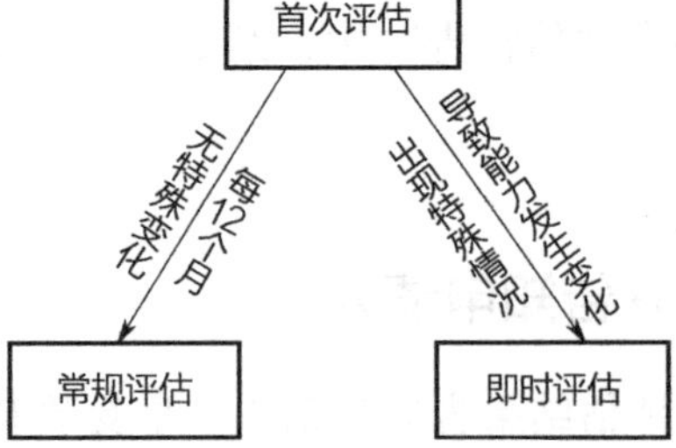

图 2－3　老年人能力评估的三种类型

任务导入

以三人小组为单位模拟训练：78 岁的王奶奶准备入住养老机构，她在家属的陪同下来到评估室做老年人能力评估。这是王奶奶第一次接受评估，她对评估流程不太了解，心里也有点忐忑。请一人扮演评估员小张，一人扮演王奶奶，一人扮演观察者，进行评估员小张向王奶奶介绍老年人能力评估流程的模拟训练。结束后相互点评。之后角色轮换。

任务实施

一、操作流程图

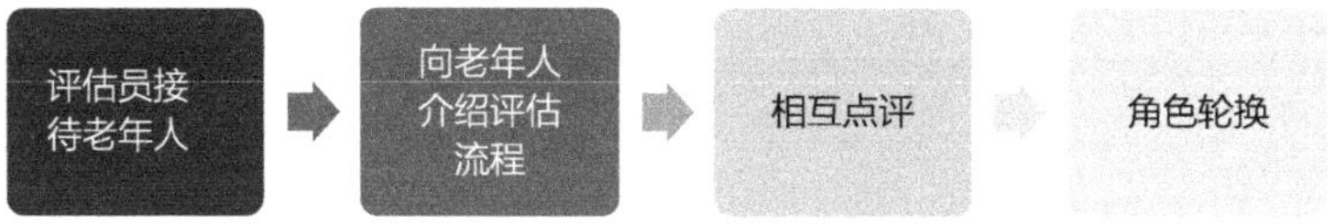

二、操作注意事项

（1）保持良好的精神风貌。

（2）用老年人易于理解的语言介绍评估流程，尽量避免说生僻的专业术语。

（3）学会换位思考，注重介绍老年人关注的流程内容。

任务工单

<table>
<tr><td>任务名称</td><td>熟悉老年人能力评估流程</td><td>学时</td><td></td><td>培训对象</td><td></td></tr>
<tr><td>学生姓名</td><td></td><td>联系电话</td><td></td><td>任务成绩</td><td></td></tr>
<tr><td>任务设备</td><td></td><td>操作时间</td><td></td><td>操作地点</td><td></td></tr>
<tr><td>任务目的</td><td colspan="5">1. 熟悉老年人能力评估流程，为科学开展评估做好准备；
2. 能够向老年人及其陪同人员准确介绍评估流程，获得其配合</td></tr>
<tr><td rowspan="4">任务实施</td><td>准备</td><td colspan="4"></td></tr>
<tr><td>实施流程</td><td colspan="4"></td></tr>
<tr><td>实施总结</td><td colspan="4"></td></tr>
<tr><td>实施评价</td><td colspan="4"></td></tr>
<tr><td>教师评价</td><td colspan="5"></td></tr>
</table>

思考与实践

面对带着情绪来做能力评估的老年人，评估人员应当如何应对?

任务三　老年人能力评估的人员与环境准备

知识详解

老年人能力评估是一个互动的过程，不仅需要评估人员做好充分的准备，也需要被评估的老年人及其陪同人员有良好的状态。这些都需要评估人员在正式开展能力评估前做好充分的准备。此外，在评估中还需使用诸多评估工具，关于评估工具的内容将在任务四中详细介绍。

一、评估的人员准备

（一）评估主体的人员准备

开展评估工作的机构应为依法登记的企事业单位或社会组织。机构应至少配置5名专/兼职评估人员。

评估人员应具有全日制高中或中专以上学历，有5年以上医疗护理、健康管理、养老服务、老年社会工作等实务经历并具有相关专业背景，理解评估指标内容，掌握评估要求。对评估人员的要求详见项目一任务三。每次评估应由2名评估人员同时进行，至少一人应具有医护专业背景。

除了需要具备相应的专业资质之外，评估人员在开展老年人能力评估前还需要做好以下准备。

1. 着装与证件准备

要规范着装，展现良好的风貌。在与老年人及其陪同人员见面后，必须首先向老年人及其陪同人员主动出示评估师证，再说明此次评估的目的，以获得老年人及其陪同人员的配合。

2. 时间准备

一是在评估的时间安排上要考虑到方便老年人；二是要安排充足的评估时间，以便科学、准确地开展完整的评估。

3. 伦理准备

对评估机构和评估人员来说，老年人能力评估是一项非常科学、严谨的工作。评估工作应把握的主要原则有如下几点。

（1）客观真实。就是要做到公正和诚实。在保证安全的前提下，评估人员应尽可能让老年人当场自主完成评估项目。在条件允许的情况下，评估人员应尽可能分别与老年人及其主要照护者、家属进行沟通交流。如果对同一个问题，老年人及其主要照护者、家属的答案不一致，则应根据常识和经验进行综合判断并得出结论。

（2）科学规范。就是要秉承科学、严谨的精神，专业、规范地开展评估。比如，评估后要重点查看评估中出现逻辑问题的项目，保证不因为主观错误而导致客观错误。如对评估项目存在疑问，应该再次与老年人及其陪同人员进行沟通确认，确保评估结果符合老年人的真实能力水平。

（3）严格保密。在评估中应当注意保护被评估人员和评估人员的尊严、安全和个人隐私。未经被评估人员或其代理人的许可，评估机构及评估人员不得对外透露评估对象的相关信息。

4. 精神状态准备

评估人员需要保持精神饱满的状态，友好得体，尊重并理解老年人。

（二）评估对象的人员准备

在评估中，老年人需要保持良好的身心状态。老年人及其陪同人员（家属或主要照护者等）应当在评估前准备好老年人的身份证原件及复印件、户口本原件及复印件，体检报告、病历或住院检查结果等材料。

二、评估的环境准备

对接受评估的老年人，应当让其感受到参加能力评估是一件比较轻松、自然的事情。评估人员要注意保护被评估人员的安全，尊重其个人隐私。社区老年人集中评估时，应设立等候评估的空间，评估工作在相对独立的评估室内逐一进行。

在评估准备时，评估人员必须仔细检查评估辅助工具及评估场所的环境，确保安全、无误。

要提供适宜的环境，宜设立单独的评估室。评估室内的物品要满足评估的需要，不得放置与评估无关的物品。评估环境应清洁、安静、光线充足、空气清新、温度适宜。评估室内或评估室外有连续的台阶和带有扶手的通道，可供评估使用。楼梯、台阶各级踏步应均匀一致、平整、防滑。

准备好老年人能力评估表和纸笔。若使用老年人能力评估软件等信息化工具进行评估，则需携带安装了国家认可的正规老年人能力评估系统的平板电脑等便携式电子设备，以及备用的纸质老年人能力评估表。必须事先对评估场所的网络覆盖状况进行调查、测试，确保系统正常运行。

任务导入

以三人小组为单位进行模拟训练：一人扮演评估员小张，一人扮演王奶奶，一人扮演观察者，进行评估员小张在评估刚开始时接待王奶奶的模拟训练。结束后相互点评。之后角色轮换。

在模拟训练过程中，扮演王奶奶的同学可以向扮演小张的同学提出一些自己关心的问题，扮演小张的同学要予以回应。以下是可能提出的问题（仅供参考，组员可以根据实际情况自行设定问题）。

（1）在评估中我需要做些什么呢？

（2）评估难不难啊？

（3）我女儿（家属）可以一直陪在我的身边吗？

（4）评估是不是要花很长时间啊？我等会儿还要回去吃药呢。

（5）我的个人信息会被其他人知道吗？

（6）要做题吗？我不认识字呢。

任务分析

该任务旨在模拟老年人能力评估的准备工作。请先对前面所学内容进行复习，再进行训练，结合相互观摩，分享感受，不断提升自己的能力。

任务实施

一、操作流程图

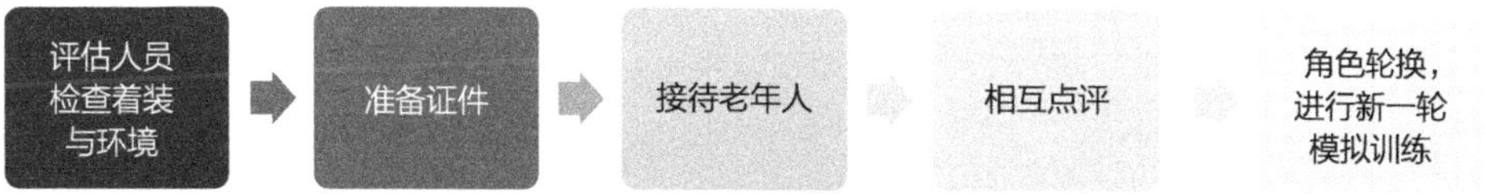

二、操作注意事项

（1）保持良好的精神面貌。

（2）注意换位思考。

任务工单

<table>
<tr><td>任务名称</td><td>老年人能力评估的人员与环境准备</td><td>学时</td><td></td><td>培训对象</td><td></td></tr>
<tr><td>学生姓名</td><td></td><td>联系电话</td><td></td><td>任务成绩</td><td></td></tr>
<tr><td>任务设备</td><td></td><td>操作时间</td><td></td><td>操作地点</td><td></td></tr>
<tr><td>任务目的</td><td colspan="5">1. 熟悉老年人能力评估的准备过程；
2. 保持良好的状态，为老年人能力评估做好自身和环境的准备；
3. 提升与老年人沟通的能力</td></tr>
<tr><td rowspan="4">任务实施</td><td>准备</td><td colspan="4"></td></tr>
<tr><td>实施流程</td><td colspan="4"></td></tr>
<tr><td>实施总结</td><td colspan="4"></td></tr>
<tr><td>实施评价</td><td colspan="4"></td></tr>
<tr><td>教师评价</td><td colspan="5"></td></tr>
</table>

思考与实践

如果在老年人能力评估中出现突发状况，评估人员应当如何应对？

任务四　老年人能力评估的工具准备

知识详解

老年人能力评估的工具准备是为了保证后续各项评估工作的顺利进行，要求评估人员熟悉评估量表、身体基础检测设备和能力评估工具的种类和数量，能够灵活地根据评估现场的实际情况找到评估工具的替代性物品，检查其安全性能，确保其处于备用状态。

一、常用评估量表

（一）《老年人能力评估》（MZ/T 039—2013）

《老年人能力评估》（MZ/T 039—2013）由民政部于2013年8月正式发布，是目前国内养老机构进行老年人能力评估的行业标准，简称民政行标。该标准由老年人能力评估基本信息表、老年人能力评估表、老年人能力评估报告以及老年人能力评估结果判定卡四个部分组成。老年人能力评估表包括日常生活活动、精神状态、感知觉与沟通、社会参与4个一级指标和22个二级指标，结果判定划分为能力完好、轻度失能、中度失能、重度失能4个等级。可参照老年人能力评估结果判定卡对老年人能力等级做出判定。

（二）《老年人能力评估规范》（GB/T 42195—2022）

为深入贯彻落实积极应对人口老龄化国家战略，推进基本养老服务体系建设，由民政部提出，全国社会福利服务标准化技术委员会归口的《老年人能力评估规范》国家标准（GB/T 42195—2022）于2022年12月30日正式发布实施。该标准是在总结2013年版民政行业标准实践经验，广泛借鉴相关领域做法的基础上，为适应养老服务行业的发展需要编制的。标准内容共分6个部分，主要包括“评估指标与评分”“组织实施”“评估结果”，以及“老年人能力评估基本信息表”“老年人能力评估”“老年人能力评估报告”3个规范性附录。标准中主要评估指标包括一级指标和二级指标。其中，一级指标包括自理能力、基础运动能力、精神状态、感知觉与社会参与等4个方面；二级指标包括进食、修饰、平地行走、上下楼梯、记忆、理解能力、视力、听力、社会交往能力等26个方面（表2－1）。条目加和计分，得分越高，说明能力水平越高。该标准将老年人能力分为能力完好、能力轻度受损（轻度失能）、能力中度受损（中度失能）、能力重度受损（重度失能）、能力完全丧失（完全失能）5个等级（表2－2）。《老年人能力评估规范》国家标准的发布实施，将为科学划分老年人能力等级，推进基本养老服务体系建设，优化养老服务供给，规范养老服务机构运营等提供基本依据。

表 2-1 老年人能力评估指标

一级指标	二级指标
自理能力	进食、修饰、洗澡、穿/脱上衣、穿/脱裤子和鞋袜、小便控制、大便控制、如厕
基础运动能力	床上体位转移、床椅转移、平地行走、上下楼梯
精神状态	时间定向、空间定向、人物定向、记忆、理解能力、表达能力、攻击行为、抑郁症状、意识水平
感知觉与社会参与	视力、听力、执行日常事务、使用交通工具外出、社会交往能力

表 2-2 老年人能力等级划分

能力等级	等级名称	等级划分
0	能力完好	总分 90
1	能力轻度受损（轻度失能）	总分 66～89
2	能力中度受损（中度失能）	总分 46～65
3	能力重度受损（重度失能）	总分 30～45
4	能力完全丧失（完全失能）	总分 0～29
说明 1：处于昏迷状态者，直接评定为能力完全丧失（完全失能）。若意识状态改变，应重新进行评估。 **说明 2**：有以下情况之一者，在原有能力级别上应提高一个级别：①确诊为痴呆（F00～F03）；②精神科专科医生诊断的其他精神和行为障碍疾病（F04～F99）；③近 30 天内发生过 2 次及以上照护风险事件（如跌倒、噎食、自杀、自伤、走失等）。 **注**：说明 2 中 F00～F99 是 ICD-10（国际疾病分类第 10 次修订本）精神和行为障碍诊断编码号。		

（三）长期护理失能等级评估标准

长期护理失能等级评估是指依据《长期护理失能等级评估标准（试行）》，对评估对象日常生活活动、认知、感知觉与沟通等方面的能力丧失程度的分级评估。《长期护理失能等级评估标准（试行）》（医保办发〔2021〕37 号）是国家医保局办公室会同民政部办公厅于 2021 年 8 月发布，用来评估失能状况的关键工具，评估结果是确定失能人员能否享受长期护理保险待遇的基本依据。要求各试点地区要加强对长期护理失能等级评估标准的实施应用，新增的 14 个试点城市参照执行该评估标准，原有试点城市参照完善地方标准，原则上自该文件印发之日起两年内统一到该评估标准上来，以及试点地区各级医保部门和民政部门要建立协作机制，加强协调配合，探索建立评估结果跨部门互认、评估数据共享、评估效果评价等机制。

《长期护理失能等级评估标准（试行）》主要包括日常生活活动能力、认知能力、感知觉与沟通能力3个一级指标和17个二级指标（表2－3）。3个一级指标分别通过下设二级指标得分相加得到总分和对应等级（表2－4）。然后综合3个一级指标的等级，通过组合法综合确定评估对象的长期护理失能等级。长期护理失能等级分0级（基本正常）、1级（轻度失能）、2级（中度失能）、3级（重度失能Ⅰ级）、4级（重度失能Ⅱ级）、5级（重度失能Ⅲ级）6个级别（表2－5）。长期护理失能等级确定后按规定向评估对象出具评估结论，评估结论是享受长期护理保险待遇的依据。符合待遇享受条件的，根据护理需求，选择护理服务方式、定点护理服务机构。老年人及其代理人在申请长期护理失能等级时，需要填写“长期护理失能等级评估申请表”（表2－6）和“长期护理失能等级自评表”（表2－7），达到规定等级，方可申请长期护理失能等级评估。

表2－3　长期护理失能等级评估指标

一级指标	二级指标
日常生活活动能力	进食、穿衣、面部与口腔清洁、大便控制、小便控制、用厕、平地行走、床椅转移、上下楼、洗澡
认知能力	时间定向、人物定向、空间定向、记忆力
感知觉与沟通能力	视力、听力、沟通能力

表2－4　长期护理失能等级评估指标得分及对应等级

等级 一级指标	能力完好	轻度受损	中度受损	重度受损
日常生活活动能力	100分	65～95分	45～60分	0～40分
认知能力	16分	4～15分	2～3分	0～1分
感知觉与沟通能力	12分	4～11分	2～3分	0～1分

表2－5　长期护理失能等级划分

日常生活活动能力	认知能力/感知觉与沟通能力（以失能等级严重程度判断）			
	能力完好	轻度受损	中度受损	重度受损
能力完好	基本正常	基本正常	轻度失能	轻度失能
轻度受损	轻度失能	轻度失能	轻度失能	中度失能
中度受损	中度失能	中度失能	中度失能	重度Ⅰ级
重度受损	重度Ⅰ级	重度Ⅰ级	重度Ⅱ级	重度Ⅲ级

表 2－6　长期护理失能等级评估申请表

<table>
<tr><td rowspan="11">评估对象基本信息</td><td>姓名</td><td></td><td>身份证号</td><td></td></tr>
<tr><td>性别</td><td></td><td>年龄</td><td></td></tr>
<tr><td>民族</td><td></td><td>参保地</td><td></td></tr>
<tr><td>失能时间（月）</td><td></td><td>是否经过康复治疗</td><td>□是，治疗月数________月
□否</td></tr>
<tr><td>是否首次申请</td><td>□是　　□否</td><td>联系电话</td><td></td></tr>
<tr><td>保障方式</td><td colspan="3">□ 职工基本医疗保险　□ 城乡居民基本医疗保险　□ 特困供养
□ 最低生活保障　□ 其他：</td></tr>
<tr><td>文化程度</td><td colspan="3">□ 文盲　□ 小学　□ 中学（含中专）　□ 大学（含大专）及以上</td></tr>
<tr><td>居住状况</td><td colspan="3">□ 独居　□ 与配偶/伴侣居住　□ 与子女居住　□ 与父母居住
□ 与兄弟姐妹居住　□ 与其他亲属居住
□ 与非亲属关系的人居住　□ 养老机构　□ 医院</td></tr>
<tr><td>居住地址</td><td colspan="3">________省________市________区/县________________街道/乡（村）________________________________</td></tr>
<tr><td>照护者</td><td colspan="3">当需要帮助时（包括患病时），谁能来照料：
□配偶　□子女　□亲友　□保姆　□护工
□医疗人员　□没有任何人　□其他：</td></tr>
<tr><td colspan="4"></td></tr>
<tr><td rowspan="3">申请人相关信息</td><td>姓名</td><td></td><td>与评估对象关系</td><td>□配偶　□子女　□其他亲属
□雇佣照护者　□本人　□其他</td></tr>
<tr><td>联系电话</td><td></td><td>身份证号</td><td></td></tr>
<tr><td>联系地址</td><td colspan="3">________省________市________区/县________________街道/乡（村）________________________________</td></tr>
<tr><td colspan="2">承诺事项</td><td colspan="3">以上情况和所提供材料均真实有效，且同意将评估结果在一定范围内公示。如有不实，本人愿意承担相应法律责任。
申请人（签字）：　　　　年　月　日</td></tr>
<tr><td colspan="2">经办机构（含受托第三方）受理事项</td><td colspan="3"></td></tr>
</table>

温馨提示： 1. 同时满足失能标准和缴费年限要求可享受待遇；

2. 重新申请准入评估需与最近一次评估结论时间间隔 6 个月（含）以上。

表 2－7　长期护理失能等级自评表

项目	独立（2）	部分独立（1）（需要帮助）	依赖（0）	选项
进食	独立 无须帮助	部分独立 自己能吃，但需辅助	不能独立完成 部分或全部靠喂食或鼻饲	
穿衣	独立，无须帮助 能独立拿取衣服，穿上并扣好	部分独立 能独立拿取衣服及穿上，需帮助系鞋带	不能独立完成 完全不能穿，要靠他人拿衣穿衣或自己穿上部分	
大小便控制	独立 自己能够完全控制	部分独立 偶尔失控	不能自控 失控，需帮助处理大小便（如导尿、灌肠等）	
用厕	独立，无须帮助 能独立用厕、便后拭净及整理衣裤（可用手杖、助步器或轮椅，能处理尿壶、便盆）	不能独立完成 需要帮助用厕、做便后处理（清洁、整理衣裤）及处理尿壶、便盆	不能独立完成 不能用厕	
洗澡	独立，无须帮助 自己能进出浴室（淋浴、盆浴），独立洗澡	部分独立 需帮助洗一部分（背部或腿）	不能独立完成 不能洗澡或大部分需帮助洗	
床椅转移	独立，无须帮助 自己能下床，坐上及离开椅、凳（可用手杖或助步器）	不能独立完成 需帮助上、下床椅	不能独立完成 卧床不起	
综合	自评失能等级为：________级			
说明	进食、大小便控制、洗澡为 a 类，穿衣、用厕、床椅转移为 b 类			
	A 级：a 类 b 类所有项目均独立； B 级：a 类 1 项或 b 类 1～2 项依赖； C 级：a 类 b 类各 1 项或 b 类 3 项依赖； D 级：a 类 2 项或 a 类 1 项 b 类 2 项依赖； E 级：a 类 3 项依赖或 a 类 2 项 b 类 1～2 项依赖或 a 类 1 项 b 类 3 项依赖； F 级：a 类 3 项 b 类 1～2 项依赖或 a 类 2 项 b 类 3 项依赖； G 级：a 类 b 类所有项目均依赖。			
	此表由评估对象或其监护人、代理人自行评估，当等级达到 E 级、F 级、G 级时方可申请长期护理失能等级评估			

（四）常用的其他评估筛查量表

养老机构服务的对象大多为高龄、失能失智并且患有多种慢性疾病的老年人，他们是各种安全风险的高危人群。因此，养老机构对入住的老年人进行安全风险评估尤为重要。除了对老年人的能力等级开展评估外，评估人员还需要准备并使用评估筛查量表，完成老年人的安全风险评估工作。常用于筛查老年人安全风险的评估量表有：简易精神状态检查量表（MMSE）、记忆障碍自评量表（AD8）、Morse（莫尔斯）跌倒风险评估量表、简版老年抑郁评估表、微型营养评定简表、压疮风险评估量表、吞咽功能评估量表等，见附录1～7。

二、评估工具的分类

根据评估的内容，评估工具一般分为身体基础检测设备和能力评估工具两类。评估人员应提前对评估工具进行准备和正确使用评估工具。

（一）身体基础检测设备

（1）测量生命体征的设备，如体温计、血压计、听诊器 、便携式氧饱和度检测仪或指脉氧仪。

（2）测量营养状况的工具，如体重秤、身高标尺、轮椅秤、软尺。

（3）其他检测用品，如一次性压舌板、棉签、手电筒、握力器、视力表。

（二）能力评估工具

（1）日常生活活动能力评估工具，详见表2－8。

（2）感知觉评估工具，如老花镜、放大镜、报纸或书籍。

（3）行走/平衡能力测评工具，如6米标识、步行标识、平衡试验脚印标识、椅子、秒表、拐杖和助行器。

（4）认知功能测评工具，如适量白纸、笔、图片（至少包括3种以上不同的物品）。

表2－8　日常生活活动能力评估工具

评估项目	评估工具
大便	坐便器、卫生纸
小便	
如厕	
修饰	脸盆、毛巾、梳子、牙刷杯、牙刷、牙膏、剃须刀
进食	餐盘、筷子、勺子

（续）

评估项目	评估工具
床椅转移	电动床、椅子（或轮椅）
平地行走	拐杖、助行器等
穿衣	带有扣子的上衣、裤子，带有鞋带的鞋子
上下楼梯	楼梯/台阶：4～5个台阶，踏步宽度≥0.30米，踏步高度0.13～0.15米，台阶有效宽度≥0.9米
洗澡	淋浴设施或澡盆、沐浴凳、洗澡日用品

注：日常生活能力评估可采用量表问询的方式，也可增配以上设施进行实地评估。

（三）评估工具的分区放置

评估室功能分区如图2－4所示。评估工具可以根据评估室的功能分区进行放置（表2－9）。

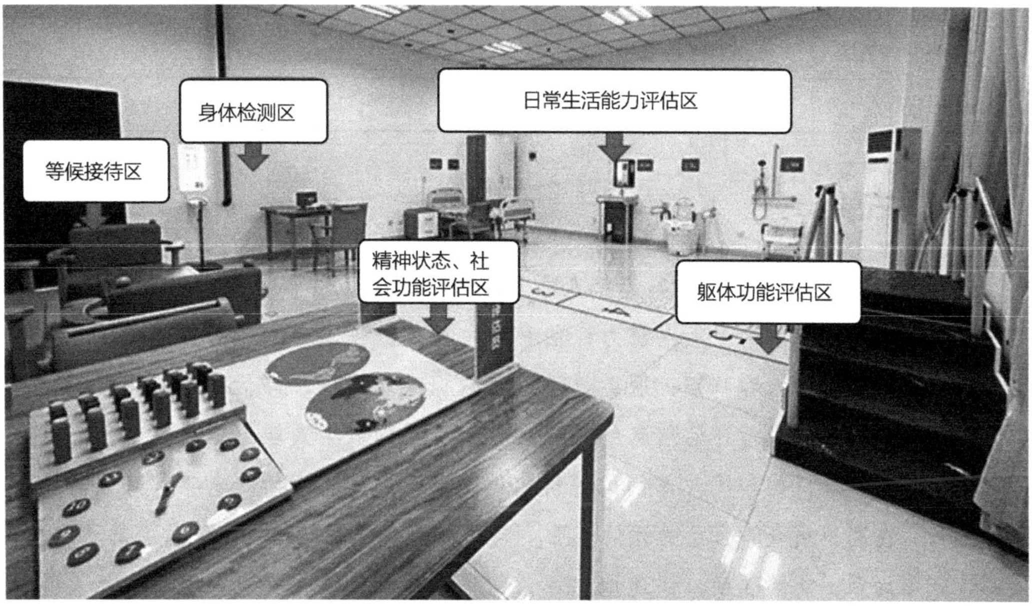

图2－4　评估室功能分区示意

表2－9　不同功能分区的评估内容及工具

功能分区	评估内容	评估工具
等候接待区	测量生命体征 获取基本信息 一般医学评估	体温计、听诊器、血压计、体重秤、身高标尺、软尺、手电筒、便携式氧饱和度检测仪或指脉氧仪

（续）

功能分区	评估内容	评估工具
日常生活能力、躯体功能评估区	基本日常生活活动能力 工具性日常生活活动能力 6 米步行 起立－行走计时 平衡和步态 衰弱、肌少症 跌倒风险 视力、听力 口腔、吞咽	日常生活能力评估工具 — 6 米标识、秒表 测试椅、步行标识 平衡试验脚印标识 握力器、软尺 — 报纸或书籍、老花镜、放大镜 量杯、一次性水杯、小勺、水壶、做吞糊试验的食物粉状增糊剂
精神状态、社会功能评估区	认知、谵妄、抑郁、焦虑、睡眠 社会支持 生活质量 居家环境	手表、适量白纸和笔等书写工具、图片（至少包括 3 种以上的物品）
其他功能评估区	营养、疼痛、尿失禁、压力性损伤	—
评估报告区	等候评估报告、分析评估结果	—

知识拓展

老年人能力评估系统

养老行业目前使用的老年人能力评估系统主要是依据老年人能力评估相关标准开发的应用软件系统，由客户端、服务器端以及数据库端组成。评估师可使用装有该系统的平板电脑或手机进行评估信息的采集和录入，得到老年人能力等级并上传到远程服务器，作为养老机构和民政部门的评价依据。同时，接受评估的老年人可以登录自己的账号，在客户端查看自己的评估信息。老年人能力评估信息化系统具有简单便捷、实时性强等优点，能够准确、快速地对评估结果进行判定和提交，实现了老年人能力评估的自动化和信息化。

任务导入

小李是一家养老机构的评估师，他接待了一位咨询入住养老机构事宜的张女士。在交谈过程中，小李了解到张女士的父亲 1 个月前发生过一次脑梗死，经积极治疗后病情平稳，已返回家中休养。因脑梗死后遗症，张爷爷目前以卧床为主，日常生活均由老伴照顾。张爷爷的老伴患有多种慢性病，照顾张爷爷常常力不从心，身心承担了巨大压力。张女士因工作繁忙，计划近期将两位老人送到该养老机构入住。小李需要根据两位老人的情况准备好合适的评估工具。他应该怎么做呢？

任务分析

在开展老年人能力评估前，需要提前收集老年人的相关信息并做好准备工作。首先思考需要收集老年人的哪些信息，通过什么方式收集这些信息，需要准备哪些评估工具，评估时需要哪些人员在场。然后根据收集到的老年人信息，与老年人的代理人共同确定评估时间，明确评估地点（居家上门评估、机构评估、室内评估）。提前准备好相关评估工具，并确保评估工具处于完好、可用的状态。

任务实施

一、操作流程图

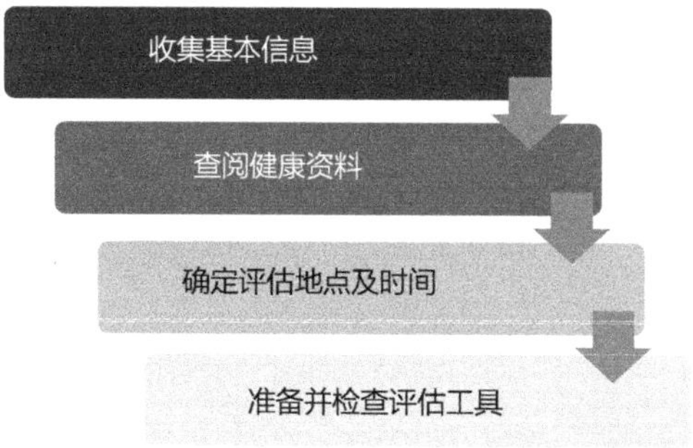

（1）收集老年人的基本信息，如姓名、性别、年龄、居住情况、代理人信息、主要照顾者信息等。

（2）查阅老年人的体检报告或病历资料，了解老年人的疾病诊断、目前治疗情况、身体活动能力等身体健康信息。

（3）与老年人及其家属确定评估地点及时间。

（4）根据评估规范要求，准备身体基础检测设备和能力评估工具。

①按物品清单，定期核对评估工具的种类及数量，做好签字和交班。

②专人负责，定期进行功能维护和安全性能检查，使其处于备用状态。

③使用前，检查坐便器、沐浴凳、洗手盆、阶梯、椅子等物品的稳固性。

④准备各种类型的拐杖和助行器，便于提供辅具适配建议。

⑤一次性物品一人一用，使用后及时补充。

（5）根据评估现场情况，选用替代性工具。

①根据机构的实际情况，选择合适的身体基础检测设备，如水银体温计或电子体温计、台式血压计或臂式电子血压计、普通体重秤或超声波身高体重秤测量仪、普通诊断床或电动护理床。

②居家上门评估时，使用老年人居室内的设备和物品进行评估，如卫生间内的马桶、洗手盆，床、椅子、拐杖、助行器、轮椅等，使用老年人的日常生活用品进行日常生活活动能力测评，如餐具、洗漱用品、衣物、老花镜、放大镜等。测试上下楼梯时，可选择住宅内的台阶进行替换。

③根据老年人的实际情况，准备适老化产品，指导老年人选择使用，如记忆成人勺、助食筷、斜口杯、吸管杯、吸盘碗等。

二、操作注意事项

（1）按要求及时对身体基础检测设备和能力评估工具进行清洁、消毒，预防交叉感染。

（2）准备一次性口罩和速干手消液，做好疫情防控。

（3）做好生活垃圾和医用垃圾分类处理。

任务工单

<table>
<tr><td>任务名称</td><td>老年人能力评估的工具准备</td><td>学时</td><td></td><td>培训对象</td><td></td></tr>
<tr><td>学生姓名</td><td></td><td>联系电话</td><td></td><td>任务成绩</td><td></td></tr>
<tr><td>任务设备</td><td></td><td>操作时间</td><td></td><td>操作地点</td><td></td></tr>
<tr><td>任务目的</td><td colspan="5">1. 熟悉老年人能力评估的常用标准及流程；
2. 了解评估室功能分区及评估工具的种类；
3. 掌握常用身体基础检测设备和能力评估工具的使用方法</td></tr>
<tr><td rowspan="4">任务实施</td><td>准备</td><td colspan="4"></td></tr>
<tr><td>实施流程</td><td colspan="4"></td></tr>
<tr><td>实施总结</td><td colspan="4"></td></tr>
<tr><td>实施评价</td><td colspan="4"></td></tr>
<tr><td>教师评价</td><td colspan="5"></td></tr>
</table>

思考与实践

（1）如果申请评估的老年人因身体活动不便，提出请评估师上门进行能力评估，评估师需要提前准备哪些物品和工具呢？

（2）居家上门评估时，评估师可以使用老年人家里的哪些物品作为能力评估的替代工具呢？

任务四相关内容请扫二维码查看。

附录 1　附录 2　附录 3

附录 4　附录 5　附录 6　附录 7

项目三
老年人能力评估实施

任务目标

知识目标

1. 熟悉老年人能力评估基本信息表的内容以及填写注意事项。
2. 理解老年人能力评估各级指标的内容。
3. 掌握老年人能力评估的注意事项。
4. 理解老年人能力评估等级的划分标准。

技能目标

1. 准确填写老年人能力评估基本信息表。
2. 掌握老年人能力评估的方法。
3. 正确使用老年人能力评估表开展评估。
4. 准确进行老年人能力等级划分。
5. 准确填写老年人能力等级报告。

素质目标

1. 具备高度责任心和严谨的工作态度。
2. 忠于职业服务操守，具备关心体贴老年人的人文素养。

任务一　信息采集与管理

知识详解

老年人基本信息采集，是实施老年人能力评估的第一步，也是关键的评估阶段。通过基本信息的采集，可以了解老年人的基本资料及健康信息，这既是评估人员制定评估方案的依据，又是养老服务从业者规避风险的原始资料。

一、老年人能力评估基本信息采集的内容

2022 年 12 月 30 日，由民政部提出，全国社会福利服务标准化技术委员会归口的《老年人能力评估规范》国家标准（GB/T 42195—2022）正式发布实施。下面对该标准中列出的老年人能力评估基本信息表进行介绍。

老年人能力评估基本信息表包括评估信息表、评估对象基本信息表、信息提供者及联系人信息表、疾病诊断和用药情况、健康相关问题等 5 个部分。

（一）评估信息表

评估信息表包括评估编号、评估基准日期、评估原因，见表 3－1。

1. 评估编号

评估编号是指评估工作执行单位内部评估记录的代码，每条评估有且只有 1 个相对应的评估编号。

2. 评估基准日期

评估基准日期是指实施评估当日的公元纪年日期。其中，年份用 4 位数字表示，月和日用 2 位数字表示，如 2022 年 05 月 18 日。

3. 评估原因

评估原因是指评估对象实施评估的原因，根据评估对象的实际情况勾选相应的选项。其中，“常规评估”是指接受服务后，若无特殊变化，至少每 12 个月评估一次；“即时评估”是指评估对象或其家属、照护者察觉到老年人身心状态有任何异样或老年人出现突发事件时的评估；“因对评估结果有疑问进行的复评”是指老年人及其家属对评估结果有异议，可在规定期限内提出复核复审，予以复核评估。

表 3－1　评估信息表

A. 1. 1　评估编号	□□□□□□□□□
A. 1. 2　评估基准日期	□□□□年 □□月 □□日
A. 1. 3　评估原因	□首次评估　□常规评估　□即时评估 □因对评估结果有疑问进行的复评　□其他________

（二）评估对象基本信息表

评估对象基本信息表包括姓名、性别、出生日期、身高、体重、民族、宗教信仰、公民身份号码、文化程度、居住情况、婚姻状况、医疗费用支付方式、经济来源，以及近 30 天内照护风险事件，见表 3－2。其中，性别、出生日期、身高、体重等可为某些疾病和生活习惯的评估提供有用的信息；宗教信仰、文化程度等有助于了解老年人对生活、健康的态度及价值观；同时，文化程度可以作为评估老年人认知能力的基础信息；近 30 天内照护风险事件可以为疾病状况评估、风险评估提供有效的信息，同时也可为照护计划的制定提供有效的信息。

评估人员需根据老年人或其家属提供的被评估者身份证原件及复印件、户口本原件及复印件，结合病历等材料进行准确填写。对于不能通过提交的相关资料获取的信息，可以询问老年人及其家属。

表 3－2　评估对象基本信息表

A. 2. 1　姓名	
A. 2. 2　性别	□男　□女
A. 2. 3　出生日期	□□□□年 □□月 □□日
A. 2. 4　身高	________厘米
A. 2. 5　体重	________千克
A. 2. 6　民族	□汉族　□少数民族：________族
A. 2. 7　宗教信仰	□无　□有________
A. 2. 8　公民身份号码	□□□□□□□□□□□□□□□□□□
A. 2. 9　文化程度	□文盲　□小学　□初中　□高中/技校/中专 □大学专科及以上　□不详
A. 2. 10　居住情况（多选）	□独居　□与配偶居住　□与子女居住　□与父母居住 □与兄弟姐妹居住　□与其他亲属居住 □与非亲属关系的人居住　□养老机构
A. 2. 11　婚姻状况	□未婚　□已婚　□丧偶　□离婚　□未说明
A. 2. 12　医疗费用支付方式（多选）	□城镇职工基本医疗保险　□城乡居民基本医疗保险 □自费　□公务员补助　□企业补充保险 □公费医疗及医疗照顾对象　□医疗救助　□大病保险

（续）

A.2.13 经济来源（多选）		□退休金/养老金 □子女补贴 □亲友资助 □国家普惠性补贴 □个人储蓄 □其他补贴
A.2.14 近30天内照护风险事件	A.2.14.1 跌倒	□无 □发生过1次 □发生过2次 □发生过3次及以上
	A.2.14.2 走失	□无 □发生过1次 □发生过2次 □发生过3次及以上
	A.2.14.3 噎食	□无 □发生过1次 □发生过2次 □发生过3次及以上
	A.2.14.4 自杀、自伤	□无 □发生过1次 □发生过2次 □发生过3次及以上
	A.2.14.5 其他	□无 □发生过1次 □发生过2次 □发生过3次及以上

（三）信息提供者及联系人信息表

信息提供者及联系人信息表包括信息提供者的姓名、信息提供者与老年人的关系、联系人姓名以及联系人电话，见表3－3。根据户口本等材料，结合询问老年人及其家属，如实准确记录。原则上，联系人姓名栏不能填写保姆、护工等雇佣的家庭外部成员的姓名。若老年人为孤寡老人，则联系人姓名应填写所在村（居）民委员会工作人员的姓名。

表3－3 信息提供者及联系人信息表

A.3.1 信息提供者的姓名	
A.3.2 信息提供者与老年人的关系	□本人 □配偶 □子女 □其他亲属 □雇佣照顾者 □村（居）民委员会工作人员 □其他________
A.3.3 联系人姓名	
A.3.4 联系人电话	

（四）疾病诊断和用药情况

通过查阅老年人提交的体检报告、住院检查结果，询问老年人及其家属的方式，填写疾病诊断和用药情况表，见表3－4。“疾病诊断”栏可多选，如表格里没有疾病名称，可在“其他”选项里补充。用药情况是指老年人的目前长期服药情况。

表3－4 疾病诊断和用药情况表

A.4.1 疾病诊断（可多选）
□高血压病 I10～I15 □冠心病 I25 □糖尿病 E10～E14 □肺炎 J12～J18 □慢性阻塞性肺疾病 J44 □脑出血 I60～I62 □脑梗死 I63 □尿路感染（30天内） □帕金森综合征 G20～G22 □慢性肾衰竭 N18～N19 □肝硬化 K74 □消化道溃疡 K20～K31 □肿瘤 C00～D48 □截肢（6个月内） □骨折（3个月内）M84 □癫痫 G40 □甲状腺功能减退症 E01～E03 □白内障 H25～H26 □青光眼 H40～H42 □骨质疏松症 M80～82 □痴呆 F00～F03 □其他精神和行为障碍 F04～F99 □其他（请补充）：____________ 注：疾病诊断后面编码根据 ICD-10（国际疾病分类第10次修订本）的诊断编码号

（续）

A.4.2　用药情况（目前长期服药情况）				
序号	药物名称	服药方法	用药剂量	用药频率
1				
2				
3				
4				

（五）健康相关问题

健康相关问题见表3－5。通过查阅老年人提交的体检报告、住院检查结果、病历，询问老年人及其家属的方式，记录老年人常见的健康问题，包括：压力性损伤、关节活动度、伤口情况、特殊护理情况、疼痛感、牙齿缺失情况、义齿佩戴情况、吞咽困难的情形和症状、营养不良、清理呼吸道无效、昏迷等，有其他健康问题在“其他”栏做补充。

表3－5　健康相关问题

A.5.1　压力性损伤	□无 □Ⅰ期：皮肤完好，出现指压不会变白的红印 □Ⅱ期：皮肤真皮层损失、暴露，出现水疱 □Ⅲ期：全层皮肤缺失，可见脂肪、肉芽组织以及边缘内卷 □Ⅳ期：全层皮肤、组织缺失、可见肌腱、肌肉、腱膜，以及边缘内卷，伴随隧道、潜行 □不可分期：全身皮肤、组织被腐肉、焦痂掩盖，无法确认组织缺失程度，去除腐肉、焦痂才可判断损伤程度
A.5.2　关节活动度	□无，没有影响日常生活功能 □是，影响日常生活功能，部位＿＿＿＿＿＿＿＿ □无法判断
A.5.3　伤口情况（可多选）	□无　□擦伤　□烧烫伤　□术后伤口　□糖尿病足溃疡 □血管性溃疡　□其他伤口
A.5.4　特殊护理情况（可多选）	□无　□胃管　□尿管　□气管切开　□胃/肠/膀胱造瘘 □无创呼吸机　□透析　□其他
A.5.5　疼痛感 注：通过表情反应和询问来判断	□无疼痛　□轻度疼痛　□中度疼痛（尚可忍受的程度） □重度疼痛（无法忍受的程度）　□不知道或无法判断
A.5.6　牙齿缺失情况（可多选）	□无缺损 □牙体缺损（如龋齿、楔状缺损） □牙列缺损：○非对位牙缺失　○单侧对位牙缺失　○双侧对位牙缺失 □牙列缺失：○上颌牙缺失　○下颌牙缺失　○全口牙缺失

（续）

A. 5. 7　义齿佩戴情况（可多选）	□无义齿　□固定义齿　□可摘局部义齿　□可摘全/半口义齿
A. 5. 8　吞咽困难的情形和症状（可多选）	□无 □抱怨吞咽困难或吞咽时会疼痛 □吃东西或喝水时出现咳嗽或呛咳 □用餐后嘴中仍含着食物或留有残余食物 □当喝或吃流质或固质的食物时，食物会从嘴角边流失 □有流口水的情况
A. 5. 9　营养不良：体重指数（BMI）低于正常值 注：BMI = 体重（千克）/［身高(米)］^{2}	□无　□有
A. 5. 10　清理呼吸道无效	□无　□有
A. 5. 11　昏迷	□无　□有
A. 5. 12　其他（请补充）：	

二、老年人能力评估基本信息采集的方法

老年人信息采集的方法，一是“查”，即通过查阅老年人的证件、体检报告、病历等材料来获取老年人信息；二是“问”，即运用访谈法通过交流、提问来获取信息。

访谈法是评估人员与被评估者进行的一种具有明确目标的、有序的对话过程，成功的访谈是确保基本资料完整性和准确性的关键。其重要性表现在：①访谈是获取照护依据的重要手段；②是了解被评估者健康状况及照护需求的主要方法；③可为进一步评估提供线索，例如，了解到被评估者最近一周出现咳嗽、咯血等症状，同时伴有午后低热、盗汗等情况，则可提示为肺结核。

在访谈中要注意询问方法与技巧。在信息采集阶段，应当注意以下几个方面。

（1）营造轻松、舒适的环境。

（2）态度诚恳友善，用词礼貌得体。

（3）声音响亮，发音清晰。

（4）及时核对有疑问的情况。

（5）尽量用通俗易懂的语言，方便老年人理解，尽可能避免使用专业术语、缩略语等。

（6）合理运用肢体语言，如点头、眼神交流、使用手势等。

（7）适时回归主题。对于一些健谈的老年人，要适时地将主题切回到评估中。

三、老年人能力评估基本信息采集的注意事项

老年人能力评估基本信息采集的总体要求是：科学，准确，保密。

具体来说要特别注意以下几点。

（1）基本信息中的姓名、评估编号、身份证号、联系人信息等填写务必准确。老年人基本信息必须与身份证上的信息保持一致，姓名需要用汉字正楷书写。评估基准日期中，年份用4位数字表示，月和日要分别用2位数字表示，如果月、日为个位数字，需要在前面加“0”，如2022年05月08日。

（2）原则上，联系人姓名栏不能填写保姆、护工等雇佣的家庭外部成员的姓名。若老年人为孤寡老人，则联系人姓名栏应填写所在村（居）民委员会工作人员的姓名。

（3）对不清楚的信息，一定要通过询问老年人、家属、陪护者等进行全面核实，切勿主观臆断。

（4）注意对老年人隐私信息的保密。

四、老年人能力评估信息化

中国老年人口基数庞大，养老服务资源有限。老年人能力评估工作需要横跨医疗、康复、保健等多个专业领域。靠传统的方式采集数据，不仅消耗人力、物力、财力和时间，而且或多或少地影响数据的一致性、客观性、有效性和数据再利用。在信息技术发展日新月异的今天，信息化是养老服务创新发展的重要支撑，合理应用与时俱进的信息化技术手段，整合科技创新资源，建立智能、长效的老年人能力评估机制，是实现养老服务评估科学化、专业化进程中至关重要的战略部署之一。推进老年人能力评估信息化，系统记录、存储、检索、更新信息和数据，也将日益重要。

养老行业目前使用的老年人能力评估系统主要是依据老年人能力评估相关标准开发的应用软件系统，由客户端、服务器端以及数据库端组成。评估师可使用装有该系统的平板电脑或手机进行评估信息的采集和录入，得到老年人能力等级并上传到远程服务器，作为养老机构和民政部门的评价依据。同时，接受评估的老年人可以登录自己的账号，在客户端查看自己的评估信息。

政府部门汇集来自各地区、各单位的能力评估信息后，可借助统计分析功能，挖掘、明确不同区域、不同年龄层等的养老需求特征、养老供给情况，合理地利用数据发现需求，从而完善资源分配、预算规划、服务购买等工作，提升产业活力。

老年人能力评估信息化系统具有简单便捷、实时性强等优点，能够准确、快速地对评估结果进行判定和提交，实现了老年人能力评估的自动化和信息化。

任务导入

张国兵（化名），男，因视力残疾二级入住某养老机构，按照要求需在入住前进行能力评估。由评估员王诗语和任林于 2022 年 9 月 5 日对其进行了基本信息采集。其基本信息如下。

张国兵，男，出生日期为 1945 年 8 月 1 日，汉族。籍贯是重庆市 * * 区。育有一名女儿。其老伴于 2020 年 4 月去世。现独自居住在重庆市 * * 区复兴街道明光社区，与女儿、女婿在同一个街道的不同社区。张国兵退休前是一名国企员工，现在的主要收入是自己的退休金。他有城镇职工基本医疗保险。无传染病史和输血史，O 型血。在 70 岁前身体较为健康。随着年岁增加，身体健康状况不如以往。2019 年 3 月因流行性感冒咳嗽住院，之后患上了支气管炎。每到秋冬换季，因支气管炎发作，都要到医院去住院约两周。请根据以上信息，填写老年人能力评估基本信息表。

任务分析

该任务旨在训练老年人能力评估基本信息表的填写。有条件的学生可以自行走访社区或机构的老年人，征得其同意后进行访谈和查阅资料，填写老年人能力评估基本信息表。

任务实施

一、操作流程图

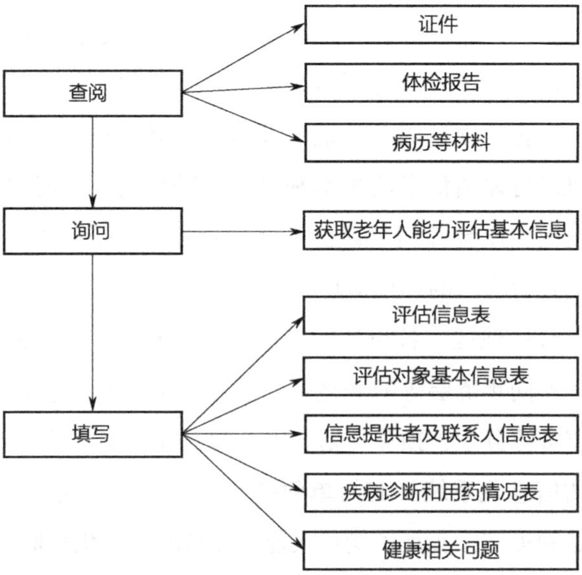

二、操作注意事项

（1）掌握与老年人沟通的技巧。

（2）填写老年人能力评估基本信息表时，要把握科学、准确、保密的原则。

任务工单

<table>
<tr><td>任务名称</td><td>信息采集与管理</td><td>学时</td><td></td><td>培训对象</td><td></td></tr>
<tr><td>学生姓名</td><td></td><td>联系电话</td><td></td><td>任务成绩</td><td></td></tr>
<tr><td>任务设备</td><td></td><td>操作时间</td><td></td><td>操作地点</td><td></td></tr>
<tr><td>任务目的</td><td colspan="5">1. 能准确采集老年人基本信息；
2. 能准确填写评估信息表、评估对象基本信息表、信息提供者及联系人信息表等相关表单</td></tr>
<tr><td rowspan="4">任务实施</td><td>准备</td><td colspan="4"></td></tr>
<tr><td>实施流程</td><td colspan="4"></td></tr>
<tr><td>实施总结</td><td colspan="4"></td></tr>
<tr><td>实施评价</td><td colspan="4"></td></tr>
<tr><td>教师评价</td><td colspan="5"></td></tr>
</table>

思考与实践

当老年人提供的信息与陪同其前来的家属提供的信息不一致时，评估人员该怎样处理呢？

任务二　开展老年人能力评估

知识详解

开展老年人能力评估是评估人员工作的重点，也是考验评估人员知识和技能水平的重要过程。

一、使用恰当的评估方法

中国的中医采用“望闻问切”的方法进行诊断，即综合运用视觉、嗅觉、听觉、触觉等多种途径的考察来了解病人的情况。老年人能力评估类似，采用“望、闻、问、测”的方法。

望：即评估人员用自己的感官和辅助工具去直接观察评估对象，如观察老人平地行走、精神状态等情况。

闻：即利用嗅觉来发现老年人的身体、口腔等处是否有异味。

问：即询问老年人、家属或主要照顾者相关情况。

测：即测试，如站立、转移、行走与体征数据测量等。

同时，对于老年人的疾病情况，还可以采取“查找”的方式进行评估。即查找相关病历、临床检验检查报告记录等。

最后结合以上多种方法的结果，进行综合评分和诊断。例如，在老年人进食时，可综合利用望、问、测等方法，准确地判断老年人进食的情况。

二、正确理解老年人能力评估

正确理解老年人能力评估，首先应准确理解能力的内涵。能力（ability），是指个体顺利完成某一活动所必需的自身条件。老年人的能力与“不会做”“不愿意做”，或者“有人进行照护服务”等并无直接相关性。比如，有的经济条件较好的子女担心父母出行不安全，在老年人外出时安排保姆搀扶，这并不代表老年人不具备平地行走的能力；有的老年人怕累，不愿意爬楼梯，这并不代表其一定缺乏上下楼梯的能力。因此，有不会做、不愿意做或有别人帮着做的情形，不能算作老年人没有能力。评估人员务必清楚地了解老年人的实际能力，以便为后续合理制定照护计划和调配照护资源提供准确的依据。

评估人员可以在老年人使用辅助用具、自助具的情况下评估老年人的实际能力。

比如在进食评估中允许老年人使用弯曲成角的叉（匙）等用具，在视力评估中允许老年人戴老花眼镜等视力矫正工具。

在保证老年人安全的前提下，评估人员应尽可能让老年人当场自主完成评估项目，如上下楼梯、床椅转移等动作。若条件不允许老年人当场示范评估动作或评估人员根据经验认为老年人当场示范动作与平常的实际情况有出入时，评估人员需要写明实际情况、判断原因。

老年人虽有能力完成某个项目，但因智力障碍或严重抑郁，可能在做某个动作时需要有人提醒或协助，那么，老年人完成这个项目仍属于协助完成。

三、把握老年人能力评估的主要原则

对于评估机构和评估人员来说，老年人能力评估是一项非常科学严谨的工作。评估工作应把握的主要原则如下。

（一）客观真实

客观真实就是要做到公正和诚实。在保证安全的前提下，评估人员应尽可能让老年人当场自主完成评估项目。在条件允许的情况下，评估人员应尽可能分别与老年人及其主要照护者、家属进行沟通交流。如果对于同一个问题，老年人及其主要照护者、家属的答案不一致，应根据常识和经验进行综合判断并得出结论。

（二）科学规范

科学规范就是要秉承科学严谨的精神，专业规范地开展评估。比如，评估后要重点查看评估中出现逻辑问题的项目，保证不因为主观错误而导致客观错误。如对评估项目存在疑问，应该再次与老年人、其陪同人员进行沟通确认，确保评估结果符合老年人的真实能力水平。

（三）严格保密

在评估中应当注意保护被评估人员和评估人员的尊严、安全和个人隐私。未经评估对象或其代理人许可，评估机构及评估人员不得对外透露评估对象的相关信息。

四、老年人能力评估的注意事项

在评估过程中，评估人员需要注意以下评估事项。

（一）营造良好的评估氛围

评估人员谈话要用词礼貌得体，声音响亮，发音清晰。合理运用肢体语言，如眼神交流、抚摸、轻拍肩膀等。与老年人交流时，语气要柔和，不要让老年人有紧张感。评估人员可根据自己的经验和实际情况，结合肢体语言、文字书写等多种形式循循善诱，营造轻松的作答氛围。如与老人初次见面时的开场寒暄，可以说：您今天感觉怎么样啊？您最近身体情况怎么样啊？您平时一天都做些什么事情啊？

（二）用老年人能够理解的语言

从简单、易回答的问题开始进行评估，不一定坚持评估项目的顺序。使用老年人容易理解的词语询问，尽量避免使用专业术语、缩略语等。如在“空间定向”中，询问老年人是否知道自己生活所在地的地址信息时，尽量避免使用现住地、方位等书面用语进行询问。可使用生活化的语言进行询问，例如“能告诉我您现在住在哪儿吗?”可以综合运用言语和非言语的手段，帮助老年人理解。老年人作答语速较慢，评估人员应做到不催促、不强迫、不诱导、耐心倾听。要巧用过渡性语言，使老年人在交谈过程中有参与感，以及感受到评估过程的条理性和严谨性。此外，对于一些健谈的老年人，要适时地将主题切回到评估中。

（三）综合多种线索开展评估

在评估时，老年人应当自觉回答问题；若老年人无法回答，评估人员可通过询问家属或照护者进行间接评定。在条件允许时，评估人员应尽可能分别与老年人及其主要照护者、家属进行沟通交流。在特殊情况下，评估人员可进行多次访谈。同时，评估人员可与每个人私下沟通，避免当着多人讨论。如果对于同一个问题，老年人及其主要照护者、家属的答案不一致，评估人员需要根据常识和经验进行综合判断并得出结论。在评估时，应该尽可能注意不同指标前后之间的逻辑关系。在两项指标矛盾时，应根据实际情况进行重新确认，以确保评估结果的准确性和有效性。要不断思考、分析，归纳老年人及相关人员所陈述的信息的内在联系，分清主次、去伪存真。

五、老年人能力评估的具体操作

《老年人能力评估规范》（GB/T 42195—2022）将老年人能力评估分为 4 个一级指标，分别为自理能力、基础运动能力、精神状态、感知觉与社会参与。每个一级指标下面又有相应的二级指标。其中，自理能力包括 8 个二级指标，基础运动能力包括 4 个二级指标，精神状态包括 9 个二级指标，感知觉与社会参与包括 5 个二级指标，共计 26 个。详见表 3－6。

表3－6 老年人能力评估指标

一级指标	二级指标
自理能力	进食、修饰、洗澡、穿/脱上衣、穿/脱裤子和鞋袜、小便控制、大便控制、如厕
基础运动能力	床上体位转移、床椅转移、平地行走、上下楼梯
精神状态	时间定向、空间定向、人物定向、记忆、理解能力、表达能力、攻击行为、抑郁症状、意识水平
感知觉与社会参与	视力、听力、执行日常事务、使用交通工具外出、社会交往能力

（一）自理能力评估

自理能力评估是老年人能力评估的重点。自理能力是指个体为独立生活而每天必须反复进行的、最基本的、具有共同性的身体动作群，用于判断进食、修饰、洗澡、穿衣、大小便控制、如厕等方面的依赖水平。自理能力评估的准确与否，关系到评估等级的划定、收费及照护计划的制定，甚至会影响老年人的情绪。因此，一定要准确开展自理能力评估。开展自理能力评估会用到很多辅助用具，务必在评估前做好准备。自理能力指标和评分详见表3－7。

表3－7 自理能力指标和评分

序号	自理能力指标	指标说明	评分及说明
1	进食	使用适当的器具将食物送入口中并咽下	4分：独立使用器具将食物送进口中并咽下，没有呛咳
			3分：在他人指导或提示下完成，或独立使用辅具，没有呛咳
			2分：进食中需要少量接触式协助，偶尔（每月一次及以上）呛咳
			1分：在进食中需要大量接触式协助，经常（每周一次及以上）呛咳
			0分：完全依赖他人协助进食，或吞咽困难，或留置营养管
2	修饰	洗脸、刷牙、梳头、刮脸、剪指（趾）甲等	4分：独立完成，不需要协助
			3分：在他人指导或提示下完成
			2分：需要他人协助，但以自身完成为主
			1分：主要依靠他人协助，自身能给予配合
			0分：完全依赖他人协助，且不能给予配合
3	洗澡	清洗和擦干身体	4分：独立完成，不需要协助
			3分：在他人指导或提示下完成
			2分：需要他人协助，但以自身完成为主
			1分：主要依靠他人协助，自身能给予配合
			0分：完全依赖他人协助，且不能给予配合

（续）

序号	自理能力指标	指标说明	评分及说明
4	穿/脱上衣	穿/脱上身衣服、系扣、拉拉链等	4 分：独立完成，不需要他人协助
			3 分：在他人指导或提示下完成
			2 分：需要他人协助，但以自身完成为主
			1 分：主要依靠他人协助，自身能给予配合
			0 分：完全依赖他人协助，且不能给予配合
5	穿/脱裤子和鞋袜	穿/脱裤子、鞋袜等	4 分：独立完成，不需要他人协助
			3 分：在他人指导或提示下完成
			2 分：需要他人协助，但以自身完成为主
			1 分：主要依靠他人协助，自身能给予配合
			0 分：完全依赖他人协助，且不能给予配合
6	小便控制	控制和排出尿液的能力	4 分：可自行控制排尿，排尿次数、排尿控制均正常
			3 分：白天可自行控制排尿次数，夜间出现排尿次数增多、排尿控制较差，或自行使用尿布、尿垫等辅助用物
			2 分：白天大部分时间可自行控制排尿，偶出现（每天 <1 次，但每周 >1 次）尿失禁，夜间控制排尿较差，或他人少量协助使用尿布、尿垫等辅助用物
			1 分：白天大部分时间不能控制排尿（每天≥1 次，但尚未完全失控），夜间出现尿失禁，或他人大量协助使用尿布、尿垫等辅助用物
			0 分：小便失禁，完全不能控制排尿，或留置导尿管
7	大便控制	控制和排出粪便的能力	4 分：可正常自行控制大便排出
			3 分：有时出现（每周 <1 次）便秘或大便失禁，或自行使用开塞露、尿垫等辅助用物
			2 分：经常出现（每天 <1 次，但每周 >1 次）便秘或大便失禁，或他人少量协助使用开塞露、尿垫等辅助用物
			1 分：大部分时间均出现（每天≥1 次）便秘或大便失禁，但尚未完全失控，或他人大量协助使用开塞露、尿垫等辅助用物
			0 分：严重便秘或者完全大便失禁，需要依赖他人协助排便或清洁皮肤
8	如厕	上厕所排泄大小便，并清洁身体[a]	4 分：独立完成，不需要他人协助
			3 分：在他人指导或提示下完成
			2 分：需要他人协助，但以自身完成为主
			1 分：主要依靠他人协助，自身能给予配合
			0 分：完全依赖他人协助，且不能给予配合
a 评估中强调排泄前解开裤子，完成排泄后清洁身体、穿上裤子			

具体评估指标解析及操作如下。

1. 进食

进食是指使用适当的器具将食物送入口中并咽下。在评估中，老年人可以使用辅助工具，如弹性筷子、把手加粗加长的叉（匙）、弯曲成角的叉（匙）、多功能叉（匙）、碟挡和杯类、带负压吸盘的碗等。

1）评估途径

可选择在用餐时间观察老年人的进食情况，主要观察其吃的过程，如何进食，拿筷子汤勺的能力等。

观察老年人其他的行为，如在非吃饭时间观察老年人能否拿取其他物件，以便推测其能否较好地使用餐具。

询问照护者，老年人进食的主要困难是什么，需要给予什么帮助。

2）注意事项

进食的分量多少、进食的方式方法是否准确恰当不在本评估范围内。

系围兜（裙）、准备食物（将食物弄成颗粒、糊状等）、配餐、进食完毕后的餐具收拾、撒落在餐具外的食物收拾等行为能力也不属于本评估范围。

面食作为特例，不包含在评估范围内。

3）评分说明

4 分：独立使用器具将食物送进口中并咽下，没有呛咳。

3 分：在他人指导或提示下完成，或独立使用辅具，没有呛咳。

2 分：进食中需要少量接触式协助，偶尔（每月一次及以上）呛咳。

1 分：在进食中需要大量接触式协助，经常（每周一次及以上）呛咳。

0 分：完全依赖他人协助进食，或吞咽困难，或留置营养管。

2. 修饰

修饰是指洗脸、刷牙、梳头、刮脸、剪指（趾）甲等。

洗脸：包括准确使用毛巾，开（关）水龙头，打湿毛巾洗脸并擦干，确认有无沾湿衣服等一系列动作。或直接用湿巾或蒸毛巾（已含水分）擦拭脸。

刷牙：包括准备牙刷、漱口水，挤牙膏、刷牙、漱口等一系列动作。若使用假牙，则还包括脱装假牙的动作和清洁假牙。

梳头：包括准备梳子、梳头等一系列动作。

刮脸：包括准备剃须刀、完成刮脸并清洁等一系列动作。

剪指（趾）甲：包括使用指甲刀修剪手指甲和脚指甲。

1）评估途径

通过观察老年人的面容情况或询问其完成情况，评估其修饰能力。例如，老年人的脸脏了，可以问他：您的脸怎么脏脏的？您是忘记洗脸了吗？若已洗脸，表明老年人不具备将脸洗净的能力。

需区分老年人是会做却不想做，还是真的不会做。

2）注意事项

老年人可以使用辅助工具、自助具完成修饰，视为独立完成，不需要协助。例如，老年人自行使用手柄延长、弯曲成角的梳子完成梳头。

老年人为光头，没有梳头行为，但通常在洗澡后需要护理员帮助擦拭头部，应当判定为需要他人协助。

3）评分说明

4 分：独立完成，不需要协助。

3 分：在他人指导或提示下完成。

2 分：需要他人协助，但以自身完成为主。

1 分：主要依靠他人协助，自身能给予配合。

0 分：完全依赖他人协助，且不能给予配合。

3. 洗澡

洗澡是指清洗和擦干身体。具体来说，是指准备好热水、必要的物品后，用手、毛巾、浴球或洗浴辅具（长柄海绵刷、长柄洗脚刷）等工具，涂上香皂或沐浴露等沐浴用品后，擦拭、洗净全身的行为。

1）评估途径

询问老年人的疾病史，例如，中风后偏瘫的老年人可能就需要协助。

询问老年人是否能洗到背、头、脚趾头。有的老年人会说他洗不到背，其实只要老年人将手搭到对侧肩，就可搭配澡巾等工具洗到背，这样也算能自己独立完成。

老年人有时会说自己可以洗澡，可以从以下方面观察：是否有异味、是否有头皮屑、手是否干净、指甲是否整洁、耳后有无污垢；如果老年人说自己不能洗澡，则要询问其不能洗澡的原因。

如果老年人因无法弯腰而不能洗澡，可询问其是否能坐着洗澡。如果能坐着洗澡，则视为独立完成。

当然，如果与老年人协商后征得其同意，评估人员也可挑选老年人洗澡的时间观察老年人洗澡的情形，主要观察其准备必要的物品后能否擦拭、洗净全身。

2）注意事项

洗澡方式不限，淋浴、盆浴或其他方式都可。

洗发、更衣、移动不包含在本评估范围中。

帮助涂抹香皂等沐浴用品的动作不属于“在洗澡过程中需要他人协助”的判断标

准，判断标准为护理员是否需要帮助老年人洗净部分身体部位或全身。

由于洗澡方式随环境（时间、空间）变化而变化的情况较多，所以应结合评估实施日前一周内老年人的实际情况进行判断，详细询问家属或陪同人员具体事件的发生频率、发生时间段等具体情况。

3）评分说明

4 分：独立完成，不需要协助。

3 分：在他人指导或提示下完成。

2 分：需要他人协助，但以自身完成为主。

1 分：主要依靠他人协助，自身能给予配合。

0 分：完全依赖他人协助，且不能给予配合。

4. 穿/脱上衣

穿/脱上衣是指穿/脱上身衣服、系扣、拉拉链等。

1）评估途径

观察老年人的外在形象，如衣物的整洁程度。

询问老年人或其主要照顾者，老年人在穿衣过程中的主要困难是什么。若老年人能自主穿/脱衣物，则询问老年人的穿/脱时间，也可给予老年人一些明确的生活情境，如去买菜时换衣服要多久。可挑选老年人的起床时间观察老年人的穿衣情况。

2）注意事项

应该以老年人穿着的实际需求为评判标准。若老年人只有无纽扣、拉链等的衣物，则不必要求其会系扣、拉拉链。

老年人能够自行穿/脱衣物，但若出现衣服反穿、纽扣系错、拉链未拉的情况，且老年人并未意识到这类问题，评估人员应判定为该老年人需要他人帮助。

3）评分说明

4 分：独立完成，不需要他人协助。

3 分：在他人指导或提示下完成。

2 分：需要他人协助，但以自身完成为主。

1 分：主要依靠他人协助，自身能给予配合。

0 分：完全依赖他人协助，且不能给予配合。

5. 穿/脱裤子和鞋袜

穿/脱裤子和鞋袜是指穿/脱裤子、鞋袜等。

1）评估途径

观察老年人的外在形象，如鞋袜的整洁程度。

询问老年人或其主要照顾者，老年人在穿/脱裤子、鞋袜过程中的主要困难是什么。若老年人能自主穿/脱鞋袜，则询问老年人的穿/脱时间，也可给予老年人一些明确的生活情境，如去买菜时换鞋要多久。可挑选老年人的起床时间观察老年人的穿鞋袜情况。

2）注意事项

应该以老年人穿着的实际需求为评判标准。若老年人只有不需要系鞋带的鞋子，则不必要求其会系鞋带。

老年人能够自行穿/脱鞋袜，但若出现鞋子左右穿反、鞋带系错等情况，且老年人并未意识到这类问题，评估人员应判定为该老年人需要他人帮助。

3）评分说明

4 分：独立完成，不需要他人协助。

3 分：在他人指导或提示下完成。

2 分：需要他人协助，但以自身完成为主。

1 分：主要依靠他人协助，自身能给予配合。

0 分：完全依赖他人协助，且不能给予配合。

6. 小便控制

小便控制是指控制和排出尿液的能力。

1）评估途径

通过观察老年人的外形整洁情况判断老年人的小便控制能力。

询问老年人如下问题：小便来得及吗？裤子有弄脏过吗？是您想要上厕所但是来不及吗？失禁的次数是多少？

有的老年人因面子问题而不说实话，可以结合其他评估情况（如详细询问其家属和照顾者，闻老年人身上的味道等）进行综合判断。

2）注意事项

若排尿失禁是因为受到药物副作用的影响，应将药品名称、剂量等做好记录。

若老年人因肾衰竭而无尿，但其括约肌功能正常，应判定为可控制小便。

3）评分说明

4 分：可自行控制排尿，排尿次数、排尿控制均正常。

3 分：白天可自行控制排尿次数，夜间出现排尿次数增多、排尿控制较差，或自行使用尿布、尿垫等辅助用物。

2 分：白天大部分时间可自行控制排尿，偶出现（每天 <1 次，但每周 >1 次）尿失禁，夜间控制排尿较差，或他人少量协助使用尿布、尿垫等辅助用物。

1 分：白天大部分时间不能控制排尿（每天 ≥ 1 次，但尚未完全失控），夜间出现尿失禁，或他人大量协助使用尿布、尿垫等辅助用物。

0 分：小便失禁，完全不能控制排尿，或留置导尿管。

7. 大便控制

大便控制是指控制和排出粪便的能力。

1）评估途径

通过观察老年人的外形整洁情况判断老年人的大便控制能力。

询问老年人如下问题：大便来得及吗？裤子有弄脏过吗？是您想要上厕所但是来不及吗？失禁的次数是多少？

有的老年人因面子问题而不说实话，可以结合其他评估情况（如详细询问其家属和照顾者，闻老年人身上的味道等）进行综合判断。

2）注意事项

如果老年人排便失禁是因为受到药物副作用的影响，评估人员应将药品名称、剂量等做好记录。

若老年人最近肠胃不佳，需要通过灌肠法治疗，鉴于该老年人平时身体状况良好，且发生此现象的频率较低，可以判定为可正常自行控制大便排出。

3）评分说明

4 分：可正常自行控制大便排出。

3 分：有时出现（每周 <1 次）便秘或大便失禁，或自行使用开塞露、尿垫等辅助用物。

2 分：经常出现（每天 <1 次，但每周 >1 次）便秘或大便失禁，或他人少量协助使用开塞露、尿垫等辅助用物。

1 分：大部分时间均出现（每天≥1 次）便秘或大便失禁，但尚未完全失控，或他人大量协助使用开塞露、尿垫等辅助用物。

0 分：严重便秘或者完全大便失禁，需要依赖他人协助排便或清洁皮肤。

8. 如厕

如厕是指上厕所排泄大小便，并清洁身体。评估中强调排泄前解开裤子，完成排泄后清洁身体、穿上裤子。厕所种类不在评估范围内，坐式、蹲式的厕所都可以进行评估。若为人工肛门，包括人工肛门袋的准备、交换、事后清理等动作。若使用成人尿布、尿垫，留置导尿管，则包括尿布、尿垫、导尿管的准备、交换、事后清理等动作。

1）评估途径

通过询问和观察的方式评估老年人的如厕情况，并判定老年人需照护的程度。

条件允许的话，可以挑选老年人如厕时评定其能力。

需观察老年人如厕的环境，如蹲式换成坐式后，老年人如厕的评分是否有变化。

2）注意事项

如老年人处在人工透析等特殊阶段，无自行排尿行为，经询问了解到其在透析前能独立完成如厕行为，则判定为独立完成，不需要他人协助。

3）评分说明

4分：独立完成，不需要他人协助。

3分：在他人指导或提示下完成。

2分：需要他人协助，但以自身完成为主。

1分：主要依靠他人协助，自身能给予配合。

0分：完全依赖他人协助，且不能给予配合。

（二）基础运动能力评估

基础运动能力是指个体完成日常生活所必需的最基本动作或基础运动动作的身体条件。基础运动能力指标和评分详见表3－8。

表3－8 基础运动能力指标和评分

序号	基础运动能力指标	指标说明	评分及说明
9	床上体位转移	卧床翻身及坐起躺下	4分：独立完成，不需要他人协助
			3分：在他人指导或提示下完成
			2分：需要他人协助，但以自身完成为主
			1分：主要依靠他人协助，自身能给予配合
			0分：完全依赖他人协助，且不能给予配合
10	床椅转移	从坐位到站位，再从站位到坐位的转换过程	4分：独立完成，不需要他人协助
			3分：在他人指导或提示下完成
			2分：需要他人协助，但以自身完成为主
			1分：主要依靠他人协助，自身能给予配合
			0分：完全依赖他人协助，且不能给予配合
11	平地行走	双脚交互的方式在地面行动，总是一只脚在前[a]	4分：独立平地步行50米左右，不需要协助，无摔倒风险
			3分：能平地步行50米左右，存在摔倒风险，需要他人监护或指导，或使用拐杖、助行器等辅助工具
			2分：在步行时需要他人少量扶持协助
			1分：在步行时需要他人大量扶持协助
			0分：完全不能步行

（续）

序号	基础运动能力指标	指标说明	评分及说明
12	上下楼梯	双脚交替完成楼梯台阶连续的上下移动	3 分：可独立上下楼梯（连续上下 10 ~ 15 个台阶），不需要协助
			2 分：在他人指导或提示下完成
			1 分：需要他人协助，但以自身完成为主
			0 分：主要依靠他人协助，自身能给予配合；或者完全依赖他人协助，且不能给予配合
a 包括他人辅助和使用辅助具的步行			

9. 床上体位转移

床上体位转移是指卧床翻身及坐起躺下。

1）评估途径

通过观察的方式，观察老年人在床上躺好后翻身及坐起躺下。

通过询问的方式，例如：您可以在床上起身吗？

通过创造情境现场测评的方式，可以问老年人：可不可以带我去看看您的房间？若老年人不愿意，不要勉强。

2）注意事项

以老年人安全、健康为主。如果老年人起不来，不要勉强。

3）评分说明

4 分：独立完成，不需要他人协助。

3 分：在他人指导或提示下完成。

2 分：需要他人协助，但以自身完成为主。

1 分：主要依靠他人协助，自身能给予配合。

0 分：完全依赖他人协助，且不能给予配合。

10. 床椅转移

床椅转移是指从坐位到站位，再从站位到坐位的转换过程。

1）评估途径

通过观察的方式，观察老年人从床边站起到在轮椅上坐下。

通过询问的方式，例如：您可以在床上起身吗？

通过创造情境现场测评的方式。若老年人移动困难，不要勉强。

2）注意事项

转移间距须在1.1米以上。

若老年人尝试从某一体位到另一体位的转移，但仍不能完成床椅转移动作，那么老年人就需要他人协助；老年人及其家属表示可以完成床椅转移动作，但评估人员发现老年人身体易失去平衡，若无他人监护，跌倒的可能性较大，那么将视为需要他人协助。

3）评分说明

4分：独立完成，不需要他人协助。

3分：在他人指导或提示下完成。

2分：需要他人协助，但以自身完成为主。

1分：主要依靠他人协助，自身能给予配合。

0分：完全依赖他人协助，且不能给予配合。

11. 平地行走

平地行走是指双脚交互的方式在地面行动，总是一只脚在前。

1）评估途径

通过观察的方式，可先观察其行走能力，走路是否需要他人搀扶，是否需要扶墙或使用辅具。

通过询问的方式，比如提问：平常多久出一次门呢？早晚出去散步吗？能走多远呢？能走多长时间呢？需要他人搀扶吗？

通过创造情境现场测评的方式。

2）注意事项

老年人的行走时间不能代表老年人的行走能力。使用轮椅的老年人不一定不能行走。

必须根据老年人日常生活中的实际情况做出判断，不可与康复训练时的效果混淆。

有的老年人患有心肺等疾病，医生不建议老年人步行或限制老年人步行的，应判定为无法步行。

截肢患者没有完成站立行为的能力，则判定为无法步行。

老年人在评估时因为脚扭伤而未能在现场执行指定动作，评估人员可询问其家属。如果老年人可以拄拐杖行走，则应判定为能平地步行50米左右，存在摔倒风险，需要他人监护或指导，或使用拐杖、助行器等辅助工具。

老年人需要将双手放在膝盖上支撑身体，可以独立行走50米，则应判定为能平地步行50米左右，存在摔倒风险，需要他人监护或指导，或使用拐杖、助行器等辅助工具。

3）评分说明

4分：独立平地步行50米左右，不需要协助，无摔倒风险。

3分：能平地步行50米左右，存在摔倒风险，需要他人监护或指导，或使用拐杖、助行器等辅助工具。

2分：在步行时需要他人少量扶持协助。

1分：在步行时需要他人大量扶持协助。

0分：完全不能步行。

12. 上下楼梯

上下楼梯是指双脚交替完成楼梯台阶连续的上下移动。

1）评估范围

连续上下10～15个台阶。

步幅、步频、步速和方向感觉等均不在评估范围内。

2）评估途径

通过观察的方式。

通过询问的方式，如询问：您住几楼啊？早晚出去散步吗？需要拄拐杖吗？能自己上下楼梯吗？

通过现场测评的方式，请老年人现场演示上下楼梯。在无法评估上下楼梯的情况时，可请老年人站起来走一下或原地踏步，根据其肌肉的力量和关节的灵活度来判断其上下楼梯的能力。

3）注意事项

必须根据老年人日常生活中的实际情况做出判断，不可与康复训练时的效果混淆。

密切关注老年人在上下楼梯时的状态，注意保护老年人的安全。

有的老年人患有心肺等疾病，医生不建议老年人步行或限制老年人步行的，应判定为完全依赖他人协助，且不能给予配合。

4）评分说明

3分：可独立上下楼梯（连续上下10～15个台阶），不需要协助。

2分：在他人指导或提示下完成。

1分：需要他人协助，但以自身完成为主。

0分：主要依靠他人协助，自身能给予配合；或者完全依赖他人协助，且不能给予配合。

（三）精神状态评估

精神状态是指个体在认知功能、行为、情绪等方面的能力。精神状态指标和评分详见表3－9。

表 3-9　精神状态指标和评分

序号	精神状态指标	指标说明	评分及说明
13	时间定向	知道并确认时间的能力	4 分：时间观念（年、月）清楚，日期（或星期几）可相差一天
			3 分：时间观念有些下降，年、月、日（或星期几）不能全部分清（相差两天或以上）
			2 分：时间观念较差，年、月、日不清楚，可知上半年或下半年或季节
			1 分：时间观念很差，年、月、日不清楚，可知上午、下午或白天、夜间
			0 分：无时间观念
14	空间定向	知道并确认空间的能力	4 分：能在日常生活范围内单独外出，如在日常居住小区内独自外出购物等
			3 分：不能单独外出，但能准确知道自己日常生活所在地的地址信息
			2 分：不能单独外出，但知道较多有关自己日常生活的地址信息
			1 分：不能单独外出，但知道较少自己居住或生活所在地的地址信息
			0 分：不能单独外出，无空间观念
15	人物定向	知道并确认人物的能力	4 分：认识长期共同生活的人，能称呼并知道关系
			3 分：能认识大部分共同生活居住的人，能称呼或知道关系
			2 分：能认识部分日常同住的亲人或照护者等，能称呼或知道关系等
			1 分：只认识自己或极少数日常同住的亲人或照护者等
			0 分：不认识任何人（包括自己）
16	记忆	短时、近期和远期记忆能力	4 分：总是能保持与社会、年龄所适应的记忆能力，能完整地回忆
			3 分：出现轻度的记忆紊乱或回忆不能（不能回忆即时信息，3 个词语经过 5 分钟后仅能回忆 0～1 个）
			2 分：出现中度的记忆紊乱或回忆不能（不能回忆近期记忆，不记得上一顿饭吃了什么）
			1 分：出现重度的记忆紊乱或回忆不能（不能回忆远期记忆，不记得自己的老朋友）
			0 分：记忆完全紊乱或者完全不能对既往事物进行正确的回忆

（续）

序号	精神状态指标	指标说明	评分及说明
17	理解能力	理解语言信息和非语言信息的能力（可借助平时使用的助听设备等），即理解别人的话	4 分：能正常理解他人的话
			3 分：能理解他人的话，但需要增加时间
			2 分：理解有困难，需频繁重复或简化口头表达
			1 分：理解有严重困难，需要大量他人帮助
			0 分：完全不能理解他人的话
18	表达能力	表达信息能力，包括口头的和非口头的，即表达自己的想法	4 分：能正常表达自己的想法
			3 分：能表达自己的需要，但需要增加时间
			2 分：表达需要有困难，需频繁重复或简化口头表达
			1 分：表达有严重困难，需要大量他人帮助
			0 分：完全不能表达需要
19	攻击行为	身体攻击行为（如打/踢/推/咬/抓/摔东西）和语言攻击行为（如骂人、语言威胁、尖叫）[a]	1 分：未出现
			0 分：近一个月内出现过攻击行为
20	抑郁症状	存在情绪低落、兴趣减退、活力减退等症状，甚至出现妄想、幻觉、自杀念头或自杀行为[b]	1 分：未出现
			0 分：近一个月内出现过负性情绪
21	意识水平	机体对自身和周围环境的刺激做出应答反应的能力程度，包括清醒和持续的觉醒状态[c]	2 分：神志清醒，对周围环境能做出正确反应
			1 分：嗜睡，表现为睡眠状态过度延长。当呼唤或推动老年人的肢体时可唤醒，并能进行正确的交谈或执行指令，停止刺激后又继续入睡；意识模糊，注意力涣散，对外界刺激不能清晰地认识，空间和时间定向力障碍，理解力迟钝，记忆力模糊和不连贯
			0 分：昏睡，一般的外界刺激不能使其觉醒，给予较强烈的刺激时可有短时的意识清醒，醒后可简短回答提问，当刺激减弱后又很快进入睡眠状态，或者昏迷，意识丧失，随意运动丧失，对一般刺激全无反应

a 长期的行为状态
b 长期的负性情绪
c 处于昏迷状态者，直接评定为重度失能

13. 时间定向

时间定向是指知道并确认时间的能力。

1）评估途径

主要通过询问的方式进行评估。评估时提问要简洁明确，多使用日常生活中常用的词语，便于老年人理解。

2）注意事项

根据评估时跟老年人沟通的情况，若老年人听力或理解力等较弱，尽量避免一句话中出现多个问题。尽可能将问句拆分，循序渐进地提问。

避免出现是否问句，尽量降低老年人误打误撞猜中答案的概率。

即使老年人答非所问，也不要刻意打断其叙述。

几个常见的提问举例：

今年是几几年呢？

今天是几月几号呢？

现在是上午还是下午？

3）评分说明

4 分：时间观念（年、月）清楚，日期（或星期几）可相差一天。

3 分：时间观念有些下降，年、月、日（或星期几）不能全部分清（相差两天或以上）。

2 分：时间观念较差，年、月、日不清楚，可知上半年或下半年或季节。

1 分：时间观念很差，年、月、日不清楚，可知上午、下午或白天、夜间。

0 分：无时间观念。

14. 空间定向

空间定向是指知道并确认空间的能力。

1）评估途径

主要通过询问的方式进行评估。评估时提问要简洁明确，多使用日常生活中常用的词语，便于老年人理解。

2）注意事项

根据评估时跟老年人沟通的情况，若老年人听力或理解力等较弱，尽量避免一句话中出现多个问题。尽可能将问句拆分，循序渐进地提问。

避免出现是否问句，尽量降低老年人误打误撞猜中答案的概率。

即使老年人答非所问，也不要刻意打断其叙述。

几个常见的提问举例：

您现在在哪个城市生活？

这里是哪里？家里还是养老院？

评估及回答方式不限于口头交流，书写、手语、盲文等均可。

3）评分说明

4分：能在日常生活范围内单独外出，如在日常居住小区内独自外出购物等。

3分：不能单独外出，但能准确知道自己日常生活所在地的地址信息。

2分：不能单独外出，但知道较多有关自己日常生活的地址信息。

1分：不能单独外出，但知道较少自己居住或生活所在地的地址信息。

0分：不能单独外出，无空间观念。

15. 人物定向

人物定向是指知道并确认人物的能力。

1）评估途径

主要通过询问的方式进行评估，包括与老年人沟通、与老年人的家属及主要照护者沟通。评估时提问要简洁明确，多使用日常生活中常用的词语，便于老年人理解。

2）注意事项

评估人员需提前做好准备工作，了解符合本项目定义中“长期共同生活的人”“共同生活居住的人”等的基本信息（姓名、年龄、与老年人的关系等）。

根据评估时跟老年人沟通的情况，若老年人听力或理解力等较弱，尽量避免一句话中出现多个问题。尽可能将问句拆分，循序渐进地提问。

避免出现是否问句，尽量降低老年人误打误撞猜中答案的概率。

即使老年人答非所问，也不要刻意打断其叙述。

几个常见的提问举例：

他和您是什么关系？

您能告诉我他叫什么名字吗？

您能告诉我他大概几岁吗？

评估及回答方式不限于口头交流，书写、手语、盲文等均可。

3）评分说明

4分：认识长期共同生活的人，能称呼并知道关系。

3分：能认识大部分共同生活居住的人，能称呼或知道关系。

2分：能认识部分日常同住的亲人或照护者等，能称呼或知道关系等。

1分：只认识自己或极少数日常同住的亲人或照护者等。

0分：不认识任何人（包括自己）。

16. 记忆

记忆是指短时、近期和远期记忆能力。

1）评估途径

询问法。仅限老年人作答，家属代答无效。

2）注意事项

给老年人说3个无联系的东西的名称（如皮球、国旗、树木）时，一定要清楚、缓慢。说完3个名称之后，要求被评估者重复说出它们的名字。如果他们没能完全记住，可以重复，但重复的次数不能超过5次。

3）评分说明

4分：总是能保持与社会、年龄所适应的记忆能力，能完整地回忆。

3分：出现轻度的记忆紊乱或回忆不能（不能回忆即时信息，3个词语经过5分钟后仅能回忆0～1个）。

2分：出现中度的记忆紊乱或回忆不能（不能回忆近期记忆，不记得上一顿饭吃了什么）。

1分：出现重度的记忆紊乱或回忆不能（不能回忆远期记忆，不记得自己的老朋友）。

0分：记忆完全紊乱或者完全不能对既往事物进行正确的回忆。

17．理解能力

理解能力是指理解语言信息和非语言信息的能力（可借助平时使用的助听设备等），即理解别人的话。

1）评估途径

老年人的理解能力和表达能力是密切联系的。在前面的评估过程中，评估人员通过与老年人交流，即可评估老年人的理解能力，所以该项不作为单独评估项。

2）注意事项

如果老年人说话缓慢，评估人员可仔细观察，请老年人慢慢说，聆听老年人表达的意思。

沟通方式不限，可使用口头交流、书面信息、手语等多种方式。有语言或听力障碍的老年人，无论用何种方式，只要能够准确理解他人发出的信息，并准确表达出自己的意愿即可。

即便老年人不主动表达自己的想法，但面对他人的提问时，老年人能准确做出回答，即可判定为能正常理解他人的话。

该项目的评估仅针对被评估者本人，但评估人员也可详细询问家属或陪同人员老年人在日常生活中的沟通交流情况，并结合老年人的评估表现，做出合理的选择判断。

3）评分说明

4分：能正常理解他人的话。

3 分：能理解他人的话，但需要增加时间。

2 分：理解有困难，需频繁重复或简化口头表达。

1 分：理解有严重困难，需要大量他人帮助。

0 分：完全不能理解他人的话。

18. 表达能力

表达能力是指表达信息能力，包括口头的和非口头的，即表达自己的想法。

1）评估途径

老年人的理解能力和表达能力是密切联系的。在前面的评估过程中，评估人员通过与老年人交流，即可评估老年人的表达能力，所以该项也不作为单独评估项。

2）注意事项

如果老年人说话缓慢，评估人员可仔细观察，请老年人慢慢说，聆听老年人表达的意思。

沟通方式不限，可使用口头交流、书面信息、手语等多种方式。有语言或听力障碍的老年人，无论用何种方式，只要能够准确理解他人发出的信息，并准确表达出自己的意愿即可。

即便老年人不主动表达自己的想法，但面对他人的提问时，老年人能准确做出回答，即可判定为能正常表达自己的想法。

该项目的评估仅针对被评估者本人，但评估人员也可详细询问家属或陪同人员老年人在日常生活中的沟通交流情况，并结合老年人的评估表现，做出合理的选择判断。

3）评分说明

4 分：能正常表达自己的想法。

3 分：能表达自己的需要，但需要增加时间。

2 分：表达需要有困难，需频繁重复或简化口头表达。

1 分：表达有严重困难，需要大量他人帮助。

0 分：完全不能表达需要。

19. 攻击行为

攻击行为包括身体攻击行为（如打/踢/推/咬/抓/摔东西）和语言攻击行为（如骂人、语言威胁、尖叫）。

1）评估途径

详细询问家属或陪同人员评估实施日前一个月内老年人的实际情况（有无攻击行为、发生频率等），并做出判断。

2）注意事项

由于家属有可能已经习惯老年人日常的攻击行为，所以相关描述可能会有所淡化，认为老年人没有恶意，不属于攻击行为。为了避免这个因素影响到评估结果，评估人员需要注意观察老年人在家属或他人向其提供服务时的反应。若条件允许，除询问老年人的家属外，还可以询问多名与老年人有日常来往的人员，如社区负责人、邻居、社会工作者等。

3）评分说明

1 分：未出现。

0 分：近一个月内出现过攻击行为。

20. 抑郁症状

抑郁症状是指存在情绪低落、兴趣减退、活力减退等症状，甚至出现妄想、幻觉、自杀念头或自杀行为。

1）评估途径

仔细观察当天老年人的身心状态，并详细询问家属或陪同人员评估实施日前一个月内老年人的实际情况（有无抑郁症状、持续时间等），并做出判断。

2）注意事项

由于产生抑郁症状的原因多种多样，在评估时需要留意老年人的生活环境、文化背景、经济条件、生活质量、家属的信息、护理人员等老年人密切接触的外部人员的信息等，做好准备工作。综合所有情况，做出准确的判断。

评估前明确告诉老年人该评估项目涉及情绪方面的问题，询问对方是否有意愿配合回答。以尊重老年人的意愿为前提，进行该评估项目的实施。

3）评分说明

1 分：未出现。

0 分：近一个月内出现过负性情绪。

21. 意识水平

意识水平是指机体对自身和周围环境的刺激做出应答反应的能力程度，包括清醒和持续的觉醒状态。

1）评估途径

观察法。

询问家属或主要照护者。

2）注意事项

处于昏迷状态者，直接评定为重度失能。

经验不足、无法准确做出判断的评估人员可以使用“格拉斯哥昏迷量表（GCS）”对老年人进行分项评估，从而做出正确的判断。

3）评分说明

2 分：神志清醒，对周围环境能做出正确反应。

1 分：嗜睡，表现为睡眠状态过度延长。当呼唤或推动老年人的肢体时可唤醒，并能进行正确的交谈或执行指令，停止刺激后又继续入睡；意识模糊，注意力涣散，对外界刺激不能清晰地认识，空间和时间定向力障碍，理解力迟钝，记忆力模糊和不连贯。

0 分：昏睡，一般的外界刺激不能使其觉醒，给予较强烈的刺激时可有短时的意识清醒，醒后可简短回答提问，当刺激减弱后又很快进入睡眠状态，或者昏迷，意识丧失，随意运动丧失，对一般刺激全无反应。

格拉斯哥昏迷量表见表 3－10，也可扫二维码学习。

格拉斯哥昏迷量表（GCS）

表 3－10　格拉斯哥昏迷量表（GCS）

检查项目	反应	评分
睁眼反应	任何刺激不睁眼	1
	疼痛刺激时睁眼	2
	语言刺激时睁眼	3
	自己睁眼	4
语言反应	无语言	1
	难以理解	2
	能理解、不连贯	3
	对话含糊	4
	正常	5
命令动作	对任何疼痛无运动反应	1
	痛刺激时有伸展反应	2
	痛刺激时有屈曲反应	3
	痛刺激时有逃避反应（肢体回缩）	4
	痛刺激时有推开动作	5
	正常（执行指令）	6

计分标准：

GCS 总分范围为 3～15 分。

（1）14～15 分为“0 分：神志清醒，对周围环境警觉”；

（2）11～13 分为“1 分：嗜睡”；

（3）8～10 分为“2 分：昏睡”；

（4）7 分及以下为“3 分：昏迷”，其中 3 分以下为“深昏迷”。

（四）感知觉与社会参与评估

感知觉与社会参与是指个体在视力、听力，以及与周围人群和环境的联系与交流等方面的能力。感知觉与社会参与指标和评分详见表3－11。

表3－11　感知觉与社会参与指标和评分

序号	感知觉与社会参与指标	指标说明	评分及说明
22	视力	感受存在的光线并感受物体的大小、形状的能力。在个体的最好矫正视力下进行评估	2分：视力正常
			1分：能看清楚大字体，但看不清书报上的标准字体；视力有限，看不清报纸大标题，但能辨认物体
			0分：只能看到光、颜色和形状；完全失明
23	听力	能辨别声音的方位、音调、音量和音质的有关能力（可借助平时使用的助听设备等）	2分：听力正常
			1分：在轻声说话或说话距离超过2米时听不清；正常交流有些困难，需在安静的环境或大声说话才能听到
			0分：讲话者大声说话或说话很慢，才能部分听见；完全失聪
24	执行日常事务	计划、安排并完成日常事务，包括但不限于洗衣服、小金额购物、服药管理	4分：能完全独立计划、安排和完成日常事务，无须协助
			3分：在计划、安排和完成日常事务时需要他人监护或指导
			2分：在计划、安排和完成日常事务时需要少量协助
			1分：在计划、安排和完成日常事务时需要大量协助
			0分：完全依赖他人进行日常事务
25	使用交通工具外出	—	3分：能自己骑车或搭乘公共交通工具外出
			2分：能自己搭乘出租车，但不会搭乘其他公共交通工具外出
			1分：当有人协助或陪伴，可搭乘公共交通工具外出
			0分：只能在他人协助下搭乘出租车或私家车外出；完全不能出门，或者外出完全需要协助

（续）

序号	感知觉与社会参与指标	指标说明	评分及说明
26	社会交往能力	—	4 分：参与社会，在社会环境有一定的适应能力，待人接物恰当
			3 分：能适应单纯环境，主动接触他人，初见面时难以让人发现智力问题，不能理解隐喻语
			2 分：脱离社会，可被动接触，不会主动待他人，谈话中很多不适词句，容易上当受骗
			1 分：勉强可与他人接触，谈吐内容不清楚，表情不恰当
			0 分：不能与人交往

22. 视力

视力是指感受存在的光线并感受物体的大小、形状的能力。在个体的最好矫正视力下进行评估。

1）评估途径

观察法，询问法。

评估人员可以使用规定的视力测量工具卡（如图 3－1 所示），平行放在距眼 30 厘米左右的位置，对老年人进行评估。

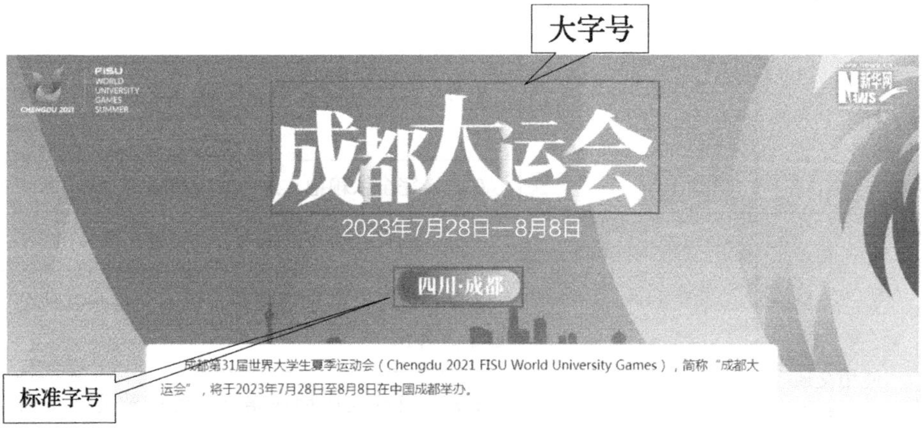

图 3－1　视力测量工具卡（供参考）

2）注意事项

表达方式不局限于口头回复。语言功能较弱的老年人可采用手语、书写、肢体语言等方式。标准手势如图 3－2 所示。

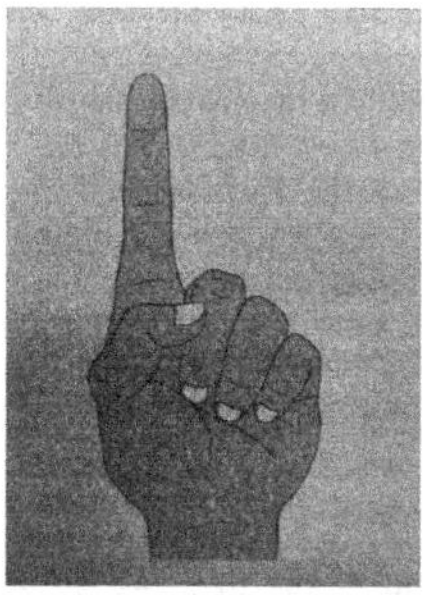

图 3－2　标准手势

要在光线充足的环境下进行评估。光线充足，指的是对视力正常的人来说足够或舒适的光线水平。若老年人平常佩戴视力矫正工具（如老花镜、近视镜、隐形眼镜等），应在佩戴的情况下进行评估。

若遇到老年人不识字或者是半文盲的情况，如果能读出部分文字或同视力测量工具卡中所示文字字号一样的任何文字、日期或页码等数字，评估结果视为有效。

3）评分说明

2 分：视力正常。

1 分：能看清楚大字体，但看不清书报上的标准字体；视力有限，看不清报纸大标题，但能辨认物体（如评估人员手持笔，平行放在距老年人眼睛 30 厘米左右的位置，老年人能表达出“笔”这个关键字）。

0 分：只能看到光、颜色和形状；完全失明（如评估人员做图 3－2 中的标准手势，平行放在距老年人眼睛 30 厘米左右的位置，先向左移动，后向右移动。老年人的视线无法跟随评估人员的手指移动）。

23. 听力

听力是指能辨别声音的方位、音调、音量和音质的有关能力（可借助平时使用的助听设备等）。

1）评估途径

评估人员通过现场与老年人交谈，或使用规定的听力测试音频，对老年人进行现场评估。

2）注意事项

表达方式不局限于口头回复。语言功能较弱的老年人可采用手语、书写、肢体语言等方式。

尽量选择在安静、无噪声的环境下评估。

若老年人平常佩戴听力矫正工具（如助听器等），应在佩戴且保证其正常工作的情况下进行评估。

不局限于此项目评估进行时，在与老年人沟通的全过程中，仔细观察老年人对声音信息的接收能力。有些老年人对于熟悉的声音会有比较明显的反应，所以必要时，也可让老年人与其家属或陪同人员进行会话沟通，评估人员在旁仔细观察，检验答案的准确性。

若使用规定的测试音频，请事先完成对所携带工具的音量调试工作。

与老年人沟通时，尽量减慢语速，保证发音清晰，可适当添加手势等肢体语言。

遇到听力受限的老年人，尽量创造出无噪声、无杂音的环境对其进行评估。

3）评分说明

2分：听力正常。

1分：在轻声说话或说话距离超过2米时听不清；正常交流有些困难，需在安静的环境或大声说话才能听到。

0分：讲话者大声说话或说话很慢，才能部分听见；完全失聪。

24. 执行日常事务

执行日常事务是指计划、安排并完成日常事务，包括但不限于洗衣服、小金额购物、服药管理。

1）评估途径

通过询问老年人及其陪同人员的方式，了解其执行日常事务的能力。比如：询问老年人每天要吃哪些药，药品由谁来保管，平时在家由谁做家务，平时家里的生活物品由谁来购买等。

通过观察老年人着装、家庭整洁程度等方式，了解其执行日常事务的能力。

进行情境模拟，比如模拟购物的场景，了解老年人的表现。

2）注意事项

与老年人沟通时，尽量减慢语速，保证发音清晰，可适当添加手势等肢体语言。

注意语言的通俗易懂，方便老年人理解。

表达方式不局限于口头回复。语言功能较弱的老年人可采用手语、书写、肢体语言等方式。

3）评分说明

4分：能完全独立计划、安排和完成日常事务，无须协助。

3 分：在计划、安排和完成日常事务时需要他人监护或指导。

2 分：在计划、安排和完成日常事务时需要少量协助。

1 分：在计划、安排和完成日常事务时需要大量协助。

0 分：完全依赖他人进行日常事务。

25. 使用交通工具外出

1）评估途径

主要通过询问老年人或其家属、照护者的方式来了解情况，进行评估。比如，询问老年人平时会去哪些地方，一般是怎样去的，等等。

2）注意事项

与老年人沟通时，尽量减慢语速，保证发音清晰，可适当添加手势等肢体语言。

注意语言的通俗易懂，方便老年人理解。

表达方式不局限于口头回复。语言功能较弱的老年人可采用手语、书写、肢体语言等方式。

3）评分说明

3 分：能自己骑车或搭乘公共交通工具外出。

2 分：能自己搭乘出租车，但不会搭乘其他公共交通工具外出。

1 分：当有人协助或陪伴，可搭乘公共交通工具外出。

0 分：只能在他人协助下搭乘出租车或私家车外出；完全不能出门，或者外出完全需要协助。

26. 社会交往能力

社会交往能力主要包括社会适应、人际感受、人际理解等方面的能力。

1）评估途径

通过与老年人交流，询问陪同人员有关情况的方式进行评估。

可结合“精神状态评估”结果（特别是其中抑郁症状的结果）、沟通交流的结果，进行综合考量、判断。

评估及回答方式不限于口头交流，书写、手语、盲文、肢体语言等均可。

2）注意事项

若老年人因性格、习惯、喜好等原因，不愿意与除家族成员以外的人来往，或者不擅长与除家族成员以外的人员来往，结合评估当日老年人的表现，做出合理的判断。

详细询问家属或陪同人员评估实施日前一周内老年人的身心状态。若与评估当日老年人表现的状况有出入，以发生频率较高的现象为准做出判断。

3）评分说明

4 分：参与社会，在社会环境有一定的适应能力，待人接物恰当。

3 分：能适应单纯环境，主动接触他人，初见面时难让人发现智力问题，不能理解隐喻语。

2 分：脱离社会，可被动接触，不会主动待他人，谈话中很多不适词句，容易上当受骗。

1 分：勉强可与他人接触，谈吐内容不清楚，表情不恰当。

0 分：不能与人交往。

任务导入

案例分析：

王爷爷，已婚，73 岁，初中文化程度，因脑出血致右侧肢体偏瘫，日常生活能力下降明显：洗澡、穿衣、维持个人卫生、服药、如厕均由老伴和女儿帮助；外出使用轮椅，在家人搀扶下可站立几分钟；大便正常，小便控制较差，次数多，需频繁如厕；因牙齿脱落无法安装，目前吃糊餐，需要家人帮忙准备食物，可自行进食，食欲较好；简单的沟通可以理解和配合；戴老花镜能看清大字号，标准字号看不清楚；正常交流有困难，需在安静的环境或大声说话才能听到。因家中照护困难，家人准备将其送至机构养老。

请对王爷爷的情况进行分析，并对王爷爷的进食、大小便控制、视力、听力进行评估，给出评定结果。

任务分析

此任务需要对老年人能力评估指标非常熟悉，能准确开展评估。如果有条件，在征得老年人同意后，也可在教师的指导下为一位老年人开展模拟的能力评估。

任务实施

一、操作流程图

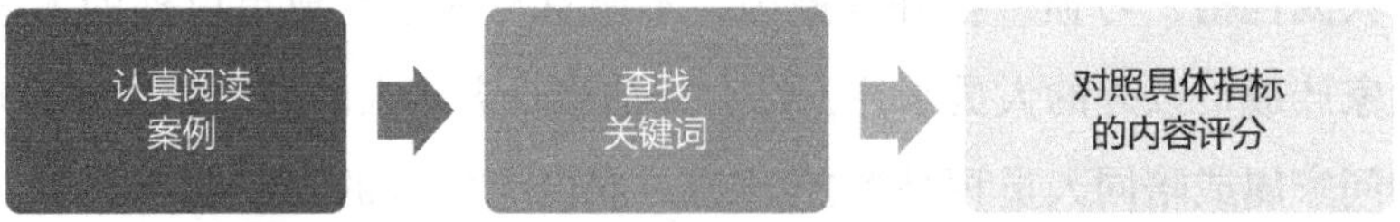

二、操作注意事项

坚持客观真实、科学规范、严格保密的原则。

任务工单

任务名称	开展老年人能力评估	**学时**		**培训对象**	
学生姓名		**联系电话**		**任务成绩**	
任务设备		**操作时间**		**操作地点**	
任务目的	1. 熟悉老年人能力评估指标的内容； 2. 能根据老年人的实际情况进行准确的评估				
任务实施	准备				
	实施流程				
	实施总结				
	实施评价				
教师评价					

思考与实践

(1) 针对评估过程中的易混易错点，应当如何处理？

(2) 在评估过程中对被评估人员的伪装症状该如何正确处理？

任务三　填写老年人能力评估报告

知识详解

一、老年人能力等级划分

评估人员按照“老年人能力评估表”逐项评估，各项目的评分填写在“老年人能力评估表”中。完成所有评估内容后，对各一级指标进行算分。自理能力包括 8 个二级指标的评定，将其得分相加得到分量表总分。基础运动能力包括 4 个二级指标的评定，将其得分相加得到分量表总分。精神状态包括 9 个二级指标的评定，将其得分相加得到分量表总分。感知觉与社会参与包括 5 个二级指标的评定，将其得分相加得到分量表总分。将 4 个一级指标的得分分别填写在“一级指标分级”的对应栏中。将上述 4 个分量表得分相加得到老年人能力评估的总得分，填写在“初步等级得分”栏中。若使用老年人能力评估软件，系统会自动计算得分并显示结果。

综合 4 个一级指标的总分，对老年人能力进行等级划分。能力分级标准见表 3－12。

表 3－12　老年人能力等级划分

能力等级	等级名称	等级标准
0	能力完好	总分 90
1	能力轻度受损（轻度失能）	总分 66～89
2	能力中度受损（中度失能）	总分 46～65
3	能力重度受损（重度失能）	总分 30～45
4	能力完全丧失（完全失能）	总分 0～29
说明 1：处于昏迷状态者，直接评定为能力完全丧失（完全失能）。若意识状态改变，应重新进行评估 说明 2：有以下情况之一者，在原有能力级别上应提高一个级别： ①确诊为痴呆（F00～F03）； ②精神科专科医生诊断的其他精神和行为障碍疾病（F04～F99）； ③近 30 天内发生过 2 次及以上照护风险事件（如跌倒、噎食、自杀、自伤、走失等）。 注：说明 2 中 F00～F99 是 ICD－10（国际疾病分类第 10 次修订本）精神和行为障碍诊断编码号		

应注意的是，如果老年人有以下情形，需要进行等级变更。

处于昏迷状态者，直接评定为能力完全丧失（完全失能）。若意识状态改变，应重新进行评估。

有以下情况之一者，在原有能力级别上应提高一个级别：

①确诊为痴呆（F00～F03）；

②精神科专科医生诊断的其他精神和行为障碍疾病（F04～F99）；

③近30天内发生过2次及以上照护风险事件（如跌倒、噎食、自杀、自伤、走失等）。

综合“老年人能力初步等级”和“能力等级变更依据”的结果，判定老年人能力最终等级，包括：能力完好、能力轻度受损（轻度失能）、能力中度受损（中度失能）、能力重度受损（重度失能）、能力完全丧失（完全失能）。

对于处于临界点的分值，两位评估人员要慎重，对评估项目得分进行核实，讨论确定统一意见。

二、填写老年人能力评估报告

评估结束并得出老年人能力最终等级后，需要在报告上写上评估地点，两名评估人员分别在签名处签名（排名不分先后），在年月日所对应的横线上分别填写签名日期。同时要求信息提供者在“信息提供者签名”栏签名，并在年月日所对应的横线上分别填入签名日期。为了确认身份准确无误，评估人员可要求信息提供者出示可以证明其本人身份的证件，如身份证、社保卡等，确认所签的姓名是否与证件上的姓名一致。书写须公正，字迹须清晰易辨识。年用4位数字表示，月和日用2位数字表示，如2022年05月18日。详见表3－13。

表3－13 （规范性）老年人能力评估报告

C.1　一级指标分级	C.1.1　自理能力得分：	C.1.2　基础运动能力得分：
	C.1.3　精神状态得分：	C.1.4　感知觉与社会参与得分：
C.2　初步等级得分		
C.3　老年人能力初步等级	□能力完好 □能力轻度受损（轻度失能） □能力中度受损（中度失能） □能力重度受损（重度失能） □能力完全丧失（完全失能）	
C.4　能力等级变更依据	依据附录A中表A.5的A5.11“昏迷”、表A.4的A.4.1“疾病诊断”和表A.2的A.2.14“近30天内照护风险事件”确定是否存在以下导致能力等级变更的项目： □处于昏迷状态者，直接评定为能力完全丧失（完全失能） □确诊为痴呆（F00～F03）、精神科专科医生诊断的其他精神和行为障碍疾病（F04～F99），在原有能力级别上提高一个等级 □近30天内发生过2次及以上照护风险事件（如跌倒、噎食、自杀、自伤、走失等），在原有能力级别上提高一个等级	

（续）

C.5　老年人能力最终等级	综合 C.3“老年人能力初步等级”和 C.4“能力等级变更依据”的结果，判定老年人能力最终等级： □能力完好 □能力轻度受损（轻度失能） □能力中度受损（中度失能） □能力重度受损（重度失能） □能力完全损失（完全失能）
评估地点________ 评估人员签名________、________　　日期________年________月________日 信息提供者签名________　　日期________年________月________日	

如果发现老年人有噎食、走失、自杀、跌倒等风险，评估结束后，评估人员要告知家人或照护人加强防范，避免发生意外。

任务导入

案例分析：

李奶奶，76 岁，家庭妇女，慢阻肺病史，轻度认知障碍，能自己吃饭，洗澡时需帮忙搓后背，能自己洗脸刷牙，能自己穿脱衣服，可控制大小便，自行下床，慢慢去厕所（50 米），便后因气短需帮忙提裤，可冲马桶，能扶着楼梯扶手走 3 个台阶。

请针对以上案例填写李奶奶的老年人能力评估报告的相应栏。

任务分析

该任务需要学生对老年人能力评估指标非常熟悉，能根据案例中描述的内容找到相应的评估指标，并准确评分。如果有条件，在征得老年人同意后，也可在教师的指导下直接为一位老年人开展模拟评估并填写评估报告。

任务实施

一、操作流程图

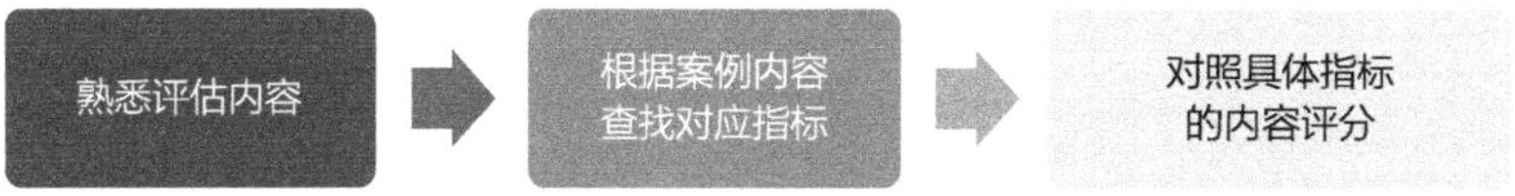

二、操作注意事项

老年人能力评估关系到老年人的照护等级、护理补贴等，必须严格对照具体评估指标的内容进行准确评分。

任务工单

<table>
<tr><td>任务名称</td><td>填写老年人能力评估报告</td><td>学时</td><td></td><td>培训对象</td><td></td></tr>
<tr><td>学生姓名</td><td></td><td>联系电话</td><td></td><td>任务成绩</td><td></td></tr>
<tr><td>任务设备</td><td></td><td>操作时间</td><td></td><td>操作地点</td><td></td></tr>
<tr><td>任务目的</td><td colspan="5">1. 熟悉老年人能力评估指标的内容；
2. 能根据老年人的实际情况进行准确的评估</td></tr>
<tr><td rowspan="4">任务实施</td><td>准备</td><td colspan="4"></td></tr>
<tr><td>实施流程</td><td colspan="4"></td></tr>
<tr><td>实施总结</td><td colspan="4"></td></tr>
<tr><td>实施评价</td><td colspan="4"></td></tr>
<tr><td>教师评价</td><td colspan="5"></td></tr>
</table>

思考与实践

如果被评估的老年人对评估报告有疑问，评估人员该如何回应？

项目四
老年人能力评估结果应用

老年人能力评估结束后，评估人员需要将评估报告上报并告知老年人及其家属。同时评估结果的应用也非常重要。评估结果对于开展适老化改造，确定照护需求等级，为老年人提供康复建议，开展健康教育及风险防范宣传指导，都具有非常重要的意义。因此，本项目将介绍老年人能力评估结果的应用。这既是对老年人能力评估师的进一步工作要求，也是所有养老服务工作者都应当关注的工作内容。

任务目标

知识目标

1. 了解环境评估的主要内容。
2. 理解居家适老化改造的主要内容。
3. 了解老年护理需求评估的基本内容及常用的老年护理项目。
4. 了解老年人的常见体质及其养生康复要点。
5. 理解老年人常见疾病的早期干预与健康教育措施。
6. 掌握老年人常见意外风险的防范与应急处理。

技能目标

1. 能为开展居家适老化改造提供恰当的意见和建议。
2. 能利用周围资源普及老年人能力维护与改善方面的健康教育，对老年人的作息、饮食、卫生等生活习惯进行健康引导。
3. 能指导老年人及其家属进行老年人常见疾病的早期干预。
4. 能指导老年人的家属及照护者加强对老年人常见意外风险的防范。

素质目标

1. 具备高度责任心和严谨的工作态度，形成积极的专业服务情感和态度。
2. 忠于职业服务操守，具备关心、体贴老年人的人文素养。
3. 了解中医文化的博大精深，实现中华优秀传统文化与现代科技的有机融合。

任务一　环境评估与适老化改造

知识详解

老年人能力评估结束后，评估人员需要将评估报告上报并告知老年人及其家属。同时评估结果的应用也非常重要。评估结果对于开展适老化改造，确定照护需求等级，为老年人提供康复建议，开展健康教育及风险防范宣传指导，都具有非常重要的意义。因此，本项目将介绍老年人能力评估结果的应用。这既是对老年人能力评估师的进一步工作要求，也是所有养老服务工作者都应当关注的工作内容。

一、环境评估概述

环境评估是为了能够去除妨碍生活行为的因素，创造发挥补偿机体缺损功能的有利因素。广义的环境评估包括社会环境评估和适老化环境评估。社会环境评估主要包括老年人的社会评估，其基本内容是老年人的社会状况及人际关系、社会支持、家庭支撑、角色、文化等内容评估。狭义上的环境评估为适老化环境评估。适老化环境评估是针对老年人的生活环境、居住条件和社区、机构等特殊资源的评估，即居家、社区和养老机构的评估。中国老年人因为受到传统观念和国情的影响，还是基本以居家养老模式为主。居家养老以住宅为老年人的重要活动载体。对老年人来说，居室环境是每日活动的主要场所。因受到环境需求差异的影响以及身体条件的限制，中国大多数现有住宅不能满足居家养老的需要，不能提升老年人的生活质量。再加上养老机构在建设时主管部门已经对其环境、设施有一定的要求。因此，环境评估的重点是居家适老化环境评估。

二、居家适老化环境评估

2020 年，民政部、国家发展改革委、财政部、住房和城乡建设部、国家卫生健康委、银保监会、国务院扶贫办、中国残联、全国老龄办等 9 部委联合印发《关于加快实施老年人居家适老化改造工程的指导意见》（民发〔2020〕86 号，以下简称《指导意见》），旨在贯彻落实党中央、国务院部署要求，以需求为导向，推动各地改善老年人居家生活照护条件，增强居家生活设施安全性、便利性和舒适性，提升居家养老服务质量。《指导意见》给出的改造项目包括地面、卧室、如厕洗浴设备、厨房设备等多个类别。因此，做好改造的前提是对居家环境进行准确的评估。

居家适老化环境评估包括居家环境专业评估和生活环境评估。其中，以居家环境专业评估为主，生活环境评估为辅。

居家环境专业评估是指评估居家环境中是否有妨碍与不安全的因素，如地面是否平整、有无台阶等，有无管线或杂物放置，厨房设备是否安全，煤气炉旁有无易燃物品，浴室是否有防滑措施等。

在进行居家环境专业评估时需要注意：居家环境评估涉及被评估者的居家隐私，评估人员在评估前需要征得被评估者的同意。评估人员需具备较高的专业素养，并保护被评估者的居家隐私。

居家环境专业评估包括整体、浴室、卧室、厨房等几个项目。具体指标可以参照《指导意见》中的“老年人居家适老化改造项目和老年用品配置推荐清单”（表4－1）中（一）到（六）的内容进行评估。

生活环境评估则包括室内生活环境评估和室外生活环境评估。室内生活环境评估包括老年人居室方位、条件、空气质量等方面的评估。室外生活环境评估则包括气候条件是否恶劣、建筑物是否迷乱、是否有刺激危险、是否嘈杂等方面的评估。

三、社区适老化环境评估

社区是老年人的主要活动场所，因此社区适老化环境评估及改造可以为老年人创造一个安全、舒适的养老环境。

社区室外活动空间的主要功能是满足人的休闲娱乐需要，其环境条件是影响社区内的老年人参与室外活动的直接因素。舒适、整洁、宁静、优美的环境可以使老年人心情舒畅，可以吸引更多的老年人加入室外活动的行列。同时，良好的室外空间环境设计可以增强老年人独立生活的能力，为老年人提供一个良好的生活环境。

目前，在社区中存在老年人强烈的安全需求与不少安全隐患之间的矛盾，以及老年人热爱户外活动与社区内活动场所缺失、简陋之间的矛盾，这主要体现在以下方面。

人车不分流；户外步道存在障碍或轮椅无法畅通地通行（或者没有坡道）；标识性差，单调而重复的住宅建筑形体往往给老年人判断方位带来困扰；机动车占用社区道路和一些公共空间。

社区环境评估注意事项：社区环境评估仅作为环境评估的一部分。社区适老化环境改造需要社区、政府等共同完成。根据评估结果，可以按照《城市居住区规划设计标准》进行社区适老化环境改造。

四、养老机构适老化环境评估

养老机构适老化环境的优劣影响着老年人的居住体验感。2020 年发布的《〈养老机构等级划分与评定〉国家标准实施指南》（试行），从环境、设施设备、运营管理、服务等多个方面对养老机构进行了评估。

五、居家适老化改造

适老化改造需要集合老年人对安全感、舒适感、私密感与归属感的养老追求，同时增进邻里感，满足老年人对群体化的社会互动交流的需求；增设适合老年人散步、休息等的运动锻炼场所，以及文艺娱乐交流等健康行为的室内外活动空间；增设子女、亲朋好友之间互动和支持的活动空间，方便老年人利用、管理好自己的老年生活，及时地适应社会角色的转变；适老化环境改造要尽可能地降低老年人跌倒的发生率，使老年人的健康和生活安全得到保障。老年人的生活活动空间包括活动场所、活动设施、活动交通及路线，需要确保能通达安全、便利。老年人的休息、娱乐及通信文化设施等能满足老年人身体心理健康的需要，如过道、通道设立安全扶手等特殊设施。

对于居家适老化改造而言，可以从室内和室外活动空间适老化改造两方面着手。

（一）室内活动空间适老化改造

室内温湿度适宜：冬季 18 ~ 22 ℃，夏季 28 ~ 30 ℃，相对湿度 50% ~ 60%。每日定时通风 2 ~ 3 次，每次 20 ~ 30 分钟。时段上午 8—10 点，下午 2—4 点；避免风直接吹到老年人身上；通风透气良好，日照光线充足；防止触电、烫伤、冻伤。保持定期扫除，清扫用潮湿法，每日整理床铺，定期更换被单，被褥常晾晒。尽量给老年人创造安静的居住环境，减少室外噪声和室内电器噪声。在居室内空间设置上一定要注意门口尽量不设置门槛，且门宽度适合轮椅通过，居室内地板保持平整、防滑，尽量不设台阶，有台阶处安装防滑的斜坡道，移除居室周围地上任何会阻碍老年人通行的物品，以免引发老年人摔倒事件；门口玄关处可以设置椅凳，让老年人可坐着换鞋。

老年人的浴室、厕所采用干湿区隔断设计，浴室门设置为向外打开式，安装夜间照明装置或地灯，以及呼叫器或按铃；在淋浴间、浴缸、马桶、洗手台等处安装安全扶手，方便老年人在体力不支时维持身体稳定。淋浴间地板、浴缸底部均需要进行防滑处理。马桶高度与老年人坐位高度一致；若马桶太低，可放置马桶增高椅凳，或增加垫脚凳方便老年人如厕。老年人尽量进行淋浴冲洗，减少盆浴。若使用盆浴，浸泡时间最好不要超过 20 分钟，以免身体不适。用水时要先开冷水再开热水，到适当水温时才开始冲洗。水温应控制在 37 ~ 39℃，太冷或太烫均会造成身体不适及感冒。

卧室尽量靠近卫生间和浴室，安装夜间照明装置或地灯；电灯开关处设光源，靠近床头或设床头灯；在床旁安设小夜灯，控制方式可用感应式或遥控式。避免让老年人攀高或弯腰发生意外。电源插座需要有防漏电安全装置，防止老年人因手脚潮湿，不小心碰触而触电。床的高度以 40 ~ 45 厘米为宜，方便老年人上下床；使用轮椅的老年人，床面高度与轮椅座面高度一致。床垫不宜太软，以免老年人起身困难。

客厅、餐厅的桌巾应粘贴固定，避免因桌巾滑动造成桌上的物品掉落，可能砸伤老年人。椅子或沙发要稳固，座面高度以老年人上身与大腿能成直角为宜，座面要有椅背与扶手，以协助老年人起身。家具边缘要加装防护垫，防止老年人碰撞到突出的硬角或尖锐的边缘。地板材质应不反光，要达到防滑效果，除了避免地板打蜡，也可在老年人的活动区块贴防滑条，粘贴方向与老年人行进方向垂直，间距不超过 4 厘米。

一定要避免让移行困难的老年人单独在厨房走动，若无法避免，应有照顾者陪同。地面要防滑、保持干燥，避免摆放容易滑动的踏垫。

阳台、楼梯栏杆或护栏的高度要超过老年人站立时腰的位置，间隔不能超过 10 厘米。栏杆或楼梯扶手的下方要装设防护缘，其高度要在脚踝以上，以防止老年人将手杖支撑点置于栏杆外造成跌倒。楼梯要有明亮适中的照明设备；阶梯边缘要清楚可辨，可在阶梯边缘贴上与阶梯不同颜色的防滑条来区分。

《指导意见》提出了老年人居家适老化改造项目和老年用品配置推荐清单，可供环境评估和适老化改造参考。详见表 4 - 1。

表 4 - 1　老年人居家适老化改造项目和老年用品配置推荐清单

序号	类别	项目名称	具体内容	项目类型
1	（一）地面改造	防滑处理	在卫生间、厨房、卧室等区域，铺设防滑砖或者防滑地胶，避免老年人滑倒，提高安全性	基础
2		高差处理	铺设水泥坡道或者加设橡胶等材质的可移动式坡道，保证路面平滑、无高差障碍，方便轮椅进出	基础
3		平整硬化	对地面进行平整硬化，方便轮椅通过，降低风险	可选
4		安装扶手	在高差变化处安装扶手，辅助老年人通过	可选

（续）

序号	类别	项目名称	具体内容	项目类型
5	（二）门改造	门槛移除	移除门槛，保证老年人进门无障碍，方便轮椅进出	可选
6		平开门改为推拉门	方便开启，增加通行宽度和辅助操作空间	可选
7		房门拓宽	对卫生间、厨房等空间较窄的门洞进行拓宽，改善通过性，方便轮椅进出	可选
8		下压式门把手改造	可用单手手掌或者手指轻松操作，增加摩擦力和稳定性，方便老年人开门	可选
9		安装闪光振动门铃	供听力视力障碍老年人使用	可选
10	（三）卧室改造	配置护理床	帮助失能老年人完成起身、侧翻、上下床、吃饭等动作，辅助喂食、处理排泄物等	可选
11		安装床边护栏（抓杆）	辅助老年人起身、上下床，防止翻身滚下床，保证老年人睡眠和活动安全	基础
12		配置防压疮垫	避免长期乘坐轮椅或卧床的老年人发生严重压疮，包括防压疮坐垫、靠垫或床垫等	可选
13	（四）如厕洗浴设备改造	安装扶手	在如厕区或者洗浴区安装扶手，辅助老年人起身、站立、转身和坐下，包括一字形扶手、U 形扶手、L 形扶手、135°扶手、T 形扶手或者助力扶手等	基础
14		蹲便器改坐便器	减轻蹲姿造成的腿部压力，避免老年人如厕时摔倒，方便乘轮椅老年人使用	可选
15		水龙头改造	采用拔杆式或感应水龙头，方便老年人开关水阀	可选
16		浴缸/淋浴房改造	拆除浴缸/淋浴房，更换浴帘、浴杆，增加淋浴空间，方便照护人员辅助老年人洗浴	可选
17		配置淋浴椅	辅助老年人洗澡用，避免老年人滑倒，提高安全性	基础
18	（五）厨房设备改造	台面改造	降低操作台、灶台、洗菜池高度或者在其下方留出容膝空间，方便乘轮椅或者体型矮小老年人操作	可选
19		加设中部柜	在吊柜下方设置开敞式中部柜、中部架，方便老年人取放物品	可选

（续）

序号	类别	项目名称	具体内容	项目类型
20	（六）物理环境改造	安装自动感应灯具	安装感应便携灯，避免直射光源、强刺激性光源，人走灯灭，辅助老年人起夜使用	可选
21		电源插座及开关改造	视情况进行高/低位改造，避免老年人下蹲或弯腰，方便老年人插拔电源和使用开关	可选
22		安装防撞护角/防撞条、提示标识	在家具尖角或墙角安装防撞护角或者防撞条，避免老年人磕碰划伤，必要时粘贴防滑条、警示条等符合相关标准和老年人认知特点的提示标识	可选
23		适老家具配置	比如换鞋凳、适老椅、电动升降晾衣架等	可选
24	（七）老年用品配置	手杖	辅助老年人平稳站立和行走，包含三脚或四脚手杖、凳拐等	基础
25		轮椅/助行器	辅助家人、照护人员推行/帮助老年人站立行走，扩大老年人活动空间	可选
26		放大装置	运用光学/电子原理进行影像放大，方便老年人近用	可选
27		助听器	帮助老年人听清声音来源，增加与周围的交流，包括盒式助听器、耳内助听器、耳背助听器、骨导助听器等	可选
28		自助进食器具	辅助老年人进食，包括防洒碗（盘）、助食筷、弯柄勺（叉）、饮水杯（壶）等	可选
29		防走失装置	用于监测失智老年人或其他精神障碍老年人定位，避免老年人走失，包括防走失手环、防走失胸卡等	基础
30		安全监控装置	佩戴于人体或安装在居家环境中，用于监测老年人动作或者居室环境，发生险情时及时报警。包括红外探测器、紧急呼叫器、烟雾/煤气泄漏/溢水报警器等	可选

（二）室外活动空间适老化改造

社区及养老机构可多设立一些方便老年人交往活动的空间，以增强老年人的邻里感，满足老年人对交往的需要。老年人也需要属于自己的私人空间，因此私密的外环境空间及居室内的私密空间十分重要。老年人会有下意识的领域认知，需要安全的私密环境。老年人需要家庭与社会的认可与接纳，通过设立老年活动室等场地，促进老年人之间相互了解、交流，在群体互动中获得归属感。

老年人的大范围活动交往空间，可以打造成环境舒适安静，空气清新，无污染、无异味；有明确的警示标识，可识别性强的无障碍环境和通道。适当布置合理的休息区和安全的活动锻炼设施，不随意改变老年人熟悉的环境和区域布局等。如可提供老年人锻炼、跳广场舞、扭秧歌、打陀螺、练太极拳等专属健身锻炼的活动区域，老年人容易到达且和车行道保持适当距离，保证老年人在这些活动交往空间内的安全性。

老年人常会邀约三五个人一起参加小团体活动，这种小团体活动的交往空间，能满足老年人和朋友在相对独立的私密性空间内交流的需要。周围环境有阳光且温暖，既能遮阴又可以休息，可以安排在小区入口、步行道边、楼栋间、走廊里等场所，让老年人通过这种小空间形成交流互动关系。

老年人需要私密独处的活动空间。有些老年人喜欢独自活动与静坐，很享受一个人独处。他们在私密独享空间内可以非常放松。这样可以增强老年人的自我肯定意识，消除一些消极心理。

任务导入

以3～4人为一个小组，完成小组作业：学校准备与所在社区共建一个老年人活动中心，请从环境评估和适老化改造的角度考虑如何设计该活动中心，并写出大致方案。

任务实施

一、操作流程图

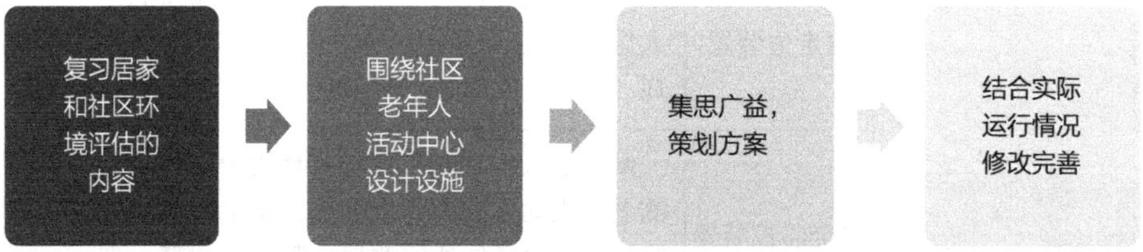

二、操作注意事项

与老年人、社区工作人员沟通，了解老年人的需要。在此基础上科学制定设计方案。

任务工单

<table>
<tr><td>任务名称</td><td>环境评估与适老化改造</td><td>学时</td><td></td><td>培训对象</td><td></td></tr>
<tr><td>学生姓名</td><td></td><td>联系电话</td><td></td><td>任务成绩</td><td></td></tr>
<tr><td>任务设备</td><td></td><td>操作时间</td><td></td><td>操作地点</td><td></td></tr>
<tr><td>任务目的</td><td colspan="5">1. 了解环境评估的主要内容；
2. 理解居家适老化改造的主要内容</td></tr>
<tr><td rowspan="4">任务实施</td><td>准备</td><td colspan="4"></td></tr>
<tr><td>实施流程</td><td colspan="4"></td></tr>
<tr><td>实施总结</td><td colspan="4"></td></tr>
<tr><td>实施评价</td><td colspan="4"></td></tr>
<tr><td>教师评价</td><td colspan="5"></td></tr>
</table>

思考与实践

如果条件允许，可以在教师的指导下深入社区的一位老年人家中进行环境评估，并提出适老化改造建议。

任务二　护理需求评估

知识详解

截至2019年，中国60岁及以上人口数近2.5亿，失能、半失能老年人超过4 000万人，其护理需求明显高于全体人群平均水平，对专业的医疗护理服务呈现庞大而刚性的需求。加快发展老年护理服务，是积极应对人口老龄化的重要内容，也是实施健康中国战略的客观要求，对稳增长、促改革、调结构、惠民生，决胜全面建成小康社会具有重要意义。

2019年，国家卫生健康委员会、中国银行保险监督管理委员会、国家中医药管理局联合发布《关于开展老年护理需求评估和规范服务工作的通知》（国卫医发〔2019〕48号），为指导各地提供老年护理服务的医疗机构规范开展老年护理需求评估和服务工作，精准对接老年人特别是失能老年人护理服务需求，提高老年人群健康水平和生活质量，提出相应的工作要求。

一、老年护理需求评估的适用范围

提供老年护理服务的医院、护理院（站）、护理中心、康复医疗中心、社区卫生服务中心、乡镇卫生院、医养结合机构中的医疗机构，以及通过家庭病床、巡诊等方式为居家老年人提供上门医疗护理服务的相关医疗机构等。

二、老年护理需求评估的评估对象

需要护理服务的60周岁及以上老年人。

三、老年护理需求评估的评估标准

相关医疗机构可参照《老年人能力评估标准表（试行）》（表4－2）、《老年综合征罹患情况（试行）》及其他评分表（表4－3～表4－5），开展老年护理需求评估工作。

表 4－2　老年人能力评估标准表（试行）

日常生活活动能力	精神状态与社会参与能力				感知觉与沟通能力			
	0 分	1～8 分	9～24 分	25～40 分	0 分	1～4 分	5～8 分	9～12 分
0 分	完好	完好	轻度受损	轻度受损	完好	完好	轻度受损	轻度受损
1～20 分	轻度受损	轻度受损	中度受损	中度受损	轻度受损	轻度受损	中度受损	中度受损
21～40 分	中度受损	中度受损	中度受损	重度受损	中度受损	中度受损	中度受损	重度受损
41～60 分	重度受损	重度受损	重度受损	重度受损	重度受损	重度受损	重度受损	重度受损

说明：

1. 本表根据《WHO 国际功能、残疾和健康分类（ICF）》《日常生活活动能力评分量表（ADLs）》《工具性日常生活活动能力量表（IADLs）》《简易智能精神状态检查表（MMSE）》《临床失智评估量表（CDR）》《Bathel 指数评定量表》《护理分级》《老年人能力评估》等，结合我国老年人护理特点和部分省市地方实践经验制定；
2. 根据对老年人日常生活活动能力、精神状态与社会参与能力、感知觉与沟通能力 3 个维度评估的评分情况，将老年人能力评定为 4 个等级，即完好、轻度受损、中度受损、重度受损；
3. 老年人日常生活活动能力、精神状态与社会参与能力、感知觉与沟通能力评分表分别见表 4－3、表 4－4、表 4－5；
4. 先根据日常生活活动能力得分情况确定区间，再分别结合精神状态与社会参与能力以及感知觉与沟通能力得分情况确定老年人能力等级，以最严重的老年人能力等级为准。

表 4－3　老年人日常生活活动能力评分表

评估项目	具体评价指标及分值	分值
1. 卧位状态左右翻身	0 分　不需要帮助	
	1 分　在他人的语言指导下或照看下能够完成	
	2 分　需要他人动手帮助，但以自身完成为主	
	3 分　主要靠帮助，自身只是配合	
	4 分　完全需要帮助，或更严重的情况	
2. 床椅转移	0 分　个体可以独立地完成床椅转移	
	1 分　个体在床椅转移时需要他人监控或指导	
	2 分　个体在床椅转移时需要他人小量接触式帮助	
	3 分　个体在床椅转移时需要他人大量接触式帮助	
	4 分　个体在床椅转移时完全依赖他人	
3. 平地步行	0 分　个体能独立平地步行 50 米左右，且无摔倒风险	
	1 分　个体能独立平地步行 50 米左右，但存在摔倒风险，需要他人监控，或使用拐杖、助行器等辅助工具	
	2 分　个体在步行时需要他人小量扶持帮助	
	3 分　个体在步行时需要他人大量扶持帮助	
	4 分　无法步行，完全依赖他人	

（续）

评估项目	具体评价指标及分值	分值
4. 非步行移动	0 分　个体能够独立地使用轮椅（或电动车）从 A 地移动到 B 地	
	1 分　个体使用轮椅（或电动车）从 A 地移动到 B 地时需要监护或指导	
	2 分　个体使用轮椅（或电动车）从 A 地移动到 B 地时需要小量接触式帮助	
	3 分　个体使用轮椅（或电动车）从 A 地移动到 B 地时需要大量接触式帮助	
	4 分　个体使用轮椅（或电动车）时完全依赖他人	
5. 活动耐力	0 分　正常完成日常活动，无疲劳	
	1 分　正常完成日常活动轻度费力，有疲劳感	
	2 分　完成日常活动比较费力，经常疲劳	
	3 分　完成日常活动十分费力，绝大多数时候都很疲劳	
	4 分　不能完成日常活动，极易疲劳	
6. 上下楼梯	0 分　不需要帮助	
	1 分　在他人的语言指导下或照看下能够完成	
	2 分　需要他人动手帮助，但以自身完成为主	
	3 分　主要靠帮助，自身只是配合	
	4 分　完全需要帮助，或更严重的情况	
7. 食物摄取	0 分　不需要帮助	
	1 分　在他人的语言指导下或照看下能够完成	
	2 分　使用餐具有些困难，但以自身完成为主	
	3 分　需要喂食，喂食量超过一半	
	4 分　完全需要帮助，或更严重的情况	
8. 修饰：包括刷牙、漱口、洗脸、洗手、梳头	0 分　不需要帮助	
	1 分　在他人的语言指导下或照看下能够完成	
	2 分　需要他人动手帮助，但以自身完成为主	
	3 分　主要靠帮助，自身只是配合	
	4 分　完全需要帮助，或更严重的情况	
9. 穿/脱上衣	0 分　不需要帮助	
	1 分　在他人的语言指导下或照看下能够完成	
	2 分　需要他人动手帮助，但以自身完成为主	
	3 分　主要靠帮助，自身只是配合	
	4 分　完全需要帮助，或更严重的情况	

（续）

评估项目	具体评价指标及分值	分值
10. 穿/脱裤子	0 分　不需要帮助	
	1 分　在他人的语言指导下或照看下能够完成	
	2 分　需要他人动手帮助，但以自身完成为主	
	3 分　主要靠帮助，自身只是配合	
	4 分　完全需要帮助，或更严重的情况	
11. 身体清洁	0 分　不需要帮助	
	1 分　在他人的语言指导下或照看下能够完成	
	2 分　需要他人动手帮助，但以自身完成为主	
	3 分　主要靠帮助，自身只是配合	
	4 分　完全需要帮助，或更严重的情况	
12. 使用厕所	0 分　不需要帮助	
	1 分　在他人的语言指导下或照看下能够完成	
	2 分　需要他人动手帮助，但以自身完成为主	
	3 分　主要靠帮助，自身只是配合	
	4 分　完全需要帮助，或更严重的情况	
13. 小便控制	0 分　每次都能不失控	
	1 分　每月失控 1 ~3 次	
	2 分　每周失控 1 次左右	
	3 分　每天失控 1 次左右	
	4 分　每次都失控	
14. 大便控制	0 分　每次都能不失控	
	1 分　每月失控 1 ~3 次	
	2 分　每周失控 1 次左右	
	3 分　每天失控 1 次左右	
	4 分　每次都失控	
15. 服用药物	0 分　能自己负责在正确的时间服用正确的药物	
	1 分　在他人的语言指导下或照看下能够完成	
	2 分　如果事先准备好服用的药物分量，可自行服药	
	3 分　主要依靠帮助服药	
	4 分　完全不能自行服用药物	
上述评估项目总分为 60 分，本次评估得分为 ______ 分		

表 4－4 精神状态与社会参与能力评分表

<table>
<tr><th>评估项目</th><th>具体评价指标及分值</th><th>分值</th></tr>
<tr><td rowspan="5">1. 时间定向</td><td>0 分 时间观念（年、月、日、时）清楚</td><td rowspan="5"></td></tr>
<tr><td>1 分 时间观念有些下降，年、月、日清楚，但有时相差几天</td></tr>
<tr><td>2 分 时间观念较差，年、月、日不清楚，可知上半年或下半年</td></tr>
<tr><td>3 分 时间观念很差，年、月、日不清楚，可知上午或下午</td></tr>
<tr><td>5 分 无时间观念</td></tr>
<tr><td rowspan="5">2. 空间定向</td><td>0 分 可单独出远门，能很快掌握新环境的方位</td><td rowspan="5"></td></tr>
<tr><td>1 分 可单独来往于近街，知道现住地的名称和方位，但不知回家路线</td></tr>
<tr><td>2 分 只能单独在家附近行动，对现住地只知名称，不知道方位</td></tr>
<tr><td>3 分 只能在左邻右舍间串门，对现住地不知名称和方位</td></tr>
<tr><td>5 分 不能单独外出</td></tr>
<tr><td rowspan="5">3. 人物定向</td><td>0 分 知道周围人们的关系，知道祖孙、叔伯、姑姨、侄子侄女等称谓的意义；可分辨陌生人的大致年龄和身份，可用适当称呼</td><td rowspan="5"></td></tr>
<tr><td>1 分 只知家中亲密近亲的关系，不会分辨陌生人的大致年龄，不能称呼陌生人</td></tr>
<tr><td>2 分 只能称呼家中人，或只能照样称呼，不知其关系，不辨辈分</td></tr>
<tr><td>3 分 只认识常同住的亲人，可称呼子女或孙子女，可辨熟人和生人</td></tr>
<tr><td>5 分 只认识保护人，不辨熟人和生人</td></tr>
<tr><td rowspan="5">4. 记忆</td><td>0 分 总是能够保持与社会、年龄所适应的长、短时记忆，能够完整地回忆</td><td rowspan="5"></td></tr>
<tr><td>1 分 出现轻度的记忆紊乱或回忆不能（不能回忆即时信息，3 个词语经过 5 分钟后仅能回忆 0～1 个）</td></tr>
<tr><td>2 分 出现中度的记忆紊乱或回忆不能（不能回忆近期记忆，不记得上一顿饭吃了什么）</td></tr>
<tr><td>3 分 出现重度的记忆紊乱或回忆不能（不能回忆远期记忆，不记得自己的老朋友）</td></tr>
<tr><td>5 分 记忆完全紊乱或完全不能对既往事物进行正确的回忆</td></tr>
<tr><td rowspan="5">5. 攻击行为</td><td>0 分 没出现</td><td rowspan="5"></td></tr>
<tr><td>1 分 每月出现一两次</td></tr>
<tr><td>2 分 每周出现一两次</td></tr>
<tr><td>3 分 过去 3 天里出现过一两次</td></tr>
<tr><td>5 分 过去 3 天里天天出现</td></tr>
</table>

（续）

评估项目	具体评价指标及分值	分值
6. 抑郁症状	0分　没出现	
	1分　每月出现一两次	
	2分　每周出现一两次	
	3分　过去3天里出现过一两次	
	5分　过去3天里天天出现	
7. 强迫行为	0分　无强迫症状（如反复洗手、关门、上厕所等）	
	1分　每月有1~2次强迫行为	
	2分　每周有1~2次强迫行为	
	3分　过去3天里出现过一两次	
	5分　过去3天里天天出现	
8. 财务管理	0分　金钱的管理、支配、使用，能独立完成	
	1分　因担心算错，每月管理约1 000元	
	2分　因担心算错，每月管理约300元	
	3分　接触金钱机会少，主要由家属代管	
	5分　完全不接触金钱等	
上述评估项目总分为40分，本次评估得分为 ______ 分		

表4-5　感知觉与沟通能力评分表

评估项目	具体评价指标及分值	分值
1. 意识水平	0分　神志清醒，对周围环境警觉	
	1分　嗜睡，表现为睡眠状态过度延长。当呼唤或推动其肢体时可唤醒，并能进行正确的交谈或执行指令，停止刺激后又继续入睡	
	2分　昏睡，一般的外界刺激不能使其觉醒，给予较强烈的刺激时可有短时的意识清醒，醒后可简短回答提问，当刺激减弱后又很快进入睡眠状态	
	3分　昏迷，处于浅昏迷时对疼痛刺激有回避和痛苦表情；处于深昏迷时对刺激无反应（若评定为昏迷，直接评定为重度失能，可不进行以下项目的评估）	
2. 视力（若平日戴老花镜或近视镜，应在佩戴眼镜的情况下评估）	0分　视力完好，能看清书报上的标准字号	
	1分　视力有限，看不清报纸标准字号，但能辨认物体	
	2分　辨认物体有困难，但视线能跟随物体移动，只能看到光、颜色和形状	
	3分　没有视力，视线不能跟随物体移动	

（续）

评估项目	具体评价指标及分值	分值
3. 听力（若平时佩戴助听器，应在佩戴助听器的情况下评估）	0 分　可正常交谈，能听到电视、电话、门铃的声音	
	1 分　在轻声说话或说话距离超过 2 米时听不清	
	2 分　正常交流有些困难，需在安静的环境里大声说话或语速很慢，才能听到	
	3 分　完全听不见	
4. 沟通交流（包括非语言沟通）	0 分　无困难，能与他人正常沟通和交流	
	1 分　能够表达自己的需要或理解别人的话，但需要增加时间或给予帮助	
	2 分　勉强可与人交往，谈吐内容不清楚，表情不恰当	
	3 分　不能表达需要或理解他人的话	
上述评估项目总分为 12 分，本次评估得分为 ______ 分		

请判断老年人是否存在表 4－6 所列老年综合征。

表 4－6　老年综合征罹患情况（试行）

1. 跌倒（30 天内）	□无　□有
2. 谵妄（30 天内）	□无　□有
3. 慢性疼痛	□无　□有
4. 老年帕金森综合征	□无　□有
5. 抑郁症	□无　□有
6. 晕厥（30 天内）	□无　□有
7. 多重用药	□无　□有
8. 痴呆	□无　□有
9. 失眠症	□无　□有
10. 尿失禁	□无　□有
11. 压力性损伤	□无　□有
12. 其他（请补充）：	

四、老年护理需求评估的需求等级

根据老年人能力和老年综合征罹患情况的评估结果，对照《护理需求等级评定表（试行）》（表 4－7），将老年患者护理需求分为 5 个等级：护理 0 级（能力完好）、护理 1 级（轻度失能）、护理 2 级（中度失能）、护理 3 级（重度失能）、护理 4 级（极重度失能）。

表4－7　护理需求等级评定表（试行）

护理需求等级	维度	
	老年人能力分级	老年综合征罹患项数
0级（能力完好）	完好	1～2项
1级（轻度失能）	完好	3～5项
	轻度受损	1～2项
2级（中度失能）	轻度受损	3～5项
	中度受损	1～2项
3级（重度失能）	中度受损	3～5项
	重度受损	1～2项
4级（极重度失能）	重度受损	3～5项
	—	5项及以上

说明：根据老年人能力分级和老年综合征罹患项数两个维度评估情况，将护理需求等级分为5个等级，即0级（能力完好）、1级（轻度失能）、2级（中度失能）、3级（重度失能）、4级（极重度失能）。

五、老年护理需求评估的评估机构及人员

原则上，各地提供老年护理服务的医疗机构均可参照评估标准开展相关工作。不具备评估能力的机构，可以按照“就近便利、保证质量”的原则，委托具备合法资质、有评估能力的相关医院、护理院等医疗机构或其他专业机构承担相关评估工作。评估人员应当由上述机构内经过省级护理服务需求评估专业培训，并考核合格的人员（包括医师、护士等医务人员）担任。每次至少由2名评估人员（至少有1名医师）共同完成评估。

六、老年护理需求评估的评估要求

各地相关医院、护理院、护理中心、康复医疗中心、社区卫生服务中心、乡镇卫生院等医疗机构对拟提供护理服务的60周岁及以上老年人，可参照本评估标准开展护理需求评估。根据评估情况确定评估结果，并填写《护理服务需求评定表（试行）》（表4－8）。原则上，评估结果有效期为6个月。在评估结果有效期内，如老年人身体、能力、疾病状况发生变化，或者有效期满，医疗机构应当及时进行重新评估。

表 4-8　护理服务需求评定表（试行）

<table>
<tr><td colspan="8">一、申请人基本信息</td></tr>
<tr><td>申请人姓名</td><td></td><td>性 别</td><td></td><td>出生日期</td><td></td><td>年龄</td><td>岁</td></tr>
<tr><td>身份证号码</td><td colspan="3"></td><td>手　机</td><td colspan="3"></td></tr>
<tr><td>户籍所在地</td><td colspan="7">区（县）　街（镇）　村（居）</td></tr>
<tr><td>居住地址</td><td colspan="7">区（县）　街（镇）　村（居）　路　号　房</td></tr>
<tr><td>婚姻状况</td><td colspan="7">□ 未婚　□ 已婚　□ 丧偶　□ 离婚</td></tr>
<tr><td>居住情况</td><td colspan="7">□ 与子女同住　□ 与亲友同住　□ 孤寡　□ 独居　□ 与配偶同住</td></tr>
<tr><td>代理人姓名</td><td colspan="3"></td><td>与申请人关系</td><td colspan="3"></td></tr>
<tr><td>代理人地址</td><td colspan="7">区（县）　街（镇）　村（居）　路　号　房</td></tr>
<tr><td>代理人电话</td><td colspan="7"></td></tr>
<tr><td colspan="8">二、评估情况</td></tr>
<tr><td>评估类型</td><td colspan="3">□ 首次评估　□ 重复评估</td><td>本次评估时间</td><td colspan="3">年　月　日</td></tr>
<tr><td>老年人能力等级</td><td colspan="7">□ 完好　□ 轻度受损　□ 中度受损　□ 重度受损</td></tr>
<tr><td>老年综合征
罹患项数</td><td colspan="7"></td></tr>
<tr><td colspan="8">三、评估结果</td></tr>
<tr><td>护理需求等级</td><td colspan="7">□ 0 级（能力完好）　□ 1 级（轻度失能）
□ 2 级（中度失能）　□ 3 级（重度失能）
□ 4 级（极重度失能）

签名（盖章）：　　年　月　日</td></tr>
<tr><td colspan="8">评估人员签字：　　年　月　日</td></tr>
<tr><td colspan="8">评估机构意见：　□ 同意　□ 不同意

签名（盖章）：　　年　月　日</td></tr>
</table>

说明：本表由评估机构填写。

七、提供老年护理服务的机构和人员

主要包括相关医院、护理院（站）、护理中心、康复医疗中心、社区卫生服务中心、乡镇卫生院、医养结合机构中的医疗机构等，以及上述机构中医务人员和护理员等。鼓励提供居家护理服务的机构为其服务人员购买第三方责任险、意外险等。

八、老年护理服务的服务类型和内容

护理服务类型主要包括机构护理、社区护理和居家护理3种类型。依据《护理服务项目建议清单（试行)》，护理服务内容主要包括生活护理类、护理与康复类、心理护理类和中医护理类等。医疗机构应当根据老年人护理需求评估结果和实际情况，科学提供适宜的护理服务类型和服务内容。可根据具体实际增加或细化服务项目，制定有针对性的护理服务措施，确定服务项目和频次。要按照相关服务指南和技术操作标准等，规范提供服务，保证质量安全。

护理服务项目建议清单（试行）

一、生活护理类

1. 头面部清洁、梳理（包括洗脸、剃须、梳头等）
2. 头发清洁
3. 口腔清洁（包括刷牙、漱口、清洁义齿等）
4. 手部、足部清洁
5. 指/趾甲护理
6. 会阴清洁
7. 温水擦浴
8. 沐浴
9. 协助进食（水）及指导
10. 协助更衣及指导
11. 协助大小便及指导
12. 失禁照护及指导
13. 整理床单位
14. 协助有效咳嗽
15. 协助床上体位移动
16. 协助使用辅助器具移动
17. 协助使用热水袋等物品保暖

18. 安全防护及指导（包括跌倒、坠床、烫伤、噎食、误吸、窒息、走失等防护及指导）

19. 压力性损伤预防及指导

二、护理与康复类

1. 生命体征监测
2. 冷疗和热疗
3. 吸氧
4. 无创辅助通气
5. 雾化吸入
6. 吸痰
7. 机械辅助排痰
8. 气管切开护理
9. 鼻饲
10. 留置胃管护理
11. 口服给药
12. 用药指导
13. 标本采集
14. 导尿
15. 留置尿管护理
16. 灌肠
17. 肛管排气
18. 失禁护理
19. 造口护理
20. 血糖监测
21. 胰岛素皮下注射
22. 静脉留置针护理
23. CVC 维护
24. PICC 维护
25. 输液港护理
26. 局部给药
27. 直肠给药
28. 压力性损伤/伤口护理
29. 留置引流管护理

30. 保护具使用
31. 身体健康评估及评估后教育
32. 健康教育
33. 协助选择、使用辅助器具指导
34. 坐起训练
35. 站立训练
36. 行走训练
37. 平衡训练
38. 肢体训练
39. 呼吸功能训练
40. 失禁功能训练
41. 认知训练
42. 语言训练

三、心理护理类

1. 心理评估
2. 心理支持
3. 心理沟通和疏导

四、中医护理类

1. 刮痧
2. 拔罐（包括留罐、闪罐、走罐、药罐）
3. 艾灸
4. 中药泡洗
5. 穴位贴敷
6. 中药外敷
7. 中药给药护理
8. 中医情志护理
9. 中医饮食护理

任务导入

案例分析：

周奶奶，86 岁，居家养老，医院诊断脑梗死后遗症。患病初期表现为头晕、头痛，双下肢乏力，后突发脑神经症状，双眼向病灶侧凝视，右侧肢体偏瘫，失语，大小便失禁。目前主要表现为语言障碍，右侧肢体偏瘫，留置胃管、尿管。

请根据本任务所学内容确定周奶奶的护理方案。

任务分析

根据案例内容分析周奶奶面临的主要健康问题，进行护理需求评估，并制定护理方案。

任务实施

一、操作流程图

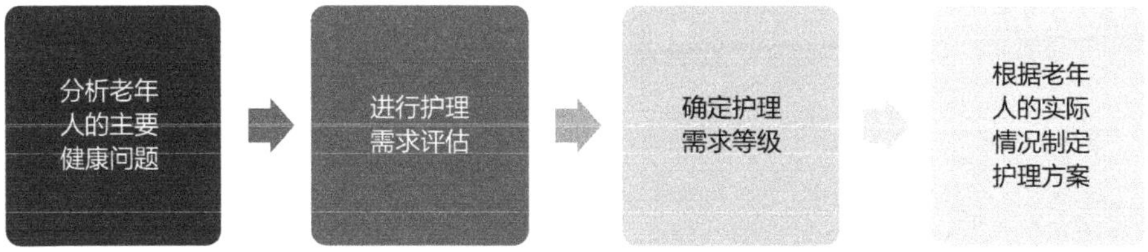

二、操作注意事项

要根据老年人的实际情况制定护理方案。注意在本案例中老年人选择的是居家养老方式。

任务工单

<table>
<tr><td>任务名称</td><td>护理需求评估</td><td>学时</td><td></td><td>培训对象</td><td></td></tr>
<tr><td>学生姓名</td><td></td><td>联系电话</td><td></td><td>任务成绩</td><td></td></tr>
<tr><td>任务设备</td><td></td><td>操作时间</td><td></td><td>操作地点</td><td></td></tr>
<tr><td>任务目的</td><td colspan="5">1. 了解老年护理需求的内容；
2. 了解老年护理服务的类型与内容</td></tr>
<tr><td rowspan="4">任务实施</td><td>准备</td><td colspan="4"></td></tr>
<tr><td>实施流程</td><td colspan="4"></td></tr>
<tr><td>实施总结</td><td colspan="4"></td></tr>
<tr><td>实施评价</td><td colspan="4"></td></tr>
<tr><td>教师评价</td><td colspan="5"></td></tr>
</table>

思考与实践

老年护理需求评估与老年人能力评估有什么区别与联系？

任务三　提供康复建议

知识详解

根据老年人能力评估结果，为老年人提供相应的康复建议，开展健康指导，也是老年人能力评估结果应用的重要内容。

一、老年人常见体质与养生康复

（一）体质差异形成的常见原因

1. 先天因素

先天因素包括种族繁衍、家族遗传、性别因素。不同种族受到地理区域、水土性质、气候类型、生活习惯、饮食结构、民俗风情等因素的长期影响，可以形成不同的体质，形成种族鲜明的体质特征。家族遗传方面，父母的体质特征和身体精神状态可以遗传给子女，使其形成同样的体质趋向。性别因素中，男女的身体特质和体质类型呈现出不同的特点。男子肩宽而臀窄，女子臀宽而肩窄；男子性格刚强，女子性格多柔美。

2. 后天因素

后天因素主要包括年龄阶段、膳食营养、生活起居、精神状态等方面。人的生老病死不同人生阶段，婴儿、幼儿、少年、青年、中年、老年等不同的年龄阶段有不同的体质特征。长期的饮食习惯和固定的饮食搭配，可以形成相对稳定的体质特征。劳逸、起居等生活习惯，以及精神状态的好坏，也会对个体的体质特征造成影响。

3. 环境因素

环境因素包括自然环境和社会环境等。自然环境是人的体质和人所处的地域的环境，包括气候、地理、饮食习惯和环境污染等情况对人体质的影响。南方多湿热，北方多寒燥，东部地区沿海多海洋气候，西部地区内地多大陆性气候，中国西北方人形体多高大壮实，容易感受风寒燥邪，阳虚内寒体质较多见；东南方人形体多偏瘦小，容易感受风热暑湿邪气，湿热体质多见。

（二）老年人的常见体质和养生康复的要点

从中医的角度而言，老年人的体质可以分为以下几类，每种体质对应相应的养生康复方法。

1. 平和体质及其养生康复要点

平和体质的特点是身形均匀健壮，精力充沛，面色和肤色红润，头发光滑稠密，睡眠质量好，饮食正常，营养均衡，大小便正常。

平和体质的养生康复方法如下。

（1）精神保持愉悦，乐观开朗。能及时调整不良情绪，有保持良好心情的能力。

（2）参加体育锻炼。经常积极主动地参加体育锻炼，培养较广泛的兴趣爱好；保持适度的运动量，不过量运动；运动强度应根据自身的身体状况循序渐进，适可而止；运动需要持之以恒；全面锻炼，因时制宜地进行。

（3）在饮食调养方面需要营养平衡，食物多样化搭配，并根据季节选择适宜的饮食就餐。

（4）起居要有规律，劳逸结合，顺应人体生物钟的节律进行调理，保持有规律的生活，保养精气神。

（5）根据身体的阴阳平衡状态，结合老年人的身体状况，适当配合药物调养，可以起到调和阴阳，畅通气血，促进代谢的保养调理作用。

2. 气虚体质及其养生康复要点

气虚体质的特点是身体容易乏力、疲倦、气短，喜欢安静不动，声音短小，精神不振奋，容易出汗和感冒。

气虚体质的养生康复方法如下。

（1）精神调整需要减少思虑，尽量少胡思乱想，保持心境平和。

（2）参加体育锻炼的时候不要做大运动量活动，尽量选择活动量小的运动方式。

（3）在饮食调理方面需要多吃补气健脾和胃的食物，如小米、粳米、胡萝卜、大枣、香菇、鸡肉、牛肉、鲫鱼等养脾胃的食物。

（4）在生活起居方面需要做到根据季节调整衣物和睡眠，注意保暖，做好预防保健，避免受到外界风寒雾露等侵袭。

（5）在药物调理方面，平时可以经常服用人参、黄芪之类补气的中药；若气虚严重，可用补气的复方药物进行滋补调整。

3. 阳虚体质及其养生康复要点

阳虚体质的特点是怕冷，手脚冰凉，喜欢热饮热食，经常出汗。

阳虚体质的养生康复方法如下。

（1）善于调节自己的精神情感情绪，消除或减小不良情绪的影响。

（2）积极参与体育锻炼，在暖和的天气进行一些舒缓柔和的运动（如散步、慢跑、太极拳、五禽戏、八段锦、门球、民族舞、瑜伽等)，每天进行 1 ~ 2 次，坚持不懈地进行锻炼。

(3) 在饮食调节上应多食用有补阳作用的食品（如羊肉、牛肉、鸡肉、韭菜等)。

(4) 在起居调摄方面，在严寒的冬季，要避免受寒，注意保暖；在春夏之季，要多晒太阳，培补阳气。

(5) 药物调养可选用温阳祛寒之品（如鹿茸、淫羊藿、杜仲等)。

4. 阴虚体质及其养生康复要点

阴虚体质的特点是性情急躁，形体消瘦，喜欢冷饮凉食，经常口干，喜欢喝水，容易失眠。

阴虚体质的养生康复方法如下。

(1) 遵守“恬淡虚无”“精神内守”之养神大法。养成冷静、沉着的心态，对非原则问题尽量少争吵，少愤怒。

(2) 体育锻炼的运动项目不要过于激烈，运动量不要过大，做适当的有氧运动，如太极拳、八段锦、内养操等。

(3) 在饮食方面可以吃糯米、蜂蜜、芝麻、燕窝、银耳、鸭子等清淡补阴的食物。

(4) 夏季应注意避暑，不要熬夜，居住环境应尽量保持安静。

(5) 药物调养可选用滋阴清热、滋养肝肾之品，如麦冬、黄精、沙参、玉竹等。

5. 痰湿体质及其养生康复要点

痰湿体质的特点是形体肥胖，体重较重，口味较重，喜欢吃甜食、肥肉等，并不喜欢运动。

痰湿体质的养生康复方法如下。

(1) 注意适当增加社会交往活动，合理安排休闲、度假活动，以舒畅情志。

(2) 应长期坚持体育锻炼，活动量应逐渐加大，让皮肉由疏松逐渐转变为结实致密。

(3) 饮食要清淡，不能吃太多、太饱，多食健脾利湿、化痰祛湿的食物，如萝卜、海带、冬瓜、扁豆、蚕豆等。

(4) 居住环境不能太潮湿，居住的地方最好朝阳，平时多参加户外活动。

(5) 在药物养生方面要调补肺脾肾，如选用中药方剂二陈汤、六君子汤等。

6. 湿热体质及其养生康复要点

湿热体质的特点是容易急躁愤怒，油性皮肤，口苦，不喜欢喝水，大便黏滞，小便急痛等。

湿热体质的养生康复方法如下。

（1）日常应保持良好的心态，适当选择适合的情绪释放法化解不良情绪，达到内心平衡。

（2）适合参加一些强度较大、运动量较大的体育锻炼项目，如马拉松、游泳、爬山、打球等。

（3）在饮食调理方面，可以食用清利化湿的食品（如薏苡仁、茯苓、赤小豆、芹菜、荠菜、绿豆等）。

（4）切勿长期熬夜或过度疲劳，要保持大小便通畅，注意做好个人卫生，居住环境要经常保持清洁、通风；需要改正一些不良嗜好，如戒烟、限酒等。

（5）在应用药物养生方面，重在健脾祛湿，疏肝利胆，通腑泄热等，可食用薏苡仁、茯苓、赤小豆、茵陈、陈皮等。

7. 气郁体质及其养生康复要点

气郁体质的特点是形体消瘦居多，处于抑郁状态，情感脆弱，郁郁寡欢，经常叹息。

气郁体质的养生康复方法如下。

（1）应保持乐观、快乐的情绪。

（2）应尽量增加户外活动，可坚持较大量的运动锻炼。

（3）在饮食上要选用具有理气解郁、调理脾胃功效的食物，不要食用收敛酸涩的食物。如多吃大麦、山楂、海带、萝卜、洋葱、玫瑰花等，少吃乌梅、南瓜、石榴等。

（4）要保持生活节奏规律；调节性情，舒畅情志；居住的环境要宽敞明亮，温湿度适宜，衣着宽松舒适。

（5）在运用药物调理方面，可以选用疏肝理气解郁的组方药物调理。

8. 血瘀体质及其养生康复要点

血瘀体质的特点是皮肤晦暗、干燥，容易出现瘀痛，烦躁，健忘。

血瘀体质的养生康复方法如下。

（1）在精神调养方面，需要培养乐观、快乐的情绪。

（2）多参加一些有益于促进气血运行的运动锻炼项目，坚持经常性体育锻炼。

（3）在饮食调养方面，可以选用具有健胃、行气、活血化瘀功效的食物（如黑豆、陈皮、山楂、黑木耳等）。

（4）生活作息要有规律，避免寒冷因素的刺激，注意动静结合，春秋季节要加强参与室外活动项目，夏季不要贪图寒凉，不可以饮用冷饮，冬季需要避免受凉，注意保暖加衣。

（5）在药物养生方面，可适当选用活血养血之品（如丹参、山楂、川芎、当归等）进行调养。

9. 特殊体质及其养生康复要点

特殊体质是先天性、家族性、胎传性、过敏性（如药物、食物、气候等过敏性）体质。

特殊体质的养生康复方法如下。

（1）针对不同情况采取相应的精神调养方法。

（2）在体育锻炼方面，采用兼顾调养先天，培补肾精肾气的运动策略。

（3）可以根据个体身体素质的实际情况制定不同的保健食谱。

（4）根据个体情况进行生活作息规律的调护。

（5）对于一些先天性特殊体质，可以先调补脾肾；对于过敏性体质特别是药物过敏性体质，应禁用致敏药物，减少过敏发作的机会。

不同体质所采取的养生康复方法，就是针对不同体质的个性化的养生保健和疾病康复的方法和措施，可以调整体质偏好，增强个体免疫功能，达到养生健体、延年益寿的目的。

二、老年人常见功能障碍的康复措施

康复是综合运用医疗、教育、社会、职业等方法，使病、伤、残者已丧失的身心功能尽快地、最大可能地得到恢复和重建，体格、精神和社会交往方面的能力尽可能地得到恢复，重新建立职业能力，回归社会生活。这是针对疾病，生理、心理、社会功能及职业能力全方面的康复重建过程。其以功能障碍为核心，采用综合措施，采取多种康复方式，进行多方面的功能评估和康复训练，对人的功能缺失进行弥补和重建，消除和减轻人的身心功能障碍，改善和提高人体的各项活动功能，提高生活质量。

康复的基本内容包括医疗康复、教育康复、社会康复、职业康复等全面整体康复。老年人健康保健康复也包括合理利用社区资源、家庭资源而展开的居家康复。建立老年人健康康复管理档案，督促指导老年人定期或不定期进行居家康复训练治疗，邀请老年人及其家人参加社区、医院等组织的线上线下康复健康教育，定期或不定期到医疗或康复机构进行健康评估和回访，在进行全面身体体格检查的基础上，进一步配合相关身体机能的康复评估、照护计划、保健健康教育等康复训练措施。

（一）老年人进食进水功能障碍的应对

进食进水功能障碍是老年人常见的一种功能障碍，严重影响老年人的生活质量，甚至会威胁到老年人的生命安全。

当老年人出现进食进水功能障碍时，需要养老护理人员陪同、协助老年人进水、进食。在协助老年人进水、进食前需要先对食物和水进行温度测量，一般温度以接近体温（38 ℃左右）为宜，注意在协助老年人进食、进水过程中要防止烫伤老年人的口腔黏膜等。护理人员喂食，或者老年人自己训练进食时，每次进食的量不宜过多，应以勺子的1/2 或2/3 为宜。老年人进食、进水后不要立即平躺，应保持坐位或者直立体位 30 分钟，以防食物反流引起呛咳或窒息。不能完全自理的老年人需要每天分批次、定时间喂水；协助老年人进食、进水后，需要对老年人每次的进食情况进行详细、准确的记录，以便于对老年人的营养和健康状况进行管理和评估。

（二）老年人排泄功能障碍的应对

排泄功能障碍是人体对自身的大小便的管理和调控出现了问题的功能性障碍，大小便的管理和调控包括便秘、腹泻、尿失禁与尿潴留等。

1. 便秘的管理

大便每周少于 3 次，并伴有大便质地坚硬，排便不畅或费力、排不出来等情况，视为有便秘症状。便秘可分为器质性便秘和功能性便秘两种。器质性便秘一般需要到肛肠外科进行专科诊治处理。而功能性便秘主要是因为没有养成良好的排便习惯，排便时间紊乱不定；饮食不合理，喜欢吃辛辣、油炸的食品；不爱喝水；偏食，不喜欢吃水果、蔬菜，食物纤维和维生素摄入过少；长期滥用导泻药物并产生依赖性。心肺功能不全，患有冠心病、高血压，有咯血症状的老年人需特别注意预防便秘，以避免引发和加重原有病症。便秘的防治重点在病因的防治和生活习惯的调理。建议常吃富含纤维素、能润肠通便的食物，多吃蔬菜、水果，多饮水，保持适度的运动锻炼，养成定时排便的习惯，调理和防治便秘的药物需要根据医嘱使用。

2. 腹泻的管理

每天排便次数在 3 次以上，粪质稀薄，带有未消化的食物等，视为有腹泻症状。腹泻分为急性腹泻和慢性腹泻，腹泻症状超过两个月者为慢性腹泻。老年人随着年龄的增长，会出现胃肠功能和代谢功能下降，需要注重身体保养和合理饮食，不然会导致身体免疫力低下，容易诱发腹泻。若饮食不洁或腹部受凉，容易导致老年人出现消化不良、肠胃不适等状况而引发腹泻。若老年人患有慢性胃炎、慢性肠炎、肠息肉等慢性胃肠道疾病，均可能引起慢性腹泻。慢性腹泻需要注意调节饮食习惯，做好腹部保暖措施，这样可以缓解慢性腹泻的症状。老年人若出现腹泻症状，应尽快到医院就诊，及时诊治，采取针对腹泻和缓解症状的治疗措施，避免延误治疗而出现较严重的健康损害。医生会根据老年人腹泻的病因和严重程度，采取合理、科学的治疗方法，减少腹泻的反复发作次数，避免因腹泻引起身体电解质紊乱，诱发严重的并发症。同时根据症状进行饮食调理，注重科学、合理的饮食。腹泻发生时应给老年人提供清淡、易消化的食物，如米粥、面条等，减小胃肠功能负担，缓解腹痛、腹泻的症状。老年人因腹泻导致身体虚弱和精神不振，在治疗腹泻期间应注意适当卧床静养休息，保持良好的作息时间规律，修复身体免疫力，促进早日康复。腹泻会引起排便稀薄或者出现水样大便，导致身体失水和电解质紊乱等状况而引起严重的不适，所以需要及时适当补充水分和电解质，可以适当喝温开水或糖盐水。若老年人患有慢性腹泻，需要调整养成良好的饮食习惯，可以一日多餐，少量多次进餐有助于胃肠的消化吸收。在饮食方面需要注意营养搭配，软硬适中，宜清淡，易消化，少吃辛辣刺激的食物。

3. 尿失禁与尿潴留的管理

（1）尿失禁是因为某些原因引起了间断或不自主的持续性漏尿现象。尿失禁可能由脑卒中、脊髓病变、老年性痴呆、前列腺疾病、尿路感染等疾病和症状引起。尿失禁的老年人在治疗时，需要控制水、饮料等液体的摄入量，采取调控食用进水液的时间、训练排放尿液功能、积极治疗原发病、到医院就诊并配合药物治疗等方式进行尿失禁的调控管理。

（2）尿潴留是尿液潴留积聚在膀胱内无法及时排出体外。尿潴留可能由前列腺增生、尿道结石、神经源性尿潴留等疾病和症状引起。尿潴留的老年人在治疗时，需要积极、正确治疗相关原发疾病，进行人工导尿和排尿功能训练，配合药物治疗等。

（三）老年人体温调节障碍的应对

老年人的中枢调控温度功能减退，易导致老年人对周围环境温度的感知能力和适应能力变差，对冷热的耐受能力降低，表现为既怕冷又怕热。由于老年人的机体代谢功能减退，大多数老年人的体温偏低，对体温变化的感知较迟钝。同时身体抵抗能力降低，体质变差，容易感冒等。针对老年人体温调节能力差的特点，护理人员需要提醒和帮助老年人随时根据环境温度的变化加减衣物，让老年人注意保暖和适当休息，同时根据气温变化调整室内温度，使身体温度与环境温度相协调，达到预防疾病的目的。在夏季或者高温环境，老年人需要格外关注和预防中暑。在冬季或者低温环境，老年人需要预防低体温（一般体温低于 35 ℃）意外。护理人员需要对老年人进行密切观察和及时处理。

三、老年人康复辅助器具的应用

根据老年人能力评估的结果，除了进行适老化改造外，还可以配置必要的康复辅助器具。康复辅助器具的使用有助于促进老年人功能障碍的康复进程，帮助老年人尽快恢复身体机能，增大老年人功能障碍后的活动区域范围。常用的康复辅助器具包括助行器（包含图 4－1 所示的手杖和图 4－2 所示的助行架）、轮椅（图 4－3）等。其中助行器是用于老年人手部支撑、协助老年人移动的辅助器具。轮椅是带有轮子、可移动的座椅，主要用于功能障碍者或行走困难者代步。轮椅既是常用的代步工具，也是个人转移的重要辅助器具。

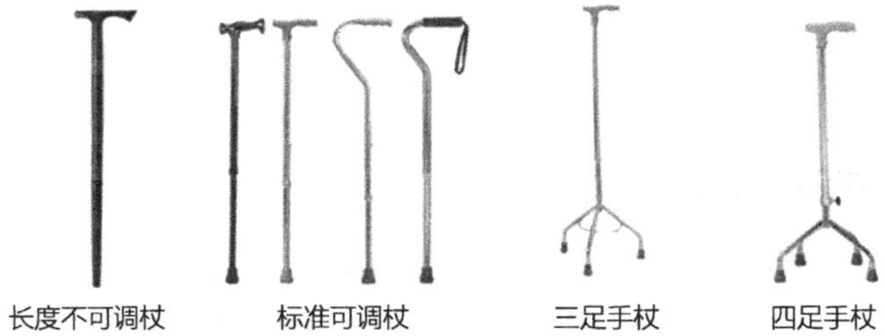

图 4－1　手杖的主要种类

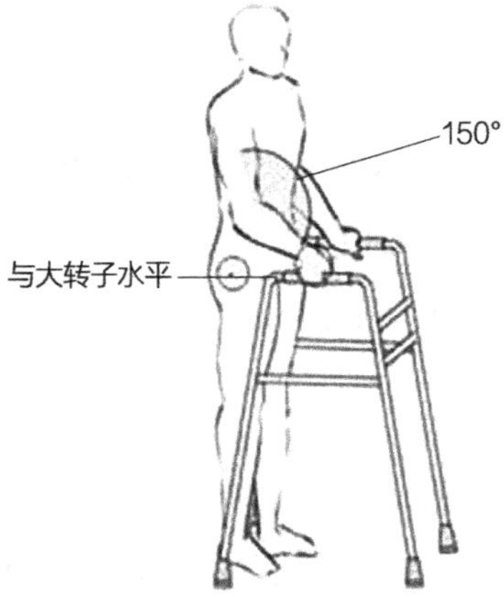

图 4－2　助行架

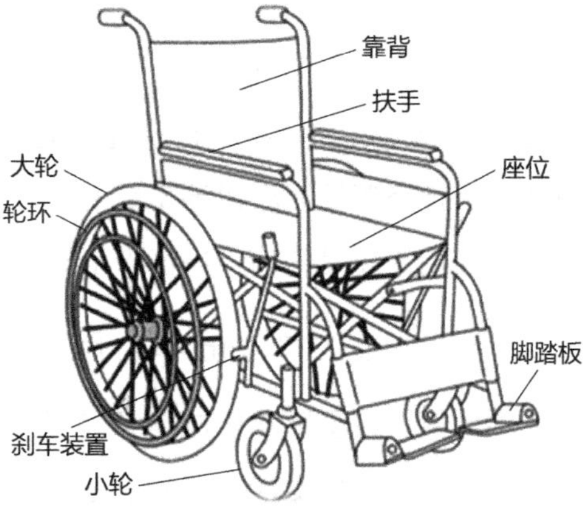

图 4－3　轮椅的标准配件

任务导入

张奶奶今年 67 岁，形体消瘦，情感比较脆弱，不怎么出门活动，经常在家里郁郁寡欢。

王奶奶今年 63 岁，她觉得自己一方面很怕冷，一年四季大部分时间都手脚冰凉，喜欢热饮热食，但是另一方面没怎么动，却经常出汗。

请你判断张奶奶和王奶奶分别是什么体质类型，并提出对应的养生康复方案。

任务分析

本任务旨在把握各体质类型的特点，做出准确判断。

任务实施

一、操作流程图

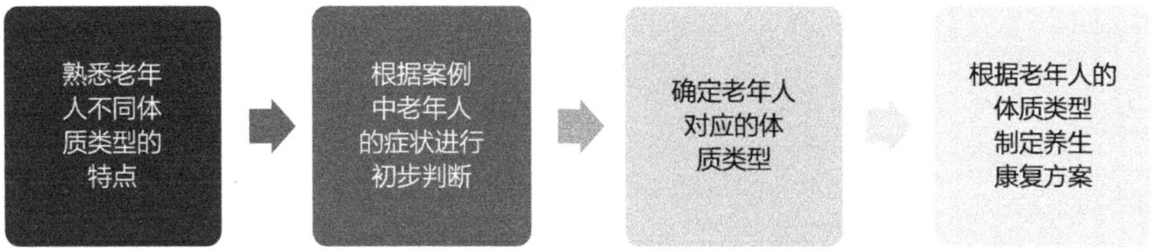

二、操作注意事项

注意把握老年人不同体质类型的特点。

任务工单

<table>
<tr><td>任务名称</td><td>提供康复建议</td><td>学时</td><td></td><td>培训对象</td><td></td></tr>
<tr><td>学生姓名</td><td></td><td>联系电话</td><td></td><td>任务成绩</td><td></td></tr>
<tr><td>任务设备</td><td></td><td>操作时间</td><td></td><td>操作地点</td><td></td></tr>
<tr><td>任务目的</td><td colspan="5">1. 了解老年人的常见体质及其养生康复要点；
2. 了解中医文化的博大精深，实现中华优秀传统文化与现代科技的有机融合</td></tr>
<tr><td rowspan="4">任务实施</td><td>准备</td><td colspan="4"></td></tr>
<tr><td>实施流程</td><td colspan="4"></td></tr>
<tr><td>实施总结</td><td colspan="4"></td></tr>
<tr><td>实施评价</td><td colspan="4"></td></tr>
<tr><td>教师评价</td><td colspan="5"></td></tr>
</table>

思考与实践

在老年人康复中，怎样实现中华优秀传统文化与现代科技的有效融合？

任务四　健康教育与风险防范

知识详解

对老年人进行生活习惯的健康引导与教育，包括对老年人常见疾病的早期干预与健康教育，以及加强风险防范，也是老年人能力评估后的重要工作。

一、生活习惯的健康引导与教育

生活习惯健康，包括生活作息规律和日常生活的各个方面有一定的规律周期轮换的时间常态。可以根据自然界的变化规律，结合人体自身的生理状况，进行设定的一系列的休息劳作时间规律性和周期性的安排。

（一）保持良好的生活习惯，形成健康和自然的作息规律

可以按照自然规律和人体内阴阳平衡协调运动的规律，“日出而作，日入而息”，适应自然环境变化，维持人的体内环境的平衡，从而达到延缓衰老、健康长寿的目的。人的生命活动是遵循大自然中的一定周期或节律而逐渐开展的。形成良好的生活作息规律，可以提高人体的免疫力和环境适应能力，也是确保健康长寿的重要因素。人与自然需要建立一定的科学、和谐的作息制度。人的作息规律与自然界的变化规律相适应，才有利于健康；根据四季天气变化和周围环境的改变情况以及个人身体的具体情况制定出符合人体生理需要的作息计划，并执行规律的作息生活，这样能保持人体的生理功能稳定平衡的良好状态。合理地安排规律的作息生活，每天定时睡觉、起床、用餐、工作、学习、锻炼身体、排大小便、洗澡等。

1. 建立科学合理的睡眠作息

可以根据四季天气昼夜变化与人体阴阳变化的规律周期状况，采取合理的睡眠方法和措施，保证较好的睡眠质量，这样有利于修复机体疲劳和减少身体损伤消耗，达到防病治病、强身益寿的目的。保障睡眠的合理规律性，有助于消除疲劳，恢复体能，促进人体生长发育，保护脑力，恢复精力，增强免疫力，预防疾病，更有利于皮肤的保健美容。

具体来说，有以下方面。

（1）卧室环境。卧室环境要求空气清新，光线充足；需要经常开窗通风；尽量保持周围环境安静，减少噪声；房间布置清洁、卫生、整齐；床上用品定期清洗更换、

定期晾晒。保持温度和湿度适宜：温度保持在 18～20 ℃，湿度保持在 40% 左右为宜。

（2）卧具布置。睡觉用的床要高低适宜，宽大，软硬舒适。枕头高度及宽度适宜，高度略低于肩的宽度，宽度以 15～20 厘米为好。枕芯可以用质地松软、稍有弹性的物品。可以选择用有特殊功效的药物填充的枕头，或者磁疗枕头、远红外线枕头、乳胶枕等。床单、被褥要松软轻柔，较宽大。入睡所穿的衣物要宽大、舒适。

（3）睡眠时间。每天最好能保证 8 小时睡眠时间；顺应自然生物钟的规律，晚上不宜睡得太晚，一般不晚于 22 点入睡，春夏宜晚睡早起，秋冬要早睡晚起；每天最好能睡半小时的午觉。

（4）其他需要注意的事项。睡前不宜吃得过饱，睡前勿做剧烈运动，或者太兴奋，睡前不饮茶和咖啡；睡前可洗温水澡，或者泡脚等。老年人采用右侧卧位最好；心衰患者及咳喘患者宜采用将后背垫高的半侧卧位或半坐位；也可以选择适合当下病情的特殊睡姿体位。

2. 保持大小便规律

排泄通畅正常和养成良好的卫生习惯，对健康长寿、疾病康复具有重要意义。养成定时排大小便的习惯，在晚上睡觉之前或早晨起床之后，可按时上厕所。每天保持一定的运动、对腹部进行按摩及做提肛运动可以疏畅气血，加强肠胃道蠕动，促进大小肠的新陈代谢功能和营养的吸收、消化、排泄功能。同时注意健康、合理的饮食。要注意荤素搭配，食物种类多样化，粗细粮结合。多吃蔬菜、水果，多喝水，有便意时要及时排出。

3. 养成劳逸适度的生活习惯

劳就是劳动、运动，是人类为在自然中生存而适应和改造自然环境的体力和脑力活动方式。逸即安逸、舒适、休息，是恢复或增强机体生理机能和免疫能力的休息过程。动静结合，劳逸适度，才能活动筋骨，通畅气血，强健体魄，增强毅力，延年益寿，保健养生，使生命活力足够旺盛。劳逸适度，是指劳动强度和劳动时间要在适度的范围内。合理地从事一些体力劳动有利于活动筋骨，强身健体，有益于人体健康。经常性合理用脑，注重脑力的合理运用和大脑潜能的开发，可以预防衰老和老年性痴呆。老年人的生活应当脑力劳动与体力活动相结合；活动与休息要适度多元化地调整交替进行；同时需要根据年龄和体质的不同而灵活调整和取舍。若劳逸失度，如过度劳累，可能使身体和心理压力增大而过度疲劳，从而引起身体不适和疾病。而过度安逸，也会因气机阻滞而危害健康，甚至危及生命。

（二）养成注重良好的自我形象和精神面貌的习惯

老年人对自我形象和精神面貌的修饰习惯也对其健康影响较大。因为老年人的自我修饰和对形象的关注会增加自信和正能量。特别是在老年人服饰上，要注意服饰不仅具备抵御严寒、防御夏暑、保护身体、防止外伤和疾病的功能，同时服饰的颜色、样式的搭配也会对人的情绪有积极的促进作用。

老年人穿衣的要求是冷暖适宜，适应四季的温度变化，衣服的厚薄要根据气候的变化不断调节，必须根据四季的温度差异来加减衣服。遵守“春捂秋冻”的穿衣原则，降温逐渐加衣。夏季宜穿凉爽、透气的衣服，利于体热和汗水的散发。冬季天气寒冷，要注意防寒保暖，可以穿偏厚重一点、透气性差和保温性好的深色衣物。冬季的衣物需要注重保暖性、透气性、吸湿性和散湿性等要求。春秋季节需要根据天气变化加减衣物。根据气候转变情况逐渐添加或者减少衣物，避免一次加衣或减衣过多，不能“一步到位”狂猛地加减衣物，以免引起身体不适，出现季节过渡性疾病。

老年人的衣着需要清洁适体，穿起来舒服保暖，促进老年人身体健康，起到防病延年的功效。老年人的衣服不能一味追求美观、新颖。尽量不穿紧绷的塑身衣，会影响血液循环。衣服也不能过于肥大，衣襟过长，这样不仅影响保暖，也不便于活动锻炼，且容易增加老年人摔倒事件的概率。老年人在大汗淋漓的时候，为避免风寒湿侵袭的病变的发生，需尽快换掉被汗浸湿的衣服，应在擦干身上的汗水后再换干净整洁的衣服。

（三）养成良好的饮食习惯

老年人的饮食摄入搭配原则是少食多餐，饮食质地尽量细软，注重荤素营养搭配；摄入营养足够多元的食物，延缓肌肉衰减，维持适宜的体重。鼓励陪伴进餐，鼓励老年人主动足量饮水，积极参加户外活动，这样有利于消化和营养吸收，同时能维持身体健康。

老年人需要摄入足够的热量、蛋白质、脂肪、碳水化合物、维生素、矿物质、膳食纤维等。由于老年人的消化系统功能衰减，在饮食摄入量和摄入比例的控制上应根据老年人的个体情况进行调节。

老年人的基础代谢随着年龄增长有所减退，体力活动也明显减少，热量消耗也会降低；若老年人对热量摄入过多，会使热量堆积而引发老年性肥胖和高血脂、高血压、高血糖、动脉硬化症、冠心病等相关疾病。60 岁以上老年人热量推荐摄入量为每日每千克体重 135 ~ 150 千焦耳。

老年人需要控制蛋白质摄入量。老年人随着自身的衰老，肝、肾功能有所降低，容易出现负氮平衡的现象，蛋白质摄入过多，会增加肝、肾脏及消化系统的负担。老年人摄入蛋白质建议尽量食用植物蛋白（如豆类）和动物蛋白（如奶、蛋、瘦肉等），以满足身体基础代谢消耗的需要和维持氮平衡，蛋白质每日摄入量以每千克体重 1.0 ~

1.2 克为宜。

老年人需要控制摄入脂肪的量。随着年龄的增加，胆汁分泌减少，酯酶活性降低，个体对脂肪的消化功能降低；而体内脂肪组织会逐渐沉淀增加；脂肪沉积过多，会对心血管和肝脏的功能造成不利影响，给消化吸收功能造成额外的负担，影响脂溶性维生素 A、D、E、K 的吸收。因此，脂肪的摄入量宜控制在膳食总能量的 20% ~ 30% 。以含不饱和脂肪酸的植物油为主，尽量限制摄入饱和脂肪酸含量多的动物脂肪。

老年人对碳水化合物的摄入量应随着年龄的增长而逐渐降低。碳水化合物摄入量过高会增加内生性甘油三酯的合成，蔗糖和葡萄糖等糖类过多容易引起高血脂、高胆固醇血症、心肌缺血等病症。老年人理想的糖源是水果和蜂蜜中的果糖，因为果糖更容易被老年人消化吸收而不易转化成脂肪存储。

老年人需要摄入足够的维生素供给身体的需求。由于脾胃功能减退，消化和吸收功能下降，身体容易缺乏维生素，因此老年人需要补充维生素 A、B_{12}、C、E、K，叶酸等。有研究表明，缺乏叶酸和维生素 B_{12} 可能会引起老年性痴呆发病。

老年人的身体对矿物质和纤维素也有一定的需求量。老年人每日补充矿物质剂量以钙 1 000 毫克、铁 12 毫克较为适宜。成年人每天摄入食物纤维的量需 6 克左右。老年人每日饮食以粗粮、蔬菜、水果等膳食纤维作为补充（如添加2 ~4汤匙的麦麸)。膳食纤维可以增加肠蠕动，帮助吸收多余的水分，有利于排便；同时可以抑制肠内厌氧菌的活动，有利于需氧菌的生长，减小胆酸代谢物的致癌作用；还可较好地预防便秘、痔疮、结肠癌、阑尾炎、肥胖病、糖尿病、动脉粥样硬化、胆石症等疾病。

二、老年人常见疾病的早期干预与健康教育

老年人常见疾病包括脑卒中、原发性高血压、冠心病、糖尿病、骨关节炎、癌症等。这些疾病严重影响着老年人的日常生活质量。因此，针对常见疾病进行早期干预与健康教育，是非常有必要的。

（一）脑卒中的干预和健康教育

脑卒中又称脑血管意外，是由缺血或出血引起的急性、短暂或持久的脑组织损害。脑卒中分为缺血性和出血性两种，缺血性脑卒中分为脑栓塞和腔隙性梗死、短暂性脑缺血；出血性脑卒中分为脑出血、蛛网膜下腔出血等。

脑卒中可以从运动锻炼、精神情绪、饮食药膳、生活起居、中医药调理等方面进行调养调治。

1. 日常运动锻炼

在生命体征稳定的情况下，在康复治疗的过程中辅以指导主动锻炼。当肢体偏瘫不能活动时，可以选择内养功和康复早期训练；当肢体有一定的活动能力时，可以根据身体状况选择五禽戏、八段锦或太极拳等功法进行锻炼。肢体功能障碍可以进行康复训练。偏瘫的康复训练可分为发病期间的住院康复训练和恢复期间的居家康复训练两种。住院康复训练可由专业的康复治疗师完成。居家康复训练则由家属陪同/老年人自行完成，或者由家庭康复治疗师上门服务完成。进行居家康复训练时需要注意在尽力达到患者当下肢体功能活动的最大限度后，不能强行训练，或者着急过快地完成训练；可以根据患者当时的身体恢复状况设定康复目标、康复计划，循序渐进地完成康复训练。若处于卧床期，首先要正确摆放体位，定时翻身，每 2 小时翻身一次，预防压疮；督促病人自己主动翻身及在床上做身体允许的最大强度、最大活动范围的上下肢及核心功能训练；帮助病人开展床上床下坐起和移动平衡训练、转移和轮椅训练、站立训练、行走训练等康复训练项目。

2. 精神调节调理

精神心理调和、节制，调整情绪情感，防止情绪的极端表达，尽量达到心理平衡；顺应春、夏、秋、冬四季的变化规律，养成良好的起居习惯，有意识地去调整精神意志活动。

3. 饮食调节调理

饮食清淡，食物的种类和结构尽量达到“三低两高”的标准（即低淀粉、低脂肪、低盐、高纤维、高矿物质）。主食以五谷杂粮为主，多吃粗粮、新鲜蔬果、豆类或豆制品、菌藻类、鱼类、奶类等食物；适当饮水；忌食高脂、辛辣的食物，忌暴饮暴食；戒烟酒。饮食药膳调理方：可以选用大枣粳米粥（黄芪、生姜各 15 克，桂枝、白芍各 10 克，粳米 100 克，红枣 4 枚，加水煨粥。每日 1 次。可益气通脉、温经和血，用于中风后遗症的辅助治疗）和四味粳米粥（天麻 9 克，枸杞 15 克，红枣 7 枚，人参3 克，粳米 50 ~ 100 克，加水煨粥。每日 2 次。用于中风后偏瘫伴高血压患者的辅助治疗）。

4. 起居调节调理

生活环境要安静整洁，通风良好，光照充足柔和，避免强光、噪声等一切不良刺激引起患病老人身心不适。生活起居规律，注意保暖。定时排便，保持大便通畅。注意安全，防噎食、跌倒、坠床、烫伤等意外。春夏晚睡早起，多做户外锻炼，最好在下午和傍晚进行户外锻炼；秋冬早睡晚起，多晒太阳，注意保暖，防止受凉。

5. 中医药调治调理

在传统中医调治方面，可以采用推拿、火罐、刮痧、药浴药熏等方法进行整体调理，使瘫痪的肢体尽快恢复功能。

（1）推拿调理方法。取俯卧位，对偏瘫患侧肢体施以掌根按、揉、搓，按上臂、前臂、手、肩背部、臀部、腰骶部、大腿、小腿、脚趾的顺序，反复3～5遍。同时按压背俞穴，重点按压膈俞、肝俞、三焦俞、肾俞、大椎、筋缩、腰阳关、环跳、居髎、承扶、殷门、委中、承山等穴位，每次取每个部位的3～5个穴位，每个穴位按压1～3分钟，交替进行。再配合做上下肢的关节活动，肩关节、肘关节、腕关节、指关节、髋关节、膝关节、踝关节等屈伸、内外旋转、外展内收等被动运动。按摩时间40～50分钟。

（2）火罐和刮痧调理方法。病情稳定后，早期可以采取火罐和刮痧调理治疗。火罐调理治疗：取卧位或正坐位，取夹脊穴，肩髎、肩贞、肩井、居髎、环跳、承扶、膝眼、鹤顶、足三里、委中、承山等穴位以闪火罐或留罐的形式进行调治。督脉和膀胱经可以做走罐并排罐，留罐10～15分钟。刮痧调理治疗：刮痧部位可以选择督脉的百会至风府，肩背部的胆经双侧风池至肩井，背部的督脉至大椎、神道至至阳，膀胱经的双侧风门至心俞，胸腹部的任脉膻中至鸠尾，上肢的心包经双侧曲泽至内关，下肢的肝经双侧太冲，膀胱经的双侧京骨，胃经的双侧丰隆等。

（3）肢体偏瘫可配合中药熏蒸烫洗。伸筋草、川芎、红花、川椒、川乌、麻黄、松节、透骨草等各50克，装入布袋中，置于盆内煮沸后，将患肢放于盆上熏蒸15分钟；药液温度下降后浸泡患肢，药液凉后需加热；肘、膝、肩关节可用药袋热敷。

（二）原发性高血压的干预和健康教育

原发性高血压是一种原因不明的，以体循环动脉血压升高为主要表现的临床综合征，属最常见的心血管疾病。诊断标准：收缩压≥140毫米汞柱或舒张压≥90毫米汞柱。

原发性高血压常用的养生锻炼，康复调理方法有：日常运动锻炼，饮食调节调理，精神调节调理，针灸、推拿、拔罐调治调理，外用药物和洗浴熏蒸调治调理。

1. 日常运动锻炼

在高血压的辅助防治过程中，较为理想的锻炼方式是采用太极拳、气功等作为日常运动项目，以提高老年人身体的自我调节能力，活动筋骨，加强血液循环，扩张血管，促使血压下降。高血压患者在运动锻炼中的注意事项是：适当做幅度小且安全的动作；不做低头、弯腰的动作以及幅度太大、较剧烈的运动，以免血压过高引发脑血管意外。在锻炼中若感觉不适，需立即停止所有活动，避免加重病情。需坚持锻炼，持之以恒，才能达到更好的辅助防治功效。若停止锻炼，辅助防治效果可能在 2 周内完全消失。治疗高血压的药物不能随意停用。

2. 饮食调节调理

饮食需定时定量，宜清淡，不过饥过饱、暴饮暴食，不吃辛辣肥甘等重口味食物，应多吃瓜果蔬菜。老年高血压患者需要特别强调低盐饮食，一般每天摄入盐量应少于 5 克，病情较重者应少于 2 克。

3. 精神调节调理

针对具体情绪和心理变化，可采用解释、安慰、鼓励、加强对疾病相关知识的认知学习等方法，减轻或消除异常情志反应和致病性情志因素的影响。也可采用生物反馈疗法进行降压辅助治疗，或者教会患者一些放松术，练习肌肉放松和平静呼吸的方法。

4. 针灸、推拿、拔罐调治调理

可以运用体针对常用穴位曲池、内关、合谷、足三里、三阴交进行针刺，每日 1 次或隔日 1 次，10 次为 1 个疗程；也可以利用耳针在皮质下、脑干、内分泌、降压沟、神门、心等部位进行针刺、埋线或者穴位按压，每日或隔日 1 次，每次选用 1 ~ 2 个穴位。若用皮肤针可以对颈部及腰骶部的脊椎两侧进行治疗，结合乳突区、人迎、风池、足三里、三阴交、内关、曲池和前臂掌面正中线，轻刺激。若用水针治疗，在足三里、内关、三阴交、合谷、曲池、太冲等穴位轮替注射 0.25% 的盐酸普鲁卡因 1 毫升，每日 1 次。推拿按摩调理：揉太阳，抹额，揉睛明、攒竹，擦鼻，鸣天鼓，手梳头，按揉推擦脑后及颈项，搓手浴面，叩击捶打腰眼、足三里，擦涌泉等，并以掌顺经拍打手三阴三阳、足三阳三阴经络等。拔罐调理：在背部膀胱经、风池、肩髃、曲池、手三里、足三里、委中、承筋、丰隆等穴位进行轮流交替拔罐，每次留罐 10 ~ 15 分钟。

5. 外用药物和洗浴熏蒸调治调理

可以用敷贴法和药枕法进行辅助防治。敷贴法有涌泉贴和肚脐贴两种。可以用专治高血压的药丸贴脚心涌泉穴处，每日更换 1 次，每晚睡前敷贴一足的涌泉穴，左右交替。或用辅助治疗高血压的肚脐贴，将神阙穴消毒后纳入其中，用麝香止痛膏固定。药枕法可以根据高血压患者的病症情况配备相应的药枕，亦可用绿豆壳做枕头。药浴熏蒸调理：可以进行松脂浴、腐殖酸浴、氡泉浴、升温性水浴等药浴熏蒸治疗。水温为 38 ~ 40 ℃，每日或隔日 1 次，每次 30 分钟，15 ~ 20 次为 1 个疗程，睡前沐浴效果更好。药物足浴：用降血压配方和成方药煎汤浴足，每日 1 次，每次泡脚 30 分钟。

（三）冠心病的干预和健康教育

冠状动脉粥样硬化性心脏病简称冠心病，指由于脂质代谢不正常，血液中的脂质沉着在原本光滑的动脉内膜上，形成白色斑块。

冠心病的调理养生康复方法有日常运动锻炼，饮食调节调理，精神调节调理，针灸、推拿、拔罐调治调理，中医药调治调理等。

1. 日常运动锻炼

可以选用太极拳、传统气功、散步等方法，改善血液循环，加强心肌营养，改善心脏冠状动脉供血，降低冠心病危险因素，消除患者的紧张、悲观情绪。这样能够预防或消除冠状动脉痉挛，减少心绞痛的发作机会，有利于心肌功能的恢复和调整。需要注意：在冠心病患者运动锻炼前，要对其做全面身体检查，了解患者的心、肺功能情况，根据其身体情况选择合适的运动锻炼项目及运动量；不要轻易停用日常治疗冠心病的药物；在运动锻炼过程中可以做一些小幅度、安全性高的动作；运动锻炼要个性化，循序渐进，持之以恒，才能保证运动的协助康复效果，改善心肌供血，达到防治冠心病的目的。

2. 饮食调节调理

宜吃富含纤维素的食物，如粳米、小米、玉米及大豆制品等；宜吃富含多种维生素的新鲜蔬菜、水果，如芹菜、莴笋、西红柿、香菇、木耳、洋葱、大蒜、山楂、苹果等；宜吃高蛋白、低脂肪的食物，如鸡肉、鱼肉、瘦猪肉、牛肉、蛋等；避免食用高脂肪、高胆固醇的食物，如肥肉、动物内脏、蟹黄、鱿鱼及油炸食品等；不食用含糖量高和热量高的食物，如巧克力、冰激凌、奶油、乳酪等；不宜食用过咸或刺激性较强的食物，如各种腌制品、辣椒、芥末、浓茶、白酒等。

3. 精神调节调理

冠心病一般是由生活紧张、动作快、缺乏耐性、易激动等不良因素长期不断重复刺激导致的。精神因素是本病较主要的诱发因素，解除思想负担，稳定情绪，同时做放松治疗，可以控制病情，防止心绞痛反复发作。

4. 针灸、推拿、拔罐调治调理

可以用体针刺激常用穴位膻中、内关、少府、太溪、足三里、三阴交；或者用耳针刺激、埋针法，贴籽法等刺激心、肾、小肠、交感、神门、皮质下、内分泌等耳穴。用皮肤针刺激足三里、三阴交、内关、膻中、心俞、膈俞，每次取 2～3 个穴位，轻刺激 15 分钟，对早期患者疗效好；用穴位注射法可以取郄门、足三里、命门、腰阳关、神门、内关、心俞、膻中，穴位交替使用，每穴注射复方丹参注射液 1 毫升，每日 1

次；隔姜灸取阳池、三焦俞等穴，配地机、命门、三阴交、大椎等穴，或者用药物灸、清艾条温和灸关元、丰隆、神阙、双侧足三里等穴，每日1次，每穴15分钟。采用震颤法、一指禅、按法、揉法、擦法、弹拨法等手法对任督脉、足太阳经、手少阴、手太阳、手厥阴等经络进行。活动点按揉下脘、建里、上脘、气海、章门、膻中、大椎、肩井、大抒、肺俞、厥阴俞、心俞、肝俞、肾俞、天宗、小海、神门、后溪等穴位，每穴按揉1~3分钟，按揉力量由轻至重。拔罐取膀胱经背部第一侧线腧穴和风池、肩髃、曲池、手三里、足三里、委中、承筋、丰隆等穴位，每次拔罐10个左右，留罐10~15分钟。

5. 中医药调治调理

可以用贴敷疗法，将丹参、红花、川芎、延胡索、冰片等中药研末后，以醋水、酒或鸡蛋清等调成糊状，取适量贴敷于心俞、膻中、内关等穴位上；用药枕疗法选择荞麦皮、金银花、菊花、玫瑰花、夏枯草、龙胆草、黄连、黄芪、白芍、合欢皮、陈皮、木香、甘草等药物填充睡枕，可根据辨证加减药物。

（四）糖尿病的干预和健康教育

糖尿病是一种常见的代谢障碍性内分泌疾病，是由于体内胰岛素的分泌相对或绝对不足，引起糖、脂肪、蛋白质、水、电解质等的代谢紊乱。糖尿病的健康养生康复调理有日常运动锻炼，饮食调节调理，精神调节调理，针灸、推拿调治调理，中医药调治调理等方法。

1. 日常运动锻炼

可选用适合老年人体质的锻炼方式和锻炼方法（如放松功、内养功、强壮功、五禽戏、八段锦等），这样可以加强机体的新陈代谢，降低血糖。

2. 饮食调节调理

糖尿病患者需要控制饮食及对糖的摄取。少食多餐，适当选用低糖饮食。每日主食以250克左右为好（根据体质和血糖情况，遵医嘱加以调控），可以增加膳食粗纤维，如燕麦、荞麦等粗粮，多吃蔬菜，如卷心菜、小白菜、韭菜、冬瓜、番茄等，适当摄入蛋白质，如黄豆、鸡蛋、瘦肉等。有高血压、动脉粥样硬化等并发症的老年人，可以食用山楂、山药等食材；创口久不愈者，可食用银耳、木耳等富含胶原蛋白的食物。

3. 精神调节调理

运用疏导、安慰、放松等心理抚慰法，以减轻或消除负面情绪的影响。同时可以采取行为支持疗法，强化规范患糖尿病的老年人坚持遵从长程药物治疗、控制饮食、自我监测血糖等行为。

4. 针灸、推拿调治调理

用体针刺激脾俞、足三里、三阴交等穴位；用耳针或压丸法刺激胰、内分泌、肾、三焦、神门、心等穴位；或者用皮肤针、梅花针轻叩或以中等强度刺激胸椎、腰椎的夹脊穴位。穴位注射肺俞、脾俞、肾俞、三焦俞、曲池、足三里等穴位，每穴注入红花、当归、黄芪等注射液 0.5 ~2 毫升，隔日 1 次，每次选 2 ~4 个穴位。用灸条灸承浆、水沟、曲池、劳宫、太冲、然谷、太溪等局部穴位，每次选用 2 ~3 个穴位施灸，可以交替进行。推拿腰背部脊椎两侧，由上而下摩擦、揉背部夹脊的穴位和膀胱经的穴位，这样可以调理身体的整体免疫功能，增强体质。按摩搓揉脚背、脚掌，捏捻脚趾，这样可以预防脚部并发症。若发现并发眼睛疾患，可按揉双眼内外眦部、上下眼睑等减轻症状，促进康复。

5. 中医药调治调理

可以采用中医药洗浴的方式用温水擦淋浴，以促进血液循环和新陈代谢；也可以用温泉泉水浴等调节代谢，降低血糖。要注意老年人在浴室里的时间，随时询问巡查，保障安全，浴室应通风良好，以防止意外发生。温水擦淋浴每日或隔日 1 次，每次 15 ~20分钟即可，12 ~15 次为 1 个疗程，之后评估观察效果。脐敷外用药物：取石膏 5 克，知母 2 克，玄参 1 克，生地 0.6 克，党参 0.6 克，天花粉 0.2 克，黄连 0.3 克，炙甘草 1 克，粳米少许，制成粉剂，放于阴凉处保存备用。每次取药粉 250 毫克，加盐酸二甲双胍 40 毫克，混合敷脐，上盖以药棉，外用胶布固定。每 5 ~7 天换药 1 次，每 6 次为 1 个疗程，之后评估观察效果。

（五）骨关节炎的干预和健康教育

骨关节炎是由骨关节软骨退行性改变、骨质疏松、继发性骨质增生等导致的慢性、不对称的非炎性病变。

骨关节炎的养生调理方法如下。

1. 日常运动锻炼

骨关节炎急性炎症期可以选择放松功、内养功等运动锻炼方式；慢性恢复期可以选择散步、做家务以及易筋经、八段锦、五禽戏、医疗练功等运动锻炼方式。

2. 饮食调节调理

骨关节炎的饮食调节调理需要根据身体状况适当补充含钙质量高的食品（如牛奶、豆制品、海鱼、动物肝脏、蛋黄等），必要时补充一定的钙剂。可以补充维生素 D、维生素 C 等多种维生素。多吃蔬菜、水果，如各种绿叶蔬菜、山楂、柑橘等。需要控制体重减轻负重，根据关节情况适当增加活动量，增强血循环。尽量避免食用含糖量高、寒凉的食物。

3. 精神调节调理

患有骨关节炎的老年人可能因出现关节活动的功能障碍和疼痛而产生焦虑、抑郁等负面的不良情绪。当有负面的不良情绪出现时，需要对其进行心理辅导和安抚，使其恢复积极、愉悦的情绪，保持乐观的精神状态。患有骨关节炎的老人应正确认识骨关节炎，并配合治疗，顺应春、夏、秋、冬四时保养膝关节，并顺应自然变化规律，有意识地进行精神活动的调养。

4. 针推调治调理

患有骨关节炎的老年人可以选择足三里、神阙等强壮穴，运用针灸、刮痧、拔罐对自身免疫力进行调节，也可以根据个体症状情况加减穴位进行调治。骨关节炎引起的疼痛行走不定时可选用膈俞、血海等穴位；疼痛固定不移时可选用肾俞、关元等穴位。膝关节冷痛时可选用商丘穴；膝关节热痛时可选用大椎、曲池等穴位。骨关节炎的推拿，可以选用揉、拿、推、按、点等松解类手法。在骨关节炎慢性恢复期可选用关节运动类手法，活动滑利关节，加快血液循环，促使骨关节炎恢复。

5. 洗浴熏蒸调治调理

可以运用温泉水浸浴病痛关节，浸泡 8 ~ 15 分钟为宜。可以运用中药复方进行药浴熏洗，将治疗骨关节炎的中药复方煎成汤药汁，先熏 10 ~ 15 分钟，再用该药水进行敷洗。也可以直接将中药制作成药包热熨关节病变处，每天可进行 1 次，每次 1 小时左右，每 3 天运用一剂药进行治疗。还可以运用外用止痛活血中药膏敷贴关节病变处。

6. 正确姿势调整

患有骨关节炎的老年人，要注意坐、站、卧的姿势一定保持正确；注意加强运动锻炼，以增强自身体质；注意避免受到寒凉、潮湿的环境的影响，避免风寒湿邪侵入人体；加强生活起居的调摄，如饮食、劳逸、起居等一定要规律有序。

7. 积极预防骨质疏松

老年人骨质疏松发病率较高，骨质疏松可能会引起人体力学支持发生改变，故而引发继发性骨质增生导致的骨关节炎，甚至引发骨折等严重损伤。积极预防骨质疏松，可以针对老年人进行早期筛查、早期识别和早期治疗。注意在家和外出时防跌倒；家居布局应符合老年人对家居环境的要求；行动不便的应用拐杖、助行器等辅助工具；在饮食方面需要增加每日钙剂、蛋白质、牛奶等的摄入；多外出参加活动，享受充足的日照，若有不适及时就医。

（六）癌症的干预和健康教育

癌症是机体在各种导致癌细胞生长的因素作用下，局部组织细胞失去了对自身生长的正常调控而癌变形成新癌细胞衍生物，也叫恶性肿瘤。癌症严重危害着人类的身体健康和生命。鼻咽癌、食管癌、胃癌、肠癌、肝癌、肺癌、乳腺癌、宫颈癌、白血病和脑瘤等是最常见的癌症。癌症的养生调理康复方法如下。

1. 日常运动锻炼

患有癌症的老年人在病情稳定、症状较轻时，可以在身体状况允许的范围内进行运动锻炼。尽量避免较剧烈、运动量较大的活动方式，可以选择散步、太极拳、五禽戏、八段锦、站桩功等运动锻炼方式。若癌症的病情发展较快，或者症状较重，可以安静地休息，或者练一些静养功，如放松功、内养功等。

2. 饮食调节调理

在饮食方面注意营养搭配均衡，可以选择一些调节身体免疫力的饮食，如番茄、大枣、山药等调节肠胃的食物，枸杞、芝麻、黄芪、大枣、薏苡仁、香菇、蘑菇等益气固体的药食同源的食物，木耳、海带、海蜇、紫菜、牡蛎、甲鱼等软坚散结的食物，这对癌症患者康复和调理身体的失衡状态有较好的作用。

3. 精神调节调理

当得知患癌症这种严重的疾病时，或者随着癌症的发展出现癌痛、体质虚弱等情况时，患癌症的老年人可能会出现抑郁、焦虑、沮丧、担忧、悲观、恐惧、痛苦等负面的不良情绪，甚至丧失信心而拒绝任何治疗。针对这样的情况，可采取倾听交流、欣赏音乐、观赏山水、进行琴棋书画的熏陶等方法来放松身心，缓解负面的不良情绪，保持积极、愉悦的心境，从而增强与病痛抗争的积极性，尽量减少由不良情志因素导致的心理问题。若精神状态和心理接受度较好，可适时适度告知病情。若精神状态不能接受自己的病情，需做好心理安抚工作，根据心理状况、病情状况适当适时告知病情，并尽可能激发求生欲，争取患者积极配合治疗和增强生存治疗的信心。

4. 中医药调治调理

患有癌症的老年人，可以采用中医药调治调理作为放化疗后期的辅助治疗，以提高整体免疫能力，增强抗癌能力。同时也可以通过自我推拿调理，在手法上主要针对调整血压、心率、胃肠功能，镇静止痛，缓解痉挛。注意手法宜轻柔，避开病灶局部区域。

三、老年人常见意外风险的防范与应急处理

（一）跌倒

跌倒是老年人常见的意外损伤，跌倒后易引起多种疾病。跌倒的原因是多样的，包括高龄、衰弱、痴呆、疾病、药物作用、长期卧床起身太快、被限制束缚、穿鞋不

合适、对生活环境不熟悉等个体原因，以及外在的布局和配备不合理、道路湿滑等外部原因。可以结合病因和辅助的手段（如使用手杖、助行器等）进行跌倒的风险防控。对老年人参与的每日活动进行预案设定，开展活动前，首先，评估活动项目跌倒的风险系数，避免老年人参与过度激烈的活动，选择健康、舒缓、安全的活动项目。其次，评估活动场地，确保活动场地宽敞、明亮、无障碍物、无人群拥挤且设施设备性能安全，并根据活动场地的容量安排适宜的人数参加。再次，对老年人进行安全示范宣教，指导其穿松紧度适宜的衣裤和防滑鞋，必要时使用辅助用具予以支持。在活动过程中，全程安排人员观察、陪同老年人参与到整个活动中。若预观测到老年人有可能跌倒，可以暂停、终止活动，协助老年人坐下或回房间躺下休息。活动后观察老年人的身体状况，陪同或者让家属接送老年人安全地回到住所，防止老年人因身体机能透支而晕厥跌倒。

（二）烫伤和外伤

老年人由于生理衰退的原因，容易怕冷，并伴有感觉减退、感觉障碍等，在使用电热毯等保暖用品时，需要与皮肤保持一定的距离，或将温度调低；在洗澡时，水的温度不能太高，避免烫伤。若发生外伤事故（出血和骨折）出血需要止血包扎，骨折需要包扎固定，并及时送往医院进行诊治，在搬运过程中要注意保护创伤部位。

（三）噎食和误吸

噎食是指食物堵塞咽喉部或卡在食道的第一狭窄处，甚至误入气道导致窒息或者死亡。老年人发生噎食、误吸，是因为神经反射衰退，咀嚼功能不良，消化功能下降等，从而引起吞咽障碍；或者因为疾病（如脑血管病变）丧失了正常的吞咽功能，在进食或者饮水时异物被误吸入气管，发生呛咳，严重时发生肺部感染和窒息死亡。老年人噎食和误吸的防护很重要，需要安排护理人员对老年人的用品进行性能安全保障检查，禁止使用易燃易爆、尖锐锋利或具有化学毒性的生活活动用品。尤其对于有认知障碍的老年人的所有用品，必须进行严格筛查，不使用水剂、膏剂、小物件等类型的用品，防止老年人误食误吸入食管。准备没有棱角、较大的、适宜的生活活动用品。在老年人活动期间需安排巡逻护理人员，专门负责提供协助照护，仔细巡逻观察，检查准备开展活动的器具，及时发现并处理风险。积极应对老年人噎食和误吸，制定相应的防范措施及应急预案。主要的防范措施有：正确进食体位，根据老年人的个体情况选择合适的饮食种类及进食速度。避免提供过硬的食物、带刺的食物、骨头、过黏的食物（如糍粑、汤圆）、过滑的食物（如葡萄、果冻等），依据老年人的吞咽情况选择合适的食物种类（软食、流食、糊状饮食等）。喂食速度宜慢，一次入口量为勺子的2/3，不得催促老年人，确定老年人口中的食物吞咽后方可继续喂食。监控其进食速度，需在旁提醒及观察。发现老年人呛咳时需停止进食，立马采取应急预案。如老年人意识清醒，但不能说话或咳嗽，也没有呼吸运动，用站立位的海姆立克法快速疏通呼吸道进行急救；如果老年人丧失意识，立马采取平躺位的海姆立克急救法。

（四）坠床

影响和引起老年人坠床的因素有很多，平衡感减退、心脑血管病引起眩晕、直立性低血压、药物、室内光线等原因，伴有意识障碍、定向障碍、肢体功能障碍、视力障碍等功能障碍的疾病，在护理过程中翻身不当等行为，均有可能造成坠床。为避免发生老年人坠床事件，给老年人翻身时站立于老年人的对侧位，护理操作暂停或者结束时，注意及时拉上防护床栏。教会老年人或者护理人员正确使用床护栏，加强陪护，夜间起夜时会减少坠床的发生。改善居室环境，注意老年人的床高低合适，并安装防护栏，使老年人有抓扶的地方，室内可安装声控感应地灯，使老年人能看清地上的鞋物，避免踩空坠床。合理用药，科学起床。积极治疗老年慢性疾病，睡前避免服用影响视力、平衡等的药物。起床的时候缓慢改变体位，避免发生猝倒。对于常年卧床、合并精神疾病的老年人，可采取适当的保护性约束措施，如在床挡、栏杆的基础上戴乒乓球约束手套或使用约束性床单等。多与老年人进行情感沟通，及时发现老年人的心理诉求，在容易发生坠床跌倒的地方进行合理的装修布局，防患于未然。发现老年人跌倒在地立马送医院进行诊治，避免耽误病情。

（五）走失

老年人走失可能因为患有老年性痴呆，到了一个陌生的环境，记忆力、判断力减退，有定向障碍。

鼓励老年人在家人和护理人员的陪同下到附近的花园、公园等地方走走，同时不定期让老年人参加一些自己喜欢且有意义的活动，比如艺术欣赏、书法、手工等活动，陶冶老年人的情操，开阔老年人的心境，转移老年人的注意力。陪陪老人说话，缓解老人的孤独，使其感受家庭的温暖，避免出现老人“在家待不住”的情况，看护好才能防止走失。多和老年人聊聊天，了解他们的内心想法，及时开导其“想不通”的事情，同时鼓励他们表达自己的内心想法，增强他们对老年生活的信心。与邻居保持良好的关系，随时留意老人的动态。为老人寻找安心待在家，有条件的话，可以聘请保姆或将老人送至养老院等，让老人在儿女忙碌的时候有专人看管陪同。室外活动需根据老年人的状况安排照护人员，制定详细的活动计划，并加以陪伴，确保老年人在可控视线范围内。老人外出需穿方便出行且颜色明艳的服装，佩戴老人身份信息卡，也可以在老人的手、脖子等显眼的位置悬挂写有家属联系方式或身份信息的标识，或让老人牢记一位至亲的联系方式，以便老人走失时好心群众或民警联系家属。可以给老人挂上定位器，这样可以时时了解老人的行踪，以免走丢。

（六）生活行为的安全保障

老年人需要穿脱方便、适合出行的服饰和合脚、防滑的鞋袜。不穿有带子、绳索装饰的衣裤。不穿超过脚踝的裤子，以免被绊倒。老年人用餐时要细嚼慢咽。避免食用黏腻不易咀嚼及吞咽的食物，比如果冻、汤圆、年糕等。为避免老年人食物中毒，每两周定期清理冰箱中变质的食物。

（七）药物安全

在服用药物方面，关注患有慢性病并需要长期服用药物的老年人，每天不同时间吃的药物用药盒分装好，以单日服药量为限，多余的药物包装完好地放置在防潮袋内。督促提醒老年人按时遵医嘱规律服药。注意防止老年人忘记吃药或吃错药。照顾者需要注意老年人用药后的状况。若有药物提示副作用的症状是头晕、困倦等，需要提醒老年人动作要放缓慢，避免重心不稳而跌倒。

（八）突发病情变化的风险防控

需要阶段性地对老年人身体情况进行评估，如发现身体异常，需及时就医诊治。老年人切不可强行单独外出，外出活动可以由家人或者照护人员全程陪同照护（尤其年龄较长者），以便及时观察老年人可能会出现的突发病情变化。老年人可以根据出行情况和自身疾病状况，备适量急救药品和家人的紧急联系电话，以便应急处理突发疾病和病情变化。如果老年人在参与室内外活动时发生病情变化，照护人员或者老年人自己立即查看评估病情的严重程度，并进行应急处理，积极暗示和安抚情绪，立刻拨打急救电话。

（九）预防阿尔茨海默病的疾病风险

阿尔茨海默病（老年性痴呆的一种）是常发生于老年前期和老年的中枢神经退行性病变，伴有进行性认知功能障碍和行为损害（表现为记忆障碍、失语、失用、失认、视空间能力损害、抽象思维和计算能力损害、人格和行为改变等）；无法治愈，综合治疗可减轻病情、延缓发展。要预防阿尔茨海默病的风险，可以把常用物品和贵重物品放在方便和安全的地方，方便老年人拿取和记忆；把药物放在安全的地方；老年人外出时确保携带了身份证明或定位手机、联系电话等。

（十）预防老年抑郁症的疾病风险

老年抑郁症高危人群的主要临床表现有：心境低落、回避社交、意志活动减弱、思维迟缓、判断力迟钝、出现妄想、有自杀倾向、焦虑不安、有睡眠障碍。照护人员对老年人要多交流、帮助、鼓励，尽量满足老年人的合理要求；督促其多参与社交、外出活动。合理饮食、劳逸结合、适当锻炼。注意观察病情，严防意外发生。督促遵医行为和适时就医。

任务导入

某大型养老机构的负责人表示，在养老院工作中，最担心的风险之一是老年人跌倒。其实对居家社区养老的老年人而言，跌倒也是关系到老年人生活和健康的重要风险。请你为居家社区养老的老年人预防跌倒提出相应的方案，并制作成宣传海报在社区内面向居民宣传。

任务分析

本任务旨在制定老年人跌倒的风险防范措施，需要结合老年人自身情况和生活的方方面面进行思考。

任务实施

一、操作流程图

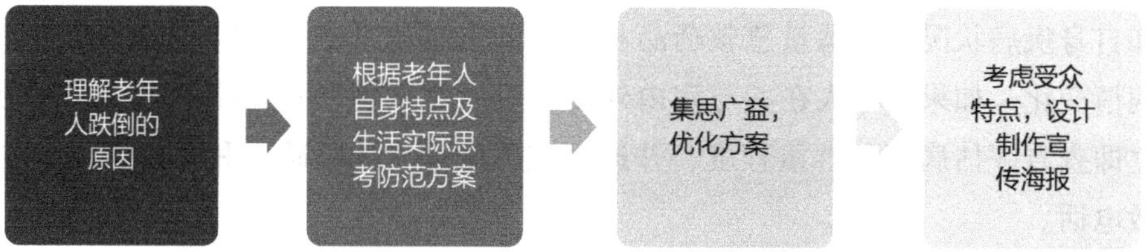

二、操作注意事项

力求根据社区老年人实际，全面制定预防跌倒的措施，并且以老年人及其家属能接受的方式进行宣传。

任务工单

<table>
<tr><td>任务名称</td><td>健康教育与风险防范</td><td>学时</td><td></td><td>培训对象</td><td></td></tr>
<tr><td>学生姓名</td><td></td><td>联系电话</td><td></td><td>任务成绩</td><td></td></tr>
<tr><td>任务设备</td><td></td><td>操作时间</td><td></td><td>操作地点</td><td></td></tr>
<tr><td>任务目的</td><td colspan="5">1. 理解跌倒对老年人的危害；
2. 理解老年人跌倒的原因；
3. 根据老年人的实际，制定防范跌倒的措施</td></tr>
<tr><td rowspan="4">任务实施</td><td>准备</td><td colspan="4"></td></tr>
<tr><td>实施流程</td><td colspan="4"></td></tr>
<tr><td>实施总结</td><td colspan="4"></td></tr>
<tr><td>实施评价</td><td colspan="4"></td></tr>
<tr><td>教师评价</td><td colspan="5"></td></tr>
</table>

思考与实践

有的老年人（或家属）对老年人可能出现的诸如跌倒、烫伤等风险持侥幸态度，认为不会发生在自己（或家人）身上，请问您作为养老服务工作人员该如何进行沟通？

附 录

附录 1

简易精神状态检查量表（mini-mental state examination，MMSE）

MMSE 也称为简易智能评估，由 Foltein 等于 1975 年编制，是国内外应用最广泛的认知功能筛查工具。

定向力：

Q01. 今年的年份？______年　　Q02. 现在是什么季节？______　　Q03. 现在是几月？______月

Q04. 今天是几号？______日　　Q05. 今天是星期几？__________

Q06. 现在我们在哪个省、市？__________　　Q07. 您住在什么区（县）？__________

Q08. 住几号楼？__________　　Q09. 我们现在在第几层楼？__________

Q10. 这儿是什么地方？地址（名称）__________

即刻回忆：

Q11. 现在我要说三样东西的名称，在我讲完以后，请您重复说一遍，并记住这三样东西，因为等一下要再问您："皮球、国旗、树木。"（以第一次答案计分）

皮球________　国旗________　树木________

计算和注意力：

Q12. 现在请您用 100 减去 7，然后用所得的数目再减去 7，如此一直计算下去，把每一个答案都告诉我，直到我说"停"为止。（若错了，但下一个答案是对的，那么只记一次错误）

93 ________ 86 ________ 79 ________ 72 ________ 65 ________

延迟回忆：

Q13. 现在请您告诉我，刚才我让您记住的三样东西是什么？

皮球________　国旗________　树木________

命题：

Q14.（测试人员拿铅笔）请问这是什么？铅笔________

（测试人员拿手表）请问这是什么？手表________

复述：

Q15. 现在我要说一句话，请清楚地重复一遍，这句话是："四十四只石狮子。"

（只说一遍，只有正确、咬字清楚的才记 1 分）________

阅读：

Q16.（测试人员把写有"请闭上您的眼睛"大字的卡片交给受试者）

请阅读这张卡片上所写的句子并照着去做。（如果闭上眼睛，记 1 分）

理解：

Q17.（测试人员说下面一段话，并给受试者一张空白纸，不要重复说明，也不要示范）

用右手拿这张纸________再用双手对折________将纸放在大腿上________

书写：

Q18. 请您写一个完整的、有意义的句子（句子必须有主语、动词）。________

视觉空间：

Q19. 请您按样子画图。________

得分		评估结果	

评估标准：总分范围 0～30 分，正常与不正常的分界值与受教育程度有关：文盲（未受教育）组 17 分；小学（受教育年限≤6 年）组 20 分；中学或以上（受教育年限 >6 年）组 24 分。分界值以下为有认知功能缺陷，以上为正常。

附录 2

记忆障碍自评量表（AD8）

项目	是，有变化（1）	无，没变化（0）	不知道（0）
1. 判断力出现问题（例如，做决定存在困难，做出错误的财务决定，有思考障碍等）			
2. 兴趣减退，爱好改变，活动减少			
3. 不断重复做同一件事（例如，总是问相同的问题，重复讲同一个故事或者同一句话等）			
4. 学习使用某些简单的日常工具或家用电器、器械（如 VCD、电脑、遥控器、微波炉等）有困难			
5. 记不清当前的月份或年份等			
6. 处理复杂的个人经济事务有困难（忘了如何对账，忘了如何交付水、电、煤气账单等）			
7. 记不住和别人的约定			
8. 日常记忆和思考能力出现问题			
总分			

注： 第一栏中的“是，有变化”表示在过去的几年中存在认知能力方面（记忆或者思考）的问题；总得分为受试者回答“是，有变化”的题目数量。

评估标准： 0～1 分为认知功能正常；2 分及以上为可能存在认知障碍。

附录 3

Morse 跌倒风险评估量表

由美国宾夕法尼亚大学的 Janice Morse 教授于 1989 年编制而成，是专门用于预测跌倒发生风险的量表。此量表在美国、加拿大、中国等国家已被广泛用于临床。

项目	评估	评分细则	得分
3 个月内有跌倒史	有（25 分）	询问患者及其照顾者近 3 个月有无跌倒史，老年人患者可能因记忆力下降或怕伤自尊而造成评分不准确	
	无（0 分）		
2 种及以上疾病	有（15 分）	查询病历记录	
	无（0 分）		
使用助行器具	扶家具行走（30 分）	先观察后询问（患者及其照顾者）	
	拐杖/手杖/步行器（15 分）		
	无/卧床/他人协助（0 分）	能自己行走，或完全不需要行走	
静脉治疗/置管/使用药物治疗	有（20 分）	指用麻醉药、抗组胺药、抗高血压药、镇静催眠药、抗癫痫痉挛药、泻药、利尿药、降糖药、抗抑郁抗焦虑抗精神药	
	无（0 分）		
步态	失调及不平衡（20 分）	正常步态或完全卧床；双下肢虚弱乏力的患者并不一定出现肌力及功能下降；因神经功能损伤或骨关节疾病等原因造成一侧或双侧肢体运动功能下降或残疾	
	乏力/≥65 岁/直立性低血压（10 分）		
	正常/卧床/轮椅代步（0 分）		
精神状态	正确认识自我能力（0 分）	无认知障碍，遵医依从性好，可因宣教改变不良行为	
	忘记自己限制/意识障碍/躁动不安/沟通障碍/睡眠障碍（15 分）	有认知障碍；过于自信，遵医行为差等	
总分	150 分		

评估标准：10～24 分为轻度危险；25～44 分为中度危险；≥45 分为高度危险。

附录 4

简版老年抑郁评估表（GDS-15）

序号	请选择最近 1 周最适合您的感受	是	否	得分
1	您对自己的生活基本上满意吗？	0	1	
2	您是否放弃了很多以往的活动和爱好？	1	0	
3	您是否觉得自己生活不够充实？	1	0	
4	您是否常常感到心烦？	1	0	
5	您是否多数时候都感到心情愉快呢？	0	1	
6	您是否担心有不好的事情发生在自己身上？	1	0	
7	您是否多数时候都感到幸福？	0	1	
8	您是否常常感到无依无靠？	1	0	
9	您是否宁愿在家，也不愿去做自己不太熟悉的事情？	1	0	
10	您是否觉得自己的记忆力要比其他老人差？	1	0	
11	您是否认为活到现在真是太好了？	0	1	
12	您是否觉得自己没有用？	1	0	
13	您是否感到精力充沛？	0	1	
14	您是否觉得自己的处境没有希望？	1	0	
15	您是否觉得多数人比你强很多？	1	0	

评估标准：正常 <8 分；抑郁 ≥8 分。

附录 5

微型营养评定简表（MNA-SF）

序号	筛查项目	评分方法	得分
1	在过去的 3 个月由于食欲下降、消化系统问题、咀嚼或吞咽困难，使食物摄入减少吗？	0 = 严重的食物摄入减少	
		1 = 中度的食物摄入减少	
		2 = 食物摄入无改变	
2	在最近的 3 个月中体重减轻	0 = 体重减轻 > 3 千克	
		1 = 不知道	
		2 = 体重减轻 1 ~ 3 千克	
		3 = 无体重减轻	
3	移动	0 = 只能在床或椅子上活动	
		1 = 能离开床或椅子，但不能外出	
		2 = 可以外出	
4	在过去的 3 个月中，遭受心理压力或急性病	0 = 是	
		2 = 否	
5	神经心理问题	0 = 严重的精神紊乱或抑郁	
		1 = 中等程度的精神紊乱	
		2 = 无神经心理问题	
6	体重指数（BMI）	0 = BMI < 19	
		1 = 19 ≤ BMI < 21	
		2 = 21 ≤ BMI < 23	
		3 = BMI ≥ 23	
	如果无法获得 BMI，用小腿围（厘米）	0 = CC < 31	
		3 = CC ≥ 31	

评估标准： 12 ~ 14 分，正常营养状态；8 ~ 11 分，营养不良风险；0 ~ 7 分，营养不良。

附录 6

压疮风险评估量表

项目	等级	分值	得分
感觉	完全受限	1	
	非常受限	2	
	轻微受限	3	
	不受限	4	
潮湿	持续潮湿	1	
	潮湿	2	
	有时潮湿	3	
	轻微潮湿	4	
活动度	限制卧床	1	
	可以坐椅子	2	
	偶尔行走	3	
	时常行走	4	
可动度	完全无法移动	1	
	非常受限	2	
	轻微受限	3	
	不受限	4	
营养	非常差	1	
	可能不足	2	
	足够	3	
	非常好	4	
摩擦力、剪切力	有问题	1	
	有潜在问题	2	
	无明显问题	3	

评估标准：15～18 分提示轻度危险；13～14 分提示中度危险；10～12 分提示高度危险；9 分及以下提示极度危险。

附录 7

吞咽功能评估量表

让患者端坐，喝下 30 毫升温开水，观察所需时间及呛咳情况。

项目	分级	评级
能顺利地 1 次将水咽下	1 级	
分 2 次以上，能不呛咳地咽下	2 级	
能 1 次咽下，但有呛咳	3 级	
分 2 次以上咽下，有呛咳	4 级	
频繁呛咳，不能全部咽下	5 级	

评估标准：5 级为高度危险；3 ~4 级为中度危险；1 级、5 秒以上咽下，2 级为低度危险；1 级、5 秒之内咽下为正常。

附录 8

格拉斯哥昏迷量表（GCS）

检查项目	反应	评分
睁眼反应	任何刺激不睁眼 疼痛刺激时睁眼 语言刺激时睁眼 自己睁眼	1 2 3 4
语言反应	无语言 难以理解 能理解、不连贯 对话含糊 正常	1 2 3 4 5
命令动作	对任何疼痛无运动反应 痛刺激时有伸展反应 痛刺激时有屈曲反应 痛刺激时有逃避反应（肢体回缩） 痛刺激时有推开动作 正常（执行指令）	1 2 3 4 5 6

计分标准：

GCS 总分范围为 3 ~ 15 分。

（1）14 ~ 15 分为“0 分：神志清醒，对周围环境警觉”；

（2）11 ~ 13 分为“1 分：嗜睡”；

（3）8 ~ 10 分为“2 分：昏睡”；

（4）7 分及以下为“3 分：昏迷”，其中 3 分以下为“深昏迷”。

参考文献

[1] 国务院新闻办就第七次全国人口普查主要数据结果举行发布会［EB/OL］.［2021-05-11］. https://www.gov.cn/xinwen/2021-05/11/content_5605842.htm.

[2] 陈海钰. 英国、日本社会养老服务体系研究及其经验借鉴［J］. 湖北经济学院学报（人文社会科学版），2017，14（6）：72-74.

[3] 刘厚莲. 世界和中国人口老龄化发展态势［J］. 老龄科学研究，2021，19（12）：1-16.

[4] 国家统计局，国务院第七次全国人口普查领导小组办公室. 第七次全国人口普查公报（第五号）：人口年龄构成情况［EB/OL］.［2021-05-11］. http://www.stats.gov.cn/sj/pcsj/rkpc/7rp/zk/html/fu03e.pdf?eqid=8c282d4f001f1fe100000002647952d8.

[5] 杜鹏. 中国老龄化社会20年：成就·挑战与展望［M］. 北京：人民出版社，2021.

[6] 杨舸. 我国“十四五”时期的人口变动及重大“转变”［J］. 北方工业大学学报（社会科学版），2021，21（1）：17-29.

[7]《中国城市养老指数蓝皮书》课题组. 中国城市养老指数蓝皮书［M］. 北京：中国发展出版社，2017.

[8] 中华人民共和国民政部. 老年人能力评估：MZ/T 039—2013［S］. 2013.

[9] 国家市场监督管理总局，国家标准化管理委员会. 老年人能力评估规范：GB/T 42195—2022［S］. 2022.

[10] 宋岳涛. 老年综合评估［M］. 2版. 北京：中国协和医科大学出版社，2019.

[11] 陈旭娇，严静，王建业，等. 中国老年综合评估技术应用专家共识［J］. 中华老年病研究电子杂志，2017，4（2）：1-6.

[12] 田兰宁. 老年人能力评估基础操作指南［M］. 北京：中国社会出版社，2016.

[13] 隋国辉. 养老机构入院评估操作手册［M］. 成都：西南财经大学出版社，2021.

[14] 党的二十大文件汇编［M］. 北京：党建读物出版社，2022.

Project 1
Cognition of Ability Assessment for the Elderly

In the face of the grim situation of aging population, elderly care has become a hot topic of world attention, and care for the elderly has also become a priority. In order to provide more targeted care services for the elderly according to their needs, and achieve more efficient use of limited care resources, scientific ability assessment for the elderly is particularly important. This project will review the current development of aging population and elderly care services around the world, and introduce the connotation and significance of ability assessment for the elderly, as well as a new occupation that has emerged in China in recent years—ability assessors for the elderly.

Objectives of the Task

Knowledge Objectives

1. Learn about the current status and impact of aging population.
2. Learn about the situation of elderly care services in the world and your country.
3. Be familiar with the elderly care service policies of your country and region.
4. Understand the connotation and significance of ability assessment for the elderly.
5. Understand the main job responsibilities and occupational requirements of ability assessors for the elderly.

Skill Objectives

1. Be able to clearly introduce the connotation and significance of ability assessment for the elderly to the assessment objects.
2. Possess the necessary knowledge, skills and literacy of an ability assessor for the elderly.

Quality Objectives

1. Have a strong sense of responsibility and a rigorous working attitude, and develop a positive professional emotion and attitude.
2. Adhere to professional service ethics, and possess the humanistic quality of caring for

the elderly.

3. Form a team with medical staff and social workers, and develop a good sense of teamwork in the assessment process.

Task 1 Understanding of Elderly Care Services

Detailed Explanation of Knowledge

1 World Population Aging

On July 11, 2022, the United Nations Department of Economic and Social Affairs (UN DESA) released the *World Population Prospects 2022*. According to the predictions in the report, the global population will reach 8 billion by 2022, and India will surpass China as the world's most populous country by 2023.

According to the *World Social Report 2023* released by the United Nations on January 12, 2023, the number of people aged 65 or over worldwide is projected to be more than double by the middle of the 21st century, rising from 761 million in 2021 to 1.6 billion in 2050. In the face of escalating pension and health care costs, countries all over the world should put the rights and well-being of the elderly at the center, and take specific measures to provide support for the elderly, to achieve a sustainable future. The number of people aged 80 or over is growing even faster. In addition, the demand for long-term care is also soaring as the elderly population grows larger.

The aging population is an important issue faced by all humanity in the 21st century. According to the standard of an aging society established by the United Nations in 1956 and the World Assembly on Aging in 1982, a universally accepted and widely applied standard in the academic community, an aging society is defined as a country or region in which the share of the population aged 60 or over reaches 10.00%, or the share of the population aged 65 or over reaches 7.00%.

In 1865, France became the world's first aging country. Today, the aging of the world population is becoming evident, and the world has entered an aging society as a whole. According to the data from World Bank, the share of the global population aged 65 or over had reached 9.40% by 2020.

Globally, the total world population increased from 6.14 billion in 2000 to 7.79 billion in 2020. At the same time, the population of people aged 60 or over increased from 610 million to 1.05 billion, an increase of 440 million. In 2020, the share of the population aged 60 or over reached 13.5%.

According to the *World Population Prospects 2022*, the share of the global population aged 65 or over is projected to rise from 10% in 2022 to 16% in 2050. By then, the number of people aged 65 or over worldwide is projected to be more than twice the number of children under the age of 5, and roughly the same as the number of children under the age of 12. By 2050, the life expectancy is projected to reach 77.2 years worldwide.

The growth of aging population in India, Indonesia, Brazil, Nigeria and other developing countries (excluding China) is significantly slower than that in such countries as the United States, Germany and Russia, and slower than that in China. In 2020, Japan had a share of the population aged 60 or over of 34.3%, becoming the world's most serious aging country. In France, Germany, the Netherlands, Italy, Spain, Portugal, Greece, Denmark, Sweden, and Finland, the share of the population aged 60 or over exceeded 25%. These countries with relatively rapid population aging are mainly distributed in the European region. The United States, the United Kingdom, South Korea, and Russia fall into a moderately aging society, with the share of the population aged 60 or over being 20%-25%. Currently, China falls into a mild aging society, and is stepping into a moderately aging society. In 2020, the share of the population aged 60 or over in China was 4-5 percentage points lower than that in the United States, South Korea, and Russia, basically the same as that in Thailand, and was significantly higher than that in India (by 8.6 percentage points), Nigeria (by 14.2 percentage points), and the Philippines (by 10.1 percentage points).

Rising life expectancy and aging population are important indicators of the age structure of population. Along with the development of the industrialization and modernization, there is a gradual increase in human lifespan, and rising life expectancy has also become an important trend of population development in the future. Globally, the number of people aged 80 or over doubled from 2000 to 2020, increasing from 71.71 million to 145.5 million. Accordingly, the share of the population aged 80 or over increased by 0.7 percentage points from 1.2% to 1.9%.

The trend of rising life expectancy in developed countries is becoming more evident and deeper. From 2000 to 2020, the number of people aged 80 or over in developed countries increased from 36.8 million to 67.02 million. Accordingly, the share of the population aged 80 or over increased from 3.1% to 5.3%, an increase of 2.2 percentage points, significantly higher than the world's overall level. The trend of rising life expectancy in developing countries (excluding China) is the weakest, with the share of the population aged 80 or over increasing from 0.6% to 1.0%, significantly lower than the world's overall level.

2 China's Aging Population

(1) Overview of China's Aging Population

The elderly are a kind of precious treasure of a country and society. China has the largest population in the world, with a large population base. With the social and economic development and the continuous improvement of living standards, the life expectancy is continuously increasing. According to the data from the seventh national population census, in 2020, the population aged 60 or over in China was 264 million, accounting for 18. 7% of the total population, and the population aged 65 or over was 191 million, accounting for 13. 50% of the total population. According to the classification standards set by the United Nations in the *Population Ageing and Its Socio-economic Consequences* published in 1956, if the population aged 65 or over in a country (region) accounts for 7% , it means that the country (region) has stepped into an aging society. In 2000, China's population aged 65 or over accounted for 7% and that aged 60 or over 10% . In the opinion of academia and media, China has entered an aging society. In the next 20 years, China's aging population will become serious more than ever before. According to the prediction made by Yang Ge (2021) based on census data, China will be a moderately aging society by 2026, with 20. 76% of the total population aged 60 or over. On the one hand, the aging population is one in which the number of the elderly population in the social population structure rises such that the share of the elderly population in the total population continues to increase. On the other hand, the aging population means that a country (region) becomes an aging society, with its population towards older ages.

(2) Characteristics of China's Aging Population

The aging population is an important trend of social development and a manifestation of the progress of human civilizations. It will be China's basic national condition for a long time. The aging population has profound effects on the entire field of economic operation, all aspects of social development, social and cultural aspects, and even the overall national strength and international competitiveness. On December 28, 2022, Professor Du Peng, Vice President of Renmin University of China, proposed five new characteristics of China's aging society at the high-end seminar on the theme of "Pursuing a Proactive National Strategy in Response to Aging Population": the elderly population will grow faster, peaking at nearly 500 million people; the aging population will become serious, exceeding the average level of developed countries; the characteristics of rising life expectancy will become more prominent, with an increase in the number of incapacitated elderly individuals; the educational level of the elderly will be high, with an improvement in the human resource advantages of the elderly; the elderly will enjoy a more secure economic income, with an upgrade of their consumption concept.

In general, China's aging population has the following characteristics.

① Large elderly population base and fast-growing aging population.

As China is experiencing rapid economic development and advancing urbanization, the miniaturization of family structure and the separation of grown-up children from their elderly parents are becoming increasingly common, leading to an increasing number of empty nesters (including elderly couples and the elderly living alone). According to the data from the seventh national population census, as of November 1, 2020, China had 260 million people aged 60 or over, including 190 million people aged 65 or over. Among the 31 provinces(not counted for Nong Kong, Macao and Taiwan regions of China), autonomous regions and municipalities in China, 16 provinces have seen their populations aged 65 or over exceed 5 million, and 6 provinces of them have had over 10 million elderly population. By 2033, the share of the population aged 65 or over in China is projected to reach 20%, marking that China will step into a hyper-aged society. From 1990 to 2020, the share of the population aged 65 or over in China increased from 7% to 14%, with a growth rate double that of the aging population in developed countries. From 2010 to 2020, the share of the population aged 60 or over increased by 5.44 percentage points, and that of the population aged 65 or over increased by 4.63 percentage points. The ascensional range rose by 2.51 and 2.72 percentage points respectively compared to the last decade. The aging population is growing rapidly.

The aging population in China is serious. According to Professor Hu Hongwei, Dean of the School of Public Administration at Renmin University of China and Director of the Institute of Social Security, by the end of 2022, the share of the population aged 65 or over had reached 14.9%, up by 0.7 percentage points year-on-year.

② Significant regional difference in aging population, with aging population happening in many provinces.

China's aging population is characterized by regional differences and unbalanced regional development due to the imbalance of China's regional economic development, regional difference of medical and health services, migration of labor force and the influence of household registration policies. By the end of 2020, aging population aging was happening in most areas of China, with the distribution of the elderly population basically consistent with that of the total population. The elderly population is mainly concentrated in Eastern China (including Hebei, Beijing, Tianjin, Shandong, Jiangsu, Shanghai, Zhejiang, Fujian, Guangdong, and Hainan), where the population aged 60 or over exceeds 100 million. In Central China represented by Shanxi, Henan, Anhui, Hubei, Jiangxi, and Hunan, the number of people aged 60 or over is 68.66 million. In western China (including Chongqing, Sichuan, Shaanxi, Yunnan, Guizhou, Guangxi, Gansu, Qinghai, Ningxia, Xizang, Xinjiang, and Inner Mongolia), the number of people aged 60 or over exceeds 68 million. In Northeast China represented by Heilongjiang, Jilin, and Liaoning, the elderly population is 23.9 million.

In 2000, among the 31 provinces (not counted for Nong Kong, Macao and Taiwan regions of China), autonomous regions and municipalities in China, 14 had seen their populations aged 60 or above exceed 10%. By 2020, only Xizang had not yet stepped into an aging society, with the share of the aging population less than 10% of its total population. On the whole, the aging populations in various areas of China have grown faster. By 2020, China's aging population had developed a regional distribution pattern of "high in the east and low in the west, and high in the north and low in the south, with the three eastern provinces of China (i. e.

Liaoning, Jilin, and Heilongjiang) and Sichuan and Chongqing as the two high points".

③ Obvious rural-urban differences in aging population, and aggravation of urban-rural inversion.

Since ancient times, China has been an agricultural country with a large rural population. With the economic development, more and more young and middle-aged people in rural areas have gone to cities to work with their children, which is an important factor leading to the high level of an aging population in rural areas. According to the data from the seventh national population census, it is quite common that the place of residence does not coincide with the place of household registration. In 2020, 493 million people lived outside rather than in the household registration, accounting for about 35% of the total population. Among them, the migrant population reached 376 million. In terms of the flow of the population, the population continues to gather in the areas along the Yangtze River, and coastal and inland urban areas. As a result, the Yangtze River Delta, the Pearl River Delta, the Chengdu-Chongqing city cluster and other key city clusters have seen rapid population growth, with an increasing concentration degree of population. By 2020, China's aging population had shown an obvious urban-rural inversion pattern. To be specific, the number of elderly people in urban areas (143 million) exceeded that in rural areas (121 million), while the share of the population aged 60 and 65 or above in rural areas was 23. 81% and 17. 72%, respectively, 7. 99 percentage points and 6. 61 percentage points higher than those in urban areas. Besides the economic and social factors, the rural-urban differences in aging population are also closely related to population mobility.

④ Rising life expectancy and increasing number of empty nesters, increasing the risk of disability and imposing a surging demand for care.

The national economic development has contributed to the continuous improvement of living standards, the popularization of medical and healthcare systems and other public health systems, the introduction of social medical security systems, and the increase in per capita income, resulting in a decline in mortality rate and a rising in life expectancy. As a result, the elderly population aged 80 or over is growing faster. It can be seen from the data from previous national population censuses that the life expectancy in China has been continuously increasing. In 2000, there were 7. 68 million people aged over 80 in China. In 2020, there were 35. 8 million people aged 80 or over, accounting for 2. 54% of the total population, which increased by 0. 98 percentage points to 14. 85 million compared to 2010. In 2010, there were 41. 5 million empty nesters aged over 65 in China. By 2015, this figure exceeded 51 million.

Compared to the young and middle-aged elderly, the population aged 80 or over has a higher risk of disease and a higher demand for social security and medical care. A rising life expectancy and an increasing number of empty nesters have resulted in an increasing risk level of disability and semi-disability, imposing a surging demand for care.

⑤ Lower illiteracy rate among the elderly population and higher population quality.

According to the data from the seventh national population census, the number of people aged 60 or over with high school or university education reached 36.69 million, an increase of 20.85 million compared to 2010. That proportion accounts for 13.90% of the total population in the age bracket of 60 or over, up by 4.98 percentage points compared with a decade ago.

(3) Impact of China's Aging Population

① Serious shortage of labor force due to the accelerated increase in the old-age dependency ratio.

The aging population will reduce the supply of labor. On the one hand, an aging population will affect the accumulation of social capital, reduce the supply of labor, and lower the potential economic growth rate. On the other hand, the aging population will increase the burdens on families concerning elderly care, and raise the pressure to provide basic public services.

② Change of China's traditional elderly care pattern.

China had pursued the childbirth policy of "late marriage and later childbearing, fewer and healthier births" since 1970, with rewards given to the one-child families. By 1980, China had rigorously pursued a policy of one child per couple, not only effectively controlling the population size and improving the population quality, but also fundamentally changing the traditional family structure in China, and further reducing the average household size. In 2020, the average household size was 2.62 persons, a decrease of 0.48 persons compared to the data (i.e. 3.10 persons) from the sixth national population census in 2010. As a result, the number of family members who can take care of the elderly has decreased, weakening the function of family support, and increasing the burdens on families concerning elderly care. With the increasing costs of living, health care and education, there is a lack of willingness to have babies, and many women choose to have fewer or no children. With the change of family support structure, the working-age population faces heavy burdens concerning elderly care.

③Increasing social security costs in China.

On the one hand, the aging population will increase the burdens on families concerning elderly care, and raise the pressure to provide basic public services. In general, China's aging population is characterized by fast development, a large size and regional imbalances, and is ahead of social and economic development. The growing demands of the elderly for economic support, medical and health care, daily care, and spiritual and cultural life will inevitably pose great challenges to the national economic and social development. It is an important and urgent strategic task for achieving socialist modernization to solve problems concerning elderly people, meet the growing material and cultural needs of the elderly, realize coordinated development between the undertakings for the aged and the economy and society, and promote social equity and stability. On the other hand, the aging population in rural areas faces severe challenges as it affects the coordinated development between urban and rural areas. The progress of urbanization has driven the transfer of rural labor force to cities, changing the urban population structure by providing a large number of working-age population, and promoting the development of urban economy. However, it has in turn accelerated the growth of the aging population in rural areas, further widened the rural-urban differences in population structure, social security level and economic development level, and caused the rural areas to seriously lag behind the urban areas in terms of economic development and social service levels. As a result, the aging population in rural areas faces more severe challenges, such as an increasing number of empty nesters and elderly people with difficulties, and a higher old-age dependency ratio.

By the end of 2022, there were 14. 2 million elderly people in China who received subsistence allowances, and more than 3. 7 million elderly people who received assistance and support for people in extreme difficulty. The subsidy system for the poor population of advanced age and incapacitated elderly individuals had been put in place at the provincial level, benefiting nearly 37 million elderly people.

3 Elderly Care Services in the Context of the Aging Population

With a growing aging population, a rising life expectancy and an increasing number of empty nesters, the accelerated aging population has led to a sharp increase in the demand for elderly care services. The population with disabilities in China has increased rapidly with the increase in the share of the elderly population, especially the population of advanced age.

According to the data from "Fourth Sample Survey on the Living Conditions of Urban and Rural Senior Citizens in China" released by the China National Committee on Ageing, 40. 63 million elderly people in China were incapacitated or partially incapacitated, among which the number of incapacitated elderly people was 8. 29 million in rural areas and 4. 11 million in urban areas (Zhuang Xurong and Zhang Liping, 2016). By 2030 and 2050, the number of incapacitated elderly people in China is projected to reach 61. 68 million and 97. 5 million, respectively (General Report Drafting Group, 2015). The increasing number of incapacitated elderly people will impose a surging demand for elderly care (Peng Xizhe et al., 2017).

Against the backdrop of aging populations, the large incapacitated elderly population requires not only substantial financial security, but also a large number of (formal or informal) service security to maintain their basic livelihoods. The burdens on the country concerning elderly care have increased dramatically. First, the rapid growth of the elderly population has led to a rapid expansion of the population with a potential demand for elderly care services. Second, such factors as miniaturization of family structure, declining birthrate, and intergenerational separation due to population mobility have resulted in an increasing demand for social services for the elderly. Third, the higher economic development level and the change of elderly care concept have resulted in a demand for upgraded elderly care services, imposing higher requirements on the quantity and quality of elderly care services.

It is urgent for the elderly care service industry to establish and improve scientific, standardized, normalized and user-friendly assessment, so as to improve the quality of elderly care services and cope with the contradiction between the growing demand for elderly care services and the imbalanced and inadequate development of elderly care services.

(1) Elderly Care Patterns of Some Countries in the World

Globally, the UK and Japan have entered the aging society earlier than other countries, and their elderly care service systems are relatively sound. The UK was the first western country to undergo the Industrial Revolution, and started the establishment of the social welfare system almost at the same time. Under the welfare-based social security model, most of the funds required for elderly care services are borne by the state. Japan's social security model is of a social insurance type, with the funds required for elderly care services mainly sourced from the long-term care insurance system. By establishing a system of social services for the elderly that is in line with the social security system, the UK and Japan have achieved certain results in addressing the issues of elderly care encountered during the period of economic development.

①Elderly care service system of the UK.

The elderly care service system of the UK has developed from a model of residential elderly care services to a model of community-based elderly care services. In the UK, the government not only regulates and guides the elderly care service system through legal means, but also participates in the construction of some community-level elderly care organizations. Initially, the UK considered residential elderly care services as an important part of elderly care services, with the large elderly care institutions (i. e. welfare institutions) established by the government through financial expenditures as the carrier of such services. However, the isolation of welfare institutions from living communities and the long-term residential care tended to put the elderly in an abnormal living environment, resulting in various constraints, and a lack of dignity and independence. By 1948, the UK had established a hierarchical National Health Service (NHS) system based on the core principles of the Beveridge Report. At the community level, the community care service system mainly consists of three parts: managers who are responsible for community care services, professional caregivers who have undergone systematic training and obtained corresponding qualifications, and care providers who directly provide care services to the elderly. By the 1960s, the UK had further promoted the application of community-based elderly care services, and developed and improved the system of social services for the elderly, mainly including the establishment of community-based elderly care facilities and institutions, opening of nursing homes to communities, and development of private elderly care institutions and home-based elderly care services. By the end of the 1970s, the model of community-based elderly care services had become widely popular in the UK.

②Elderly care service system of Japan.

As the oldest country in the world, Japan has actively explored elderly care services, and has established the following representative elderly care service systems.

a. Long-term care insurance system.

After World War Ⅱ, Japan successively enacted the *Act on Social Welfare for the Elderly* and the *Health and Medical Services Act for the Aged*, forming a basic framework for the well-being, medical and health care of the elderly, and establishing a standardized system for the construction and operation of medical and health care facilities for the elderly. Since the 1990s, due to the slow growth of Japanese economy, the social welfare system has struggled to meet the growing demands for high-quality care services. At the same time, the elderly care institutions' failure to provide user-friendly elderly care services has been a focus of attention. Japan adopted the *Long-Term Care Insurance Act* in 1997 and implemented it from April 1, 2000. The long-term care insurance services are divided into two parts: home-based elderly care services, and institutional support for the elderly, which are further divided into five levels and three levels corresponding to different service frequencies and contents, respectively, according to the self-care ability of the elderly. In 2005, Japan transformed its in-home care support centers to community-based care support centers, further integrating various elderly care services, and allowing such organizations as social welfare corporations, local public groups, medical corporations, and profit-making corporations to provide community-based welfare services. In this way, social organizations and intermediary organizations are responsible for providing services according to the principle of marketization, while the government mainly performs regulatory functions and promotes the development of these services through financial means. Japan has established an independent social insurance-based elderly care service system through its long-term care insurance system. By withdrawing funds in proportion from the national pension system for registered residents of Japan aged 40-65 to support the operation of the long-term care insurance system, Japan has effectively combined the financial and material security required for the elderly with the service guarantee required for the elderly, effectively solving the livelihood and health care problems of the elderly, and integrating various elderly care services into one industry chain, thus creating new space for the development of Japan's elderly care service system.

b. “Continued employment bonus” and “time savings” systems.

“De-familization” has become one of the characteristics of Japan’s elderly care services because of Japan’s aging population, rising life expectancy and declining birthrate, as well as challenges to the traditional concept of familism from other cultures and effective systems. Japan has a long life expectancy. In order to fully tap the resources of the elderly and give full play to the potential of the elderly, the Japanese government has developed two systems. One is the “continued employment bonus” system aimed at encouraging healthy elderly individuals to work with professional caregivers and participate in community services, and mobilizing the subjective initiative of the elderly by offering appropriate compensation for them in return. The other one is the “time savings” system. Under the system, young or healthy elderly individuals are encouraged to provide elderly care services in daily life, and can also apply for such services for themselves if required. In addition, the Japanese government has also developed various incentive policies and financial measures to mobilize social enterprises and students to actively participate in volunteer service activities in their spare time. In terms of social support in Japan’s elderly care service system, Japan has also established the temporary alternative home care worker system, which can be applied for when there is a need for home care for an elderly person, for example, when there are short of hands or when family members are temporarily unable to provide care for the elderly person. Home care workers should attend training courses designated by the government and work with a certificate. They mainly provide home-visit care services for the elderly, including assistance with meals and bathing, or cleaning and shopping. Generally, social welfare corporations or local public groups are responsible for providing home care workers. Under the social insurance system, Japan’s long-term care insurance system and elderly care service system have become flexible and diversified.

(2) Elderly Care Services in China

At present, China has developed three elderly care models: family support for the elderly, institutional support for the elderly, and community-based elderly care. Under the influence of Chinese traditional culture, people tend to prefer the traditional elderly care model, i. e. family support for the elderly, which still prevails in rural China. Such a model has the advantages of economic and emotional acceptability, and low costs of social infrastructure. However, the human cost of family support for the elderly increases dramatically as a result of miniaturization of family structure, accelerated pace of life and heavier workloads, causing the model of family support for the elderly to gradually transition to the model of social support for the elderly in line with the changes in family structure and social development.

Institutional support for the elderly is a kind of social support for the elderly, mainly prevailing among the elderly in urban areas. It is a kind of comprehensive care service provided to the elderly in a centralized manner by specialized elderly care institutions (including welfare institutions, nursing homes, nurseries for the elderly, hostels for the elderly, and hospices). Elderly care institutions should follow a series of daily management requirements, and usually fall into three categories by nature: state-founded elderly care institutions, collectively owned elderly care institutions run by townships, communities, villages and subdistrict offices, and private elderly care institutions established by enterprises and public institutions or individuals. Institutional support for the elderly is one of the important elderly care models in China, but it cannot meet the needs of many other elderly people.

Community home-based elderly care is a combination of family support and social support for the elderly, and its basic practice is to establish elderly care service centers in various communities of a city. The elderly still live in their own homes, and enjoy the nutrition and medical care and psychological counseling services provided by these service centers. At the same time, these service centers assign trained elderly care workers to provide in-home care services at a fixed time as agreed for the elderly, including cooking, cleaning, room arrangement and other household services, as well as companionship and emotional support (such as heart-to-heart talk) for the elderly. Compared to the institutional support for the elderly, home-based elderly care services are more adapted to the living habits and psychological characteristics of the elderly in China. They meet the psychological needs of the elderly, help the elderly enjoy their old age, and are also more in line with the national conditions of China.

Since the 18th CPC National Congress, with the further aging of the population, China has attached increasing importance to the development of elderly care services and has made a series of important decisions and plans to accelerate the development of the elderly care service industry. First, the institutional framework for elderly care services has been constantly improved. The CPC Central Committee has released more than 10 sets of policies to promote elderly care services. The Ministry of Civil Affairs of the People's Republic of China has worked with relevant departments to roll out over 90 sets of institutions and set up more than 20 sets of national and industry standards. The "four beams and eight columns" of the system of policies and institutions concerning elderly care services have basically taken shape. Second, the basic elderly care service system has been continually improved. China has continuously made greater efforts to ensure the basic needs of poor elderly people, and promptly brought the poor population of advanced age and incapacitated elderly individuals in rural areas into the scope of subsistence allowances. By the end of 2022, there were 14.2 million elderly people in China who received subsistence allowances, and more than 3.7 million elderly people who received assistance and support for people in extreme difficulty. The subsidy system for the poor population of advanced age and incapacitated elderly individuals had been put in place at the provincial level, benefiting nearly 37 million elderly people. The elderly care service system has become a crucial part of the national strategy to address the aging population. Third, the supply of elderly care services has increased and the quality has been constantly improved. China has made the elderly care service market more market-based. As such, the supply of elderly care services has become diversified. By March 2023, the "9073" elderly care model had been increasingly recognized, that is, around 90% of the elderly people preferred family support for the elderly, 7% preferred community-based elderly care services, and 3% preferred institution support for the elderly. In other words, 97% of the elderly prefer the model of enjoying elderly care services in their own homes.

4 China's Elderly Care Service Policies

Elderly care policies are effective means for the state to intervene in the aging population development, and regulate the contradiction between the aging population development and overall social development. They are the foundations of policies to protect the legitimate rights and interests of the elderly and promote the development of elderly care programs.

From 2003 to 2020, China released a series of proactive policies in response to the aging population and to develop elderly care programs and services. In 1996, the Law of the People's Republic of China on Protection of the Rights and Interests of the Elderly was promulgated. In 2012, 2015, and 2018, three revisions were made to the law, forming a legal system for elderly care services with the law on protection of the rights and interests of the elderly as the core. At the same time, overall plans were made to promote the progress of the elderly care service system. In December 2006, the State Council Information Office of China published a white paper entitled *The Development of China's Undertakings for the Aged*. At the same time, China had promulgated "the Eleventh Five-Year Plan", "the Twelfth Five-Year Plan", "the Thirteenth Five-Year Plan" and "the Fourteenth Five-Year Plan" for "the Development of China's Undertakings for the Aged", as well as the *Decisions on Accelerating the Development of the Old-Age Service Industry*. As such, China has developed an increasingly mature old-age security system. According to the Report to the 20th CPC National Congress, China will pursue a proactive national strategy in response to aging population, to ensure that basic elderly care is accessible to the entire elderly population. Table 1 – 1 lists China's national elderly care service policies.

Table 1 – 1 China's National Elderly Care Service Policies

Year	Policy/Law	Content	Remarks
2012	Law of the People's Republic of China on Protection of the Rights and Interests of the Elderly	Building of elderly care service system	The law was enacted in 1996, and revised in 2012, 2015, and 2018

(continued)

Year	Policy/Law	Content	Remarks
2013	Several Opinions on Accelerating the Development of the Old-Age Service Industry	Development of elderly care services	
	Several Opinions on Promoting the Development of Health Service Industry	Health and elderly care services	
2014	Several Opinions on Accelerating the Development of Modern Insurance Service Industry	Old-age insurance services	
2015	Decisions on the Reform of Old-age Insurance System for Workers in Government Agencies and Public Institutions	Pension system unification	
	Guidelines on Advancing the Combination of Medical and Health Services and Elderly Care Services	Combined medical and elderly care services	
2016	The 13th Five-Year Plan for Medical and Health Service Development	Health services for the elderly	
	Development Plan for Education for the Elderly (2016-2020)	Promoting education for the elderly	
	Several Opinions on Opening the Elderly Care Service Market in an All Round Way and Raising the Quality of Elderly Care Services	Elderly care services	
2017	Plans for the Development of China's Old-Age Programs and Elderly-Care System during the 13th Five-Year Plan Period	Elderly care service system	
	Notice on the Implementation Plan for Transferring Part of State-Owned Capital to Fortify Social Security Funds	Old-age security system	
	Opinions on Boosting More Investment in Social Sectors	Investment in elderly care services	
	Opinions on the Formulation and Implementation of Elderly Care Service Projects	Content of elderly care services	
	Several Opinions on Accelerating the Development of Commercial Endowment Insurance	Old-age security system	

(continued)

Year	Policy/Law	Content	Remarks
2018	Notice on Establishing a System of Central Regulation for Enterprise Employees' Basic Old-age Insurance Funds	Old-age insurance system	
	Notice on Issuing the Interim Measures for Special Additional Deductions for Individual Income Tax	Old-age security system	
	Several Opinions on Improving and Enhancing Consumption Systems and Mechanisms to Further Exploit the Potential of Residential Consumption	Elderly care service consumption	
2019	Opinions on Advancing the Development of Elderly Care Services	Development of elderly care services	
	Letter on Agreeing to Establish an Inter-ministerial Joint Conference System for Elderly Care Services	Development of elderly care services	
2020	Recommendations of the CPC Central Committee on Formulating the 14th Five-Year Plan for Economic and Social Development and the Long-Range Goals for 2035	Development of elderly care programs and services	
	Notice on Taking Special Steps to Improve Services at Nursing Institutions for the Elderly in 2020	Development of elderly care programs and services	
	Opinions on Establishing and Improving a Comprehensive Regulation System to Advance the High-Quality Development of Elderly Care Services	Supervision of elderly care services	
	Guidelines on Accelerating the Implementation of Home-based Elderly-friendly Renovations	Development of elderly care programs and services	
	Measures for the Administration of Elderly Care Institutions	Supervision of elderly care services	
	Notice on the Implementation Plan for Effectively Resolving the Difficulties Faced by the Elderly in the Use of Intelligent Technologies	Development of elderly care programs and services	
	Opinions on Promoting Property Service Enterprises to Develop Community Home-based Elderly Care Services	Development of elderly care programs and services	
	Notice on Carrying out Actions to Improve the Service Quality of Institutions Providing Combined Medical and Elderly Care Services	Development of elderly care programs and services	
	Notice on Determining the Fifth Group of Central Government-financed Pilot Areas for the Reform of Home-Based and Community-Based Elderly Care Services	Development of elderly care programs and services	

(continued)

Year	Policy/Law	Content	Remarks
2021	The Outline of the 14th Five-Year Plan (2021 – 2025) for National Economic and Social Development and Vision 2035 of the People's Republic of China	Improving elderly care services	
	Three-year Action Plan to Provide Smart Assistance to the Elderly	Development of elderly care programs and services	
	Implementation Plan for Projects in Response to Population Aging and Construction of Child Care Facilities	Development of elderly care programs and services	
	Implementation Opinions on Further Strengthening Food Safety Management in Elderly Care Services	Supervision of elderly care services	
2022	Notice on the Guideline to Promote the Development of National Undertakings for the Aged and Improve the Elderly Care Service System during the 14th Five-Year Plan Period	Development of elderly care programs and services	
	Notice on Organizing and Implementing the Action Plan for Improving Home-based and Community-based Basic Elderly Care Services in 2022	Elderly care service system	
	Opinions on Promoting the Development of Private Pensions	Elderly care institutions	
	Notice on Adjustment of Basic Pension Payments for Retirees in 2022	Old-age security system	

According to the *National Economic and Social Development Statistical Communiqué of the People's Republic of China on the 2020*, by the end of 2020, there were 38, 000 elderly care institutions in China, with 8. 238 million beds available for the elderly, an increase of 624, 000 beds. Among them, the number of beds in elderly care institutions was 4. 831 million, an increase of 443, 000 over 2019.

With the progress of China's social structural transformation and the rapid growth of the aging population, there have been significant changes in the economic and social conditions of elderly care, such as the increasing pressure on pension payments, changes in traditional elderly care model, and the emergence of social support for the elderly. Elderly care services are facing enormous opportunities and many challenges. We need to actively respond to them.

Task Import

Divide the class into groups of 3 to 4 students. Ask the students to conduct a research on the current situation of the aging population and elderly care services (particularly the current situation of elderly care) in the area where the college is located by, access to relevant information, visit and survey, and then write a research report of not less than 1,500 words.

Task Analysis

Through a combination of theory and practice, this task is intended to promote students' understanding of the current situation of elderly care services and inspire them to think.

Task Implementation

1 Operation Flow Chart

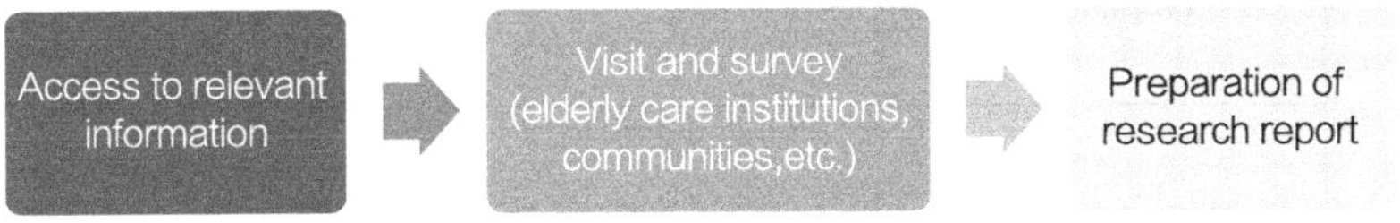

2 Notes on Operation

As a student majoring in elderly care services, you should take an active interest in the current situation of the aging population in your country and local area, as well as the situation of elderly care services, to prepare yourself for serving the sector of elderly care services.

Task Work Order

Task	Understanding of Elderly Care Services	**Credit hours**		**Trainee**	
Student name		**Tel.**		**Performance of the task**	
Equipment for the task		**Time of operation**		**Place of operation**	
Objectives of the task	1. Learn about the current status and impact of aging population; 2. Learn about the situation of elderly care services in the world and your country; 3. Be familiar with the elderly care service policies of your country and region				
Task implementation	Preparation				
	Process				
	Summary				
	Evaluation				
Teacher's comments					

Thinking and Practice

What foreign initiatives in elderly care services can be used to develop China's elderly care programs?

Task 2 Understanding of the Connotation and Significance of Ability Assessment for the Elderly

Detailed Explanation of Knowledge

1 Connotation of Ability Assessment for the Elderly

Here is a short story about Confucius, a famous educator in ancient China.

子路问："闻斯行诸?"

子曰："有父兄在，如之何其闻斯行之?"

冉有问："闻斯行诸?"

子曰："闻斯行之。"

公西华曰："由也问，闻斯行诸？子曰，'有父兄在'；求也问，闻斯行诸，子曰，'闻斯行之'。赤也惑，敢问。"

子曰："求也退，故进之；由也兼人，故退之。"

(Source: *Xian Jin, the Tenth Chapter of Analects of Confucius*)

The gist of the story is as follows:

Zi Lu: "Is it right that I may just go and do it whenever I hear about something of significance?"

Confucius answered, "That is not the case! Because you are needed in your home by your father and brother."

Later, another student, Ran You, asked Confucius, "May I just go and do it whenever I hear about something worth doing?"

"Yes, it is good for you to do it when you hear about something worth doing."

Another student, Gong Xihua, noticing that Confucius' answers to the same question were different from each other, asked why.

Confucius replied, "Ran You has a modest and gentle disposition. So I encourage him to be brave and go forward. Zi Lu usually is hot-headed, so he should be taught to scruple before action."

This is the origin of the Chinese idiom "teach students according to their aptitude". This means that teachers must have a good understanding of students' personalities and abilities, and be able to teach them in a way that allows them to make the most of their talents and achieve success. This is the experience in the field of education.

In the face of the grim situation of aging population, we should also "provide services according to the aptitude" in order to meet the needs of elderly care services and make more efficient use of limited elderly care resources.

How to do? It is to provide services suitable for the elderly according to their physical and mental characteristics and main needs. "Aptitude" here mainly refers to the ability of the elderly, or more specifically, the physical conditions necessary for an elderly individual to successfully complete some activities. To provide elderly care services suitable for the elderly, it is necessary to fully understand the ability level of the elderly. That is to say, we should scientifically classify the ability levels of the elderly with unified, standardized and practical assessment tools, and provide services suitable for the elderly on this basis. For example, if elderly person A's ability level is "intact ability", he is an elderly person with self-care ability and does not need any additional care services from the elderly care institution, while if elderly person B's ability level is "moderate or severe disability", he will need appropriate assistance or intermediate care services provided by caregivers. The content of care, the manpower required and the fees to be paid by the elderly individuals all vary with the level of care. This fully embodies the concept of active aging and healthy aging.

Ability assessment for the elderly is intended to meet the needs of elderly care services. It is to scientifically classify the ability levels of the elderly with unified, standardized and practical assessment tools, to provide a basis for the government to formulate elderly care policies and provide elderly care services suitable for the elderly.

On August 29, 2013, the Ministry of Civil Affairs of the People's Republic of China, as the competent department of elderly care services, issued the civil affairs industry standard of China—*The Ability Assessment for Older Adults* (MZ/T 039-2013), which had been officially implemented from October 1, 2013.

In 2022, the national standard—*Specification for Ability Assessment of Older Adults* (GB/T 42195-2022) was published. The standard is compiled based on the ten-year implementation of *The Ability Assessment for Older Adults*, in combination with the progress of the United States, Japan, Australia, UK and other countries, as well as China's Hong Kong and Taiwan with regard to the tools for ability assessment for the elderly. The ability assessment for the elderly described in this book is based on this national standard.

2 Significance of Ability Assessment for the Elderly

As the elderly grow older, they are susceptible to various diseases due to the decline of physical function, and have a growing demand for elderly care services. However, there is a general shortage of resources for elderly care services and an imbalance between supply and demand. In this context, it is important to carry out ability assessment for the elderly, in order to make full use of the limited resources available to provide the elderly with elderly care services that cater to their needs.

Ability assessment for the elderly is the primary way to improve the quality of elderly care services and to realize the rating and classification of elderly care institutions, and ensures that the elderly can live comfortably, safely and securely in institutions. It is also the driving force of standardized services, comprehensive quality improvement of talents, and orderly management. In the process of advancing the sound development of the elderly care service industry, ability assessment for the elderly provides the basis for accurately quantifying the real needs of the elderly and reasonably allocating elderly care service resources, and serves as the foundation for providing reasonable and standard elderly care services. Ability assessment for the elderly is the only means for elderly care institutions to have a full understanding of the care needs of the elderly, reasonably allocate the limited resources, and make scientific plans for the market supply, such as the formulation of care plans and provision of services, the construction of elderly care institutions, and the training of elderly care service talents. Only by ability assessment for the elderly can the supply and demand of the elderly care service market be clarified, thus providing support for the state and relevant departments to guide the establishment of a long-term supervision mechanism for elderly care services, realizing orderly and scientific management, improving the quality of medical services, and truly protecting the rights and interests of the elderly.

Ability assessment for the elderly should be dynamic and the initial assessment should be conducted after the application is approved. After the initial assessment, if there is no special change, the assessment should be conducted at least once every 12 months with the same procedure same as the initial one. It is appropriate to apply for an immediate assessment when there are special circumstances that lead to any change in ability.

Ability assessment for the elderly is an important basic tool for the development of long-term care services, and is of great significance in determining the elderly's ability, scientifically formulating personalized care service plans according to the disability levels, accurately distributing subsidies to the poor population of advanced age and incapacitated elderly individuals, and improving the targeted and effective supply of elderly care services.

(1) Positive Significance for a Country

Through ability assessment for the elderly, relevant national departments can establish and improve the system and requirements of elderly care service assessment, scientifically determine the eligibility for government subsidies for elderly care services and the ability levels of the elderly people in elderly care institutions, understand the needs of elderly care services, standardize the ability assessment for the elderly, and realize the standardized and scientific management of elderly care services. Ability assessment for the elderly can help local governments to reasonably allocate pension funds according to the current situation of the elderly, thus providing visual data support for the development of national elderly care programs. In addition, ability assessment for the elderly also provides an effective basis for the government to strengthen the operation and quality supervision of elderly care institutions, distribute relevant subsidies, and formulate standards and policies in relevant industries or fields.

(2) Significance for Elderly Care Institutions

Ability assessment for the elderly has the following important implications for elderly care institutions.

①It helps to develop reasonable care plans. Through assessment, elderly care institutions can establish a record for each elderly individual according to the different situations of the elderly, scientifically and reasonably allocate resources, carry out activities and formulate care service plans, so as to provide the best elderly care services for the elderly in need.

②It helps to make full and reasonable use of supporting resources for the elderly, thus avoiding waste of resources. Assessment can facilitate the real-time referral, transfer and discharge of the elderly people hospitalized for rehabilitation treatment, thus reducing medical expenses and the waste of resources in hospitals or elderly care institutions.

③It helps to provide personalized and differentiated elderly care services for the elderly, thus attracting more elderly people in need. Ability assessment for the elderly takes into account the individual needs of the elderly. As such, care service personnel can be reasonably and accurately allocated for the elderly, to provide more accurate and comprehensive services for the elderly.

④ It helps to implement the standardized management and risk prevention and control of elderly care institutions. Ability assessment for the elderly can provide a basis for elderly care institutions to settle disputes arising from elderly care services. Generally, ability assessment for the elderly will be conducted when an elderly person is admitted to an elderly care institution, and be conducted regularly afterwards. Based on the ability level of the elderly person, corresponding charge standards will be applied, providing a basis for the elderly care institution to settle any charge disputes with the elderly person and his/her families arising from the services provided.

(3) Significance for Caregivers and the Elderly's Family Members

Ability assessment for the elderly is the starting point of the whole elderly care service process. Through assessment, elderly care institutions can accurately collect and analyze information, fully understand the elderly's physiological and psychological characteristics and living habits, and formulate scientific and reasonable assessment plans for the elderly. This also allows the elderly's family members to have a clearer picture of the elderly's ability levels to choose different elderly care services. For the elderly people who choose the model of home-based elderly care, ability assessment for the elderly enables their family members to provide better home-based care services for them, and enables caregivers to serve them accurately according to their ability levels.

(4) Significance for the Elderly

Scientific and reasonable assessment enables the elderly to have an objective and scientific understanding of their physical conditions, allowing them to feel at ease and have a clear understanding of relevant information, thus reducing their panic and anxiety. At the same time, assessment also allows the elderly to choose the form and level of elderly care, as well as the services they need in a more scientific manner at their own discretion.

Therefore, in elderly care services, ability assessment for the elderly is of great significance for the government, industry, and individuals.

The establishment of a sound ability assessment system for the elderly is an important measure to actively respond to the aging population, thoroughly implement the Law of the People's Republic of China on Protection of the Rights and Interests of the Elderly and protect the legitimate rights and interests of the elderly. It is an urgent need to promote the construction of the system of social services for the elderly, improve the level of elderly care services, and fully meet the service needs of the poor population of advanced age, elderly individuals who live alone and who have lost their only child, and incapacitated elderly individuals. It is also an objective requirement to reasonably allocate elderly care service resources, fully unleash and give play to the roles of social forces, and comprehensively improve the service quality and operation efficiency of elderly care institutions.

Task Import

Mr. Zhang is a new ability assessor for the elderly. Today, he will welcome his first client—72-year-old Mrs. Li, who is accompanied by her daughter. As Mrs. Li has heard from other elderly people in the community that the assessment was like an examination, she is worried about the assessment, and is very nervous when talking with Mr. Zhang. How should Mr. Zhang prepare for the assessment so that Mrs. Li can successfully and naturally complete the assessment?

Task Analysis

The main objective of the task is to enable Mrs. Li to correctly understand the significance of the ability assessment for the elderly, dispel her concerns about the assessment, maintain a relaxed state of mind and cooperate with the assessor to complete the assessment. To this end, Mr. Zhang should be very familiar with the significance of the assessment, and also be able to introduce the assessment in a way and language acceptable to the elderly.

Task Implementation

1 Operation Flow Chart

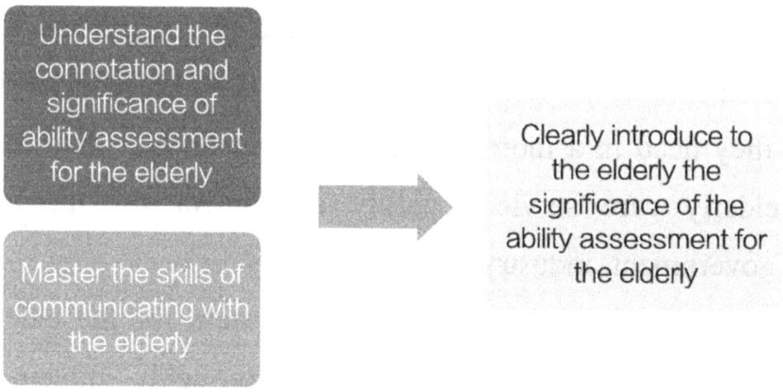

2 Notes on Operation

The elderly always have some misunderstandings and concerns about the ability assessment for the elderly, because they do not understand the assessment and may hear gossip from other elderly people. As a professional assessor, you should not only have a clear understanding of the connotation and significance of the ability assessment for the elderly, but also learn to put yourself in the elderly's shoes to explain the assessment clearly, so as to alleviate the elderly's concerns and enable the elderly and their accompanying personnel to cooperate with you in the assessment.

Task Work Order

<table>
<tr><td>Task</td><td>Understanding of the Connotation and Significance of Ability Assessment for the Elderly</td><td>Credit hours</td><td></td><td>Trainee</td><td></td></tr>
<tr><td>Student name</td><td></td><td>Tel.</td><td></td><td>Performance of the task</td><td></td></tr>
<tr><td>Equipment for the task</td><td></td><td>Time of operation</td><td></td><td>Place of operation</td><td></td></tr>
<tr><td>Objectives of the task</td><td colspan="5">1. Understand the connotation and significance of ability assessment for the elderly;
2. Be able to introduce the ability assessment for the elderly in a way understood by the elderly and their family members, and obtain the cooperation and support of the assessment object</td></tr>
<tr><td rowspan="4">Task implementation</td><td>Preparation</td><td colspan="4"></td></tr>
<tr><td>Process</td><td colspan="4"></td></tr>
<tr><td>Summary</td><td colspan="4"></td></tr>
<tr><td>Evaluation</td><td colspan="4"></td></tr>
<tr><td>Teacher's comments</td><td colspan="5"></td></tr>
</table>

Thinking and Practice

What are the communication skills of an assessor with the elderly during the ability assessment for the elderly?

Task 3 Understanding of Ability Assessors for the Elderly

Detailed Explanation of Knowledge

1 Brief Introduction to Ability Assessors for the Elderly

According to the existing ability assessment standards for the elderly, the institution carrying out the assessment shall be an enterprise, public institution or social organization registered according to law. and be staffed with at least 5 full-time/part-time assessors. Assessors should have full-time high school or technical secondary school education or above, have more than 5 years of practical experience in medical care, health management, elderly care services, and gerontological social work, have relevant professional background, understand the content of assessment indicators, and master assessment requirements.

On June 28, 2020, the Ministry of Human Resources and Social Security of the People's Republic of China, the State Administration for Market Regulation, and the National Bureau of Statistics jointly issued the *Notice on the Release of Information on Blockchain Technicians and Other Occupations*, and unveiled nine new occupations including ability assessors for the elderly.

In order to meet the needs of the development of China's old-age programs and elderly care services, standardize the code of conduct of ability assessors for the elderly, guide the vocational education and training of ability assessors for the elderly, and provide a basis for the vocational skills appraisal of ability assessors for the elderly, the *National Vocational Skills Standard for Ability Assessors for the Elderly* (Occupational Code: 4-14-02-05) (hereinafter referred to as "the Standard") was developed by the Ministry of Human Resources and Social Security of the People's Republic of China in 2020 in accordance with the *Labor Law of the People's Republic of China* and the *Law of the People's Republic of China on Protection of the Rights and Interests of the Elderly*. The Standard provides a standardized description of the activities of ability assessors for the elderly, and a clear definition of the theoretical knowledge and skills that the ability assessors for the elderly at all levels shall possess.

Ability assessors for the elderly are those who provide the elderly in need with the measurement and assessment of the elderly's ability in activities of daily living, cognitive ability, mental state and other health conditions. They are mainly responsible for collecting and recording the basic information and health conditions of the elderly, measuring and assessing the elderly's ability in activities of daily living, cognitive ability, and mental state, determining the elderly's ability level, issuing a comprehensive report on the ability assessment for the elderly, and making suggestions for the recovery of the elderly's ability. They shall be able to observe, analyze, understand, calculate, and process information and data, and possess excellent language and communication skills, and the ability to evaluate and judge.

2 Career Prospects of Ability Assessors for the Elderly

There are two main reasons why there are broad career prospects for ability assessors for the elderly.

①With the growth of the aging population, there is a large market demand. Population aging is happening in China. According to the data from the seventh national population census, in 2020, the population aged 60 or over in China was 264 million, accounting for 18.7% of the total population, and the population aged 65 or over was 191 million, accounting for 13.50% of the total population. In the next 20 years, China's aging population will accelerate more than ever before. China will be a moderately aging society by 2026, with 20.76% of the total population aged 60 or over.

②There is a large shortage of talents for the new occupation. In 2020, ability assessors for the elderly were listed as a separate occupation. With the development of the *National Vocational Skills Standard for Ability Assessors for the Elderly* in 2020, ability assessors for the elderly will become more professional and standardized. As China has entered an aging society, there is a large demand for professional and standardized certified ability assessors for the elderly in enterprises and public institutions such as elderly care institutions, third-party assessment institutions, medical service institutions, health care centers, insurance institutions, physical examination centers, community health service stations, and health management companies.

Therefore, ability assessors for the elderly will play an increasingly important role in the elderly care programs. In turn, stricter occupational requirements are also put forward for them.

3 Occupational Requirements for Ability Assessors for the Elderly

(1) Conditions of Application for Vocational Skills Appraisal

There are three levels for the occupation, i. e. Level Ⅲ/Senior Worker, Level Ⅱ/Technician, Level Ⅰ/Senior Technician. The conditions of application for the vocational skills appraisal of ability assessors for the elderly are described below.

Those who meet one of the following conditions and whose training reference hours are not less than 120 standard credit hours may apply for Level Ⅲ/Senior Worker:

①Having obtained the professional qualification certificate (skill level certificate) of

Level Ⅳ/Intermediate Worker of the related occupation①, and having been engaged in the occupation or related occupation for more than 5 years (inclusive) after obtaining the professional qualification certificate.

②Having obtained the professional qualification certificate of Level Ⅳ/Intermediate Worker of the related occupation, and the graduation certificate from a senior technical school or a technician college (including fresh graduates who have not yet obtained the graduation certificate); or having obtained the professional qualification certificate of Level Ⅳ/ Intermediate Worker of the related occupation, and the graduation certificate from a higher vocational school in the major or related major which has been demonstrated through assessment to be geared towards the cultivation of advanced skills (including fresh graduates who have not yet obtained the graduation certificate).

③Having obtained the graduation certificate from a junior college or above in the major② or related major③, and the professional qualification certificate of Level Ⅳ/

---

① Related occupations: Psychotherapy Technicians, Rehabilitation Technicians, Health Education Physicians, Rehabilitation Physicians, Community Health Assistants, Community Nurses, Medical Clinical Assistants, Other Health Service Personnel, General Practitioners, TCM General Practitioners, TCM Sub-health Physicians, TCM Rehabilitation Physicians, Health Education Physicians, Internal Medicine Nurses, Surgical Nurses, TCM Nurses, Rural Physicians, Other Health Professionals, Internal Physicians, Surgeons, TCM Internal Physicians, TCM Surgeons, TCM Massage Physicians, TCM Nutritionists, Senior Care Workers, Medical Nurses, Health Care Physicians, Health Managers, Insurance Underwriting Professionals, Insurance Claims Professionals, Insurance Agents, Hearing Physicians, TCM Massage Practitioners, Psychological Counselors, Rehabilitation Assistant Engineers, Social Workers, Housekeeping Attendants, etc., the same below.

② Major: Clinical Medicine, Nursing, Health Management, Psychological Counselling, Social Work, Services and Management for the Elderly, Civil Affairs Services and Management, Public Affairs Management, Rehabilitation Technology, Speech and Hearing Rehabilitation Technology, Traditional Chinese Medicine Rehabilitation Technology, Preventive Medicine, Health Information Management, Community Rehabilitation, etc., the same below.

③ Related majors: They are divided into two categories: higher vocational colleges and undergraduate colleges.

Majors in higher vocational colleges: Traditional Chinese Pharmacy, Orthopedics and Traumatology of Traditional Chinese Medicine, Medical Laboratory Technology, Optometry Technology, Respiratory Therapy Technology, TCM Health Care, Public Health Management, Population and Family Development Services, Medical Nutrition, Public Affairs Management, Community Management and Services, Civil Affairs Management, Housekeeping Services and Management.

Majors in undergraduate colleges: Nursing, Rehabilitation Therapy, Clinical Medicine, Traditional Chinese Pharmacy, Optometry, Sports Rehabilitation, Hearing and Language Rehabilitation, Preventive Medicine, Public Affairs Management, Information Management and Information System, Food Hygiene and Nutrition, Psychology, Applied Psychology, Pedagogy, Home Economics, Sociology, Social Work, Public Affairs Management, Insurance, etc., the same below.

Intermediate Worker of the occupation or related occupation, and having been engaged in the occupation or related occupation for more than 2 years (inclusive) after obtaining the professional qualification certificate.

Those who meet one of the following conditions and whose training reference hours are not less than 80 standard credit hours may apply for Level Ⅱ/Technician.

①Having obtained the professional qualification certificate (skill level certificate) of Level Ⅲ/Senior Worker of the occupation or related occupation, and having been engaged in the occupation or related occupation for more than 4 years (inclusive) after obtaining the professional qualification certificate.

②Having obtained the professional qualification certificate of Level Ⅲ/Senior Worker of the occupation or related occupation, and the graduation certificate from a senior technical school or a technician college, and having been engaged in the occupation or related occupation for more than 3 years (inclusive); or having obtained the certificate of probationary technician of the occupation or related occupation and the graduation certificate from a technician college, and having been engaged in the occupation or related occupation for more than 2 years (inclusive).

Those who meet the following conditions and whose training reference hours are not less than 80 standard credit hours may apply for Level Ⅰ/Senior Technician.

Having obtained the professional qualification certificate (skill level certificate) of Level Ⅱ/Technician of the occupation or related occupation, and having been engaged in the occupation or related occupation for more than 4 years (inclusive) after obtaining the professional qualification certificate.

(2) Knowledge Requirements for Ability Assessors for the Elderly

The knowledge requirements for ability assessors for the elderly include basic requirements and relevant skill requirements.

①Basic knowledge requirements for ability assessors for the elderly.

a. Professional ethics.

Ability assessors for the elderly should observe the following professional code of conduct.

(a) Ability assessors for the elderly should be independent, objective and fair. Ability assessment for the elderly involves the level and cost of elderly care services, the subsidies of elderly care institutions, and the interests of several stakeholders. For these reasons, assessors must be independent, objective and fair, so as to accurately determine the real ability level of the elderly, provide appropriate care services for the elderly, and provide an effective basis for the reasonable allocation of elderly care resources. This principle should be embodied in the assessment criteria and methods, and the assessment process and results.

(b) Ability assessors for the elderly should be law-abiding, honest and trustworthy. This requirement should be observed in all walks of life. As the first step of elderly care services, ability assessment for the elderly is not only related to the quality of elderly care services and the happiness of the elderly's family members, but also related to the government's policy making and the development of elderly care service providers. It is imperative that assessors abide by the Law of the People's Republic of China on Protection of the Rights and Interests of the Elderly, and relevant laws and regulations on elderly care services, and safeguard the legitimate rights and interests of the elderly.

(c) Ability assessors for the elderly should adopt a scientific and rigorous attitude and a professional and standardized approach. Ability assessment for the elderly is a very rigorous task. On the premise of ensuring safety, assessors should let the elderly complete the assessment items independently on the spot as far as possible. When conditions permit, assessors should communicate separately with the elderly and their primary caregivers and family members as much as possible. If there is any doubt about the assessment items, assessors should communicate with the elderly, their accompanying personnel again to confirm that the assessment results are in line with the true ability level of the elderly. If the elderly and their primary caregivers and family members hold different answers to the same question, assessors should make a comprehensive judgment and draw a conclusion based on their common sense and experience.

(d) Ability assessors for the elderly should be friendly, understand, respect and love the elderly, and create a relaxed and comfortable environment for the elderly. They should be sincere and friendly to the elderly and their accompanying personnel, and talk with them politely. Assessors may have a proper chat with the elderly before starting the assessment to relieve the elderly's nervousness. In the process of communicating with the elderly, assessors should put themselves in the elderly's shoes, and use simple words other than technical terms and abbreviations as much as possible to facilitate the elderly's understanding. According to the actual situation of the elderly, assessors can reasonably use various ways such as nodding, gestures and written words to communicate with them effectively.

(e) Ability assessors for the elderly should be enthusiastic, diligent and responsible. Ability assessment for the elderly is the beginning of elderly care services, and is related to the future care plan of the elderly and the quality of elderly care services. As such, ability assessors for the elderly are also part of the elderly care programs, like the elderly care workers and gerontological social workers. They should treat the elderly and their family members warmly and politely, and do their job well.

(f) Ability assessors for the elderly should put people first and protect privacy of others. Ability assessment for the elderly will involve the identity, health conditions and other information of the elderly, as well as the privacy information related to their dignity that the elderly are unwilling to disclose to others. Assessors should strictly observe the principle of confidentiality during assessment, and pay attention to protecting the safety of the assessed persons and respecting their personal privacy. Without the permission of assessment objects or their agents, assessment institutions and assessors shall not disclose the relevant information of the assessment objects to the public.

b. Basic knowledge.

Ability assessors for the elderly should master the basic knowledge of geriatrics, rehabilitation and safety, other relevant knowledge, and relevant laws and regulations.

②Relevant skill requirements for ability assessors for the elderly.

Ability assessors for the elderly should acquire relevant skills of preparation for assessment, information collection, ability assessment and rating, environmental assessment, needs assessment, rehabilitation suggestions, assessment management, health education, and training guidance/research.

The weight of the skills that should be acquired by ability assessors for the elderly varies by level and is detailed in Table 1 -2.

Table 1 -2 Weight of Knowledge

Item	Skill Level	Level Ⅲ/Senior Worker (%)	Level Ⅱ/ Technician (%)	Level Ⅰ/Senior Technician (%)
Basic requirements	Professional ethics	5	5	5
	Basic knowledge	15	10	10
Relevant knowledge requirements	Preparation for assessment	10	—	—
	Information collection	15	10	—
	Ability assessment	20	20	25
	Rating	10	10	—
	Environmental assessment	10	5	—
	Needs assessment	10	10	—
	Rehabilitation suggestions	—	15	20
	Assessment management	—	—	15
	Health education	5	10	15
	Training guidance/Research	—	5	10
Total		100	100	100

(3) Ability Requirements

Ability assessors for the elderly should acquire relevant skills of preparation for assessment, information collection, ability assessment and rating, environmental assessment, needs assessment, rehabilitation suggestions, assessment management, health education, and training guidance/research. The weight of the skills varies by level and is detailed in Table 1 -3.

Table 1 – 3 Weight of Skills

Item	Skill Level	Level Ⅲ/Senior Worker (%)	Level Ⅱ/ Technician (%)	Level Ⅰ/Senior Technician (%)
Skill requirements	Preparation for assessment	10	—	—
	Information collection	15	10	—
	Ability assessment	30	30	35
	Rating	15	15	—
	Environmental assessment	10	5	—
	Needs assessment	10	10	—
	Rehabilitation suggestions	—	15	20
	Assessment management	—	—	20
	Health education	10	10	15
	Training guidance/Research	—	5	10
Total		100	100	100

Task Import

Role-playing in the group: Students A, B and C play the roles of an ability assessor for the elderly, an elderly person to be assessed, and an observer, respectively, to complete an ability assessment for the elderly. Each round lasts 5 minutes. At the end of the round, everyone points out the problems found in the role play, shares their ideas and makes records. After that, they exchange roles for a new round of role-playing.

Task Analysis

The task is intended to provide students with workplace experience and help them record problems, so that they can have a more focused understanding and mastery of the knowledge and skills related to the ability assessment for the elderly in their subsequent learning.

Task Implementation

1 Operation Flow Chart

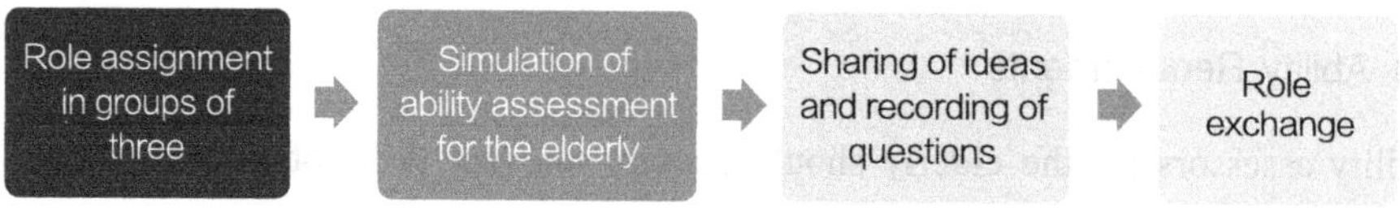

2 Notes on Operation

As students are new to the course, the focus should be put on students' experience and feeling through role-playing, so that students can go on to the next level with questions.

Task Work Order

Task	Understanding of Ability Assessors for the Elderly	**Credit hours**		**Trainee**	
Student name		**Tel.**		**Performance of the task**	
Equipment for the task		**Time of operation**		**Place of operation**	
Objectives of the task	1. Enhance the understanding of ability assessors for the elderly; 2. Lay the foundation for the next stage of in-depth learning of the knowledge and skills in the ability assessment for the elderly				
Task implementation	Preparation				
	Process				
	Summary				
	Evaluation				
Teacher's comments					

Thinking and Practice

①Talk about your understanding of ability assessors for the elderly.

②If you are a full-time ability assessor for the elderly, how would you introduce the occupation to your family and friends and the elderly?

Project 2
Preparation of Ability Assessment for the Elderly

Ability assessment for the elderly is the first step of elderly care services. Through assessment, elderly care institutions or local governments can accurately classify the elderly to lay a foundation for the reasonable allocation of elderly care resources. To ensure the accuracy, fairness, and objectivity of assessment, third-party assessors who have undergone professional training and obtained corresponding qualification certificate will be responsible for assessment to determine the ability and care levels of the elderly. The project will focus on the preparations of ability assessors for the elderly for an assessment, so as to ensure that the assessment can be completed smoothly.

Objectives of the Task

Knowledge Objectives

1. Be familiar with the process of ability assessment for the elderly.
2. Understand the physical and mental characteristics of the elderly.
3. Master the job requirements of ability assessors for the elderly.
4. Be familiar with common ability assessment scales for the elderly.
5. Master the types and operating methods of ability screening and assessment tools for the elderly.

Skill Objectives

1. Be able to introduce the assessment process and precautions to the assessment objects and their family members.
2. Be able to complete the preparation of assessment data according to assessment needs.
3. Be able to complete the preparation of assessment environment according to assessment needs.
4. Be able to adjust your own working status according to assessment needs.
5. Be able to complete the preparation of assessment tools.

Quality Objectives

1. Have a strong sense of responsibility and a rigorous working attitude, and develop a positive professional emotion and attitude.

2. Adhere to professional service ethics, and possess the humanistic quality of caring for the elderly.

Task 1 Understanding of the Physiological and Psychological Characteristics of the Elderly

Detailed Explanation of Knowledge

Ability assessment for the elderly mainly involves dealing with the elderly. An excellent assessor must first understand the physiological and psychological characteristics of the elderly in order to conduct a good assessment in a way and with techniques appropriate for the elderly.

1 Physiological Characteristics of the Elderly

(1) Changes in the Elderly's Physical Form

As they age, the elderly exhibit the following distinctive physical characteristics that differ from other stages of life.

①Hair.

Greying of hair is a distinctive feature of aging. Most people's hair turns grey when they enter old age, and many elderly people also experience hair loss or even baldness. This is why the elderly are also called the "silver-haired generation".

②Skin.

The elderly people have deep wrinkles, hard and rough skin, and senile warts and senile plaques.

③Height.

Senile kyphosis and gradual decrease of body height are part of aging.

④Weight.

The change in the elderly's weight varies with each individual. Some will grow thin as they age. This is due to the fact that the fluid content in the cells of the elderly decreases by 30%-40% compared to young people. Some elderly people will grow fat due to an increase in fat deposits caused by a decrease in fat metabolism. This is particularly the case after the decline in endocrine function during menopause.

⑤Others.

Common physical characteristics of aging also include muscular flaccidity, loosening and loss of teeth, slow speech, sight and hearing deficits, finger trembling, slow movement, and movement disorders. It should be noted that these changes vary greatly with each individual, and are closely related to the elderly people's health conditions, living habits, nutritional conditions, mental state, and unexpected events. For example, the so-called "overnight greying" refers to the rapid greying of hair and increase in wrinkles after a person experiences a major psychological trauma, making the person look old. Of course, the degree of greying and loss of hair is often related to family genetics. In addition, people with long-term chronic diseases may also show signs of premature senility. These age-inappropriate signs of aging are pathological, not natural physiological signs.

(2) Changes in the Elderly's Physiological Functions

As individuals age, many of the body's systems also exhibit elderly-specific functional characteristics. In terms of physiological metabolism, the elderly people have the following characteristics.

①Increased oxidative damage to body cells, accelerating the aging.

Oxidative reactions in human tissues produce free radicals, forming lipofuscin. Lipofuscin accumulates in skin cells, forming senile plaques. Lipofuscin deposits in the brain and spinal nerve cells can cause memory loss and neurological dysfunction. Aging also comes with the gradual hardening of the cardiovascular and cerebral vessels and the reduction in the number of brain cells, which will cause atrophy of brain tissue of the elderly people. In addition, the metabolic function of electrolytes and other substances in the body gradually decreases and changes. The rate of decline in basal energy expenditure of the elderly is 15%-20% of that of middle-aged people.

②Decline in the metabolic synthesis and breakdown functions.

Most of the body composition shows a significant decreasing trend (see Figure 2-1 for details).

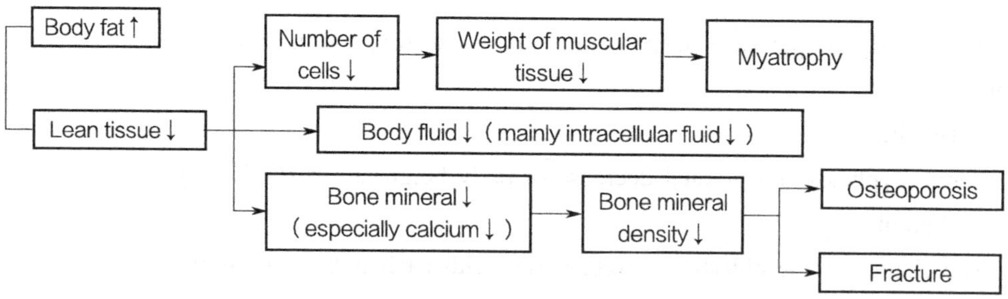

Figure 2-1 Changes in the Elderly's Body Composition

③Decline in functions of organs and major systems.

The elderly people often have functional declines of the cardiovascular system, respiratory system, digestive system, motor system, endocrine system, nervous system and sensory system, and suffer from some unique geriatric diseases as a result.

a. Cardiovascular system: As elderly people grow older, their cardiovascular system undergoes aging, and one of the manifestations is a decline in heart function. In old age, the cardiac muscle gradually atrophies and the ventricles become hypertrophic and inelastic. As a result, the contractile function is weakened and the heart rate becomes slower, leading to a weaker cardiac output, an increased cardiac load, and a reduced reserve capacity and adaptability.

b. Respiratory system: When one grows older, on the one hand. the total number of alveoli in the lungs gradually decreases, with diminishing softness and elasticity of the lungs and a weakening ability to expand and contract; on the other hand, osteoporosis develops in the elderly, causing kyphosis and lordosis, and forming a barrel chest. In addition, the weakening of respiratory muscle strength limits the respiratory movement of the lungs, resulting in poor ventilation of the lungs and a decrease in lung capacity. As a result, elderly people are susceptible to pulmonary emphysema and respiratory complications, such as senile bronchitis.

c. Digestive system: Aging of the digestive system mainly refers to the aging of the digestive tract and digestive glands. With age, gum recession and aging of the dental tissues can easily lead to the loosening and loss of teeth, causing insufficient chewing of food, and thus affecting food digestion. At the same time, the muscles of the tongue atrophy due to aging, weakening the motor function. As a result, food cannot be fully mixed in the mouth. The decrease in salivary secretion can also lead to a decline in the teeth's chewing ability. Degeneration of the esophagus leads to a decrease in the peristaltic movement of food in the esophagus, while a decrease in the secretion of digestive enzymes in the stomach can easily cause indigestion. The atrophy of the large and small intestines leads to degenerative changes in the digestion and absorption functions of the intestines, causing constipation in the elderly. As a result of aging of the digestive system, elderly people are susceptible to gastritis, constipation, and urinary and fecal incontinence.

d. Motor system: Muscles, bones and joints form the structural basis of human movement. With age, muscles become relaxed and weak, and easily fatigued due to a decrease in elasticity. There is also a decrease in the elasticity and toughness of bones, predisposing the elderly to the risk of osteoporosis and fractures. In terms of joints, the cartilage hardness and brittleness in the joint structure increase, and the joint cartilage surfaces become unsmooth, easily causing calcification and osteophytes. As a result, aging of the motor system predisposes the elderly to fatigue and diseases such as osteophytes and arthritis.

e. Endocrine system: The endocrine system includes the pituitary gland, thyroid gland, adrenal glands, gonads, pancreas and other organs. The weight of these organs gradually decreases with age. Changes in the tissue structure of the endocrine glands can lead to disruption of the endocrine system to varying degrees. Typical examples include a decrease in insulin secretion, which can lead to elderly diabetes mellitus, and atrophy of the gonads, which can lead to the onset of menopausal syndrome in elderly people.

f. Nervous system: As the brain gradually atrophies in old age, the nerve conduction function declines and the response time to stimuli increases, with most of the sensations diminishing, dulling or even disappearing. As a result, elderly people become easily fatigued and sleep poorly. In addition, the decline caused by brain dysfunction also predisposes the elderly to Alzheimer's disease.

g. Sensory system: Aging of the sensory system mainly includes the degradation of sensory functions such as sight, hearing, taste, smell and touch, resulting in presbyopia and senile cataract, physiological hearing loss or deafness, distaste for food to loss of food taste, insensitivity to smell, and weakening sense of touch and lower sensitivity to temperature, predisposing the elderly to burns or frostbite. In addition, the sense of pain may also become relatively dull, making the elderly difficult to avoid noxious stimulus.

(3) General Characteristics of Diseases in Old Age

①Vulnerability to multiple diseases at the same time.

Due to the degeneration of body organs, the body's resistance decreases, predisposing the elderly to multiple diseases at the same time. According to statistics, an elderly person suffers from 4-5 diseases at the same time on average, some even have more than 5 diseases.

②Atypical disease symptoms and characteristics.

The elderly become insensitive to pain and disease. For example, during the COVID-19 pandemic, some elderly people's perception of diseases was diminished, increasing the risk of illness.

③Sudden and rapid onset of illness.

The stress capacity and reserve capacity of the elderly are weakened, leading to rapid onset of illness and even death.

④Easy occurrence of complications.

Due to the low immune function, the elderly are prone to complications when stimuli are present.

⑤Poor response to treatment.

With age, changes in the internal environment of the elderly cause changes in the absorption, distribution, metabolism and response of drugs in the body. For the same drugs, the elderly are less tolerant than young adults, and are prone to side effects, resulting in insignificant therapeutic effect. In addition, as elderly people take more medications, the interaction between drugs may also affect the effectiveness of treatment.

⑥Long course, slow recovery, easy recurrence.

Due to atypical symptoms and signs of diseases in the elderly, the course of diseases may be longer. At the same time, the elderly may recover slowly due to weakened organ functions, and are hard to return to the health conditions before the disease. Various diseases are prone to recurrence in the elderly if little attention is paid to them.

(4) Influence of the Elderly's Physiological Characteristics on the Ability Assessment for the Elderly

One of the main concerns for elderly people is significant physiological changes. Assessors should attach importance to the elderly's physiological characteristics, and pay attention to the followings during assessment.

①During information collection and specific assessment, assessors should pay special attention to the elderly's physical health. This is because health condition is the core determinant of the elderly's living arrangements.

②Assessors should properly deal with the health issues that involve the privacy of the elderly. Understanding the health issues of the elderly is very important for assessment, but it is also important to take into account the "face saving" of the elderly in this process and to talk with them on the basis of full respect. Words that may harm the dignity of the elderly should be avoided, for example, "Alzheimer's disease". At the same time, the principle of confidentiality should also be followed to protect the privacy of the elderly.

③At the end of the assessment, assessors can also provide appropriate rehabilitation suggestions and risk prevention measures to the families and institutions of elderly people. For example, assessors may suggest families and institutions to adjust the living environment of elderly people and carry out elderly-friendly renovations, and may suggest the children of elderly people to install handrails in the toilet or bathing areas of the elderly people's homes, and take anti-skid measures for floors. These adjustments can lower the probability of accidents and help elderly people feel more confident in their own homes and in public facilities and places.

2 Psychological Characteristics of the Elderly

Corresponding to physiological changes, there are also some psychological changes in the elderly population. "blurred vision", "unstable abilities to view and hear", and "being forgetful and getting angry easily" are typical to the elderly.

(1) Cognitive Characteristics of the Elderly

Cognition, also known as perception, refers to the psychological process by which individuals receive, encode, store, extract and use information. After entering old age, the cognitive ability of individuals shows a series of degenerative changes, mainly including:

①In terms of perception, the elderly may suffer from visual impairment, hearing loss, impaired taste, smell and skin perception, etc. ;

②In terms of memory, the elderly may show decreased rote memorizing ability and decreased immediate memory span;

③In terms of intelligence, the fluid intelligence of the elderly (i. e. abilities based on neurophysiology that are relatively unaffected by culture and education), such as perceptual speed, rote memorizing ability, and spatial orientation ability, tends to decline due to the deterioration of physiological functions. However, if an individual is physically and psychologically healthy and exercises appropriately, his/her crystallized intelligence (i. e. abilities to store and apply the knowledge acquired through social and cultural experience with a focus on comprehension-based memory), such as common sense and vocabulary comprehension, may still show an upward trend. In other words, if the elderly can maintain active social participation, they still have unique advantages in knowledge, experience and skills.

(2) Emotional Characteristics of the Elderly

Emotion is an individual's subjective attitude and experience towards objective things, such as happiness, anger, sadness, and joy, which is often accompanied by changes in external expressions. The elderly period is a stage where negative life events occur frequently. Due to the aging of physiological functions, the emergence of various diseases, reduced social interaction, and increased leisure time, the elderly are more susceptible to negative emotions such as loneliness, anxiety, and depression. Additionally, due to the physiological changes that occur in the central nervous system during old age and the decreased ability to adjust themselves to maintain homeostasis, it takes the elderly longer to recover from emotional distress or emerge from a state of depression. Therefore, the elderly's emotional experiences are usually profound and enduring. For the elderly, various "losses", including the losses of social, political and economic statuses, profession, health, physical beauty, and spouse, are the most important triggering events for emotional experiences. According to psychologist Erikson, old age is the final stage of life, and its core issue is to gain a sense of self-integrity and avoid falling into self-despair. In this stage, individuals must learn to accept what happens in their lives and derive an understanding of the meaning of their existence. Sometimes, this process involves dealing with unfinished business and reversing what can still be changed; other times, it means letting go of things that cannot be reversed. If individuals cannot feel at peace with their own lives, they will inevitably fall into despair and a sense of meaningless existence. Therefore, assessors must promptly understand the various triggering factors influencing the emotions of the elderly, including the most important triggering events, and give active guidance and response when encountering corresponding situations during the assessment.

Certainly, due to the individual differences in the elderly's life experiences, cultural backgrounds, living environments, personality traits, and behavioral needs, not all the elderly show obvious negative emotions such as loneliness, anxiety, and depression. In addition, most of them also have good emotional regulation abilities. Therefore, assessors should learn to view the emotional issues of the elderly comprehensively and objectively. At the same time, attention should also be paid to the control of the elderly's emotions during the assessment.

(3) Personal Psychological Characteristics of the Elderly

Personality, also known as character, refers to the sum of various relatively stable psychological phenomena formed by individuals in social life practice. Due to increased life experience and decreased perceptual speed, the personality of the elderly may change. For example, some elderly people may become more stubborn and rigid than when they were young, while others may become more irritable due to the torment of illness. But in general, the basic aspects of personality are sustained and stable, with more continuity than change. As psychologist Andrew Dibner (1975) put it, "At any time, a person is more like his true self than like his peers."

(4) Common Psychological Problems and Typical Characteristics of the Elderly

① Retirement syndrome.

Retirement syndrome refers to an adaptive psychological disorder that occurs in the elderly who have difficulty adapting to the changes in social roles, living environment, and lifestyle that come with retirement. This can lead to negative emotions such as anxiety, depression, sadness, and fear, as well as behaviors that deviate from normal patterns. This psychological disorder can also lead to other physiological illnesses and affect physical health. Symptoms of this syndrome include restlessness, repetitive behavior, indecisiveness, and a lack of purpose or direction. Sometimes there may be compulsive behaviors. Due to difficulty with concentration, the elderly often make mistakes. There are obvious personality changes. For example, they are prone to impatience and temper tantrums; they are dissatisfied with everything; they are suspicious, and when they hear others talking about their work, they often become restless and suspect that they are being intentionally provoked. Even those who are usually rational can sometimes become biased and unable to objectively evaluate external things. Most of these elderly people experience physiological reactions such as insomnia, dreaminess, and palpitations.

②Geriatric depression.

Depression refers to an affective psychological disorder characterized by persistent feelings of low mood, and is one of the common psychological disorders among the elderly. Typical symptoms include low mood, sluggish thinking, reduced volitional behaviors, suicidal tendencies, hypochondriasis, etc. Some patients may experience discomfort throughout the body such as headache, backache, and abdominal pain. Digestive system symptoms may include abdominal distension, abdominal pain, nausea, belching, diarrhea, or constipation. Cardiovascular symptoms may include chest tightness and palpitations, and dysfunction of the autonomic nervous system may manifest as hot flushes, sweating, and hand tremors.

③Alzheimer's disease.

Alzheimer's disease, commonly known as senile dementia, is a central nervous system degenerative disease with insidious onset and chronic progressive course. It is mainly manifested as neuropsychiatric symptoms such as progressive memory impairment, cognitive dysfunction, personality changes, and language barriers, which severely affect social, occupational, and daily living functioning. The disease has a slow or hidden onset, and patients and their families often cannot pinpoint when the onset occurred. It is more common in people over 70 years old (the average age of onset for men is 73 and for women is 75), and in a few cases, symptoms can quickly become clearer after physical illness, fractures, or psychological stress. Women are more likely to develop Alzheimer's disease than men (3:1). The main manifestations include declining cognitive functions, mental symptoms and behavioral disorders, and a gradual decline in daily living abilities. According to the degree of deterioration in cognitive abilities and physical functions, the disease is divided into three stages.

The first stage is the mild dementia period, characterized by hypomnesia with significant forgetfulness of recent events. These patients' ability to make judgments declines, and they are unable to analyze, think through, or judge events, making it difficult for them to handle complex issues. They become careless in their work or household chores, are unable to independently carry out tasks such as shopping or economic affairs, and have difficulties in social interactions. While they can still perform some familiar daily tasks, they appear bewildered when facing with new things, exhibit apathy and occasional irritability, and are often suspicious. They may experience temporal orientation disorders, where they are able to orient themselves to people and places but have difficulty orienting themselves to geographic locations, and their visuospatial perception abilities are poor for complex structures. They tend to have a limited vocabulary and difficulty naming things.

The second stage is the moderate dementia period, characterized by severe impairment of both distant and recent memory. There is a decline in their visuospatial abilities for simple structures, accompanied by temporal and geographic orientation disorders. The patients experience severe impairments in problem-solving ability and the ability to distinguish between similar and dissimilar things. They are unable to engage in outdoor activities independently and require assistance with dressing, personal hygiene, and personal appearance maintenance. Calculations become difficult for them. Various neurological symptoms may appear, including aphasia, apraxia, and agnosia. Their emotions change from apathy to restlessness and irritability. They often walk around constantly, and may also experience urinary incontinence.

The third stage is the severe dementia period, where the patients become completely dependent on caregivers. They experience a severe loss of memory, with only fragments of memories remaining. They are unable to perform daily activities independently and suffer from urinary and fecal incontinence. They become silent and exhibit stiffness in their limbs. Physical examination may reveal positive pyramidal tract signs, and these patients have primitive reflexes such as strong grasping, groping, and sucking. Eventually, they fall into a coma and typically die due to complications such as infections.

④Geriatric hypochondriasis.

Geriatric hypochondriasis is a type of neurosis characterized by patients suspecting themselves of having an illness. Its clinical manifestations are as follows: The patients persistently believe that a certain part or parts of their body are diseased. They provide extensive and detailed descriptions of symptoms when seeking medical help, and even talk incessantly about the disease, including its causes, initial symptoms, location, and medical history, because they fear that some information may not be covered and worry that doctors may overlook their condition. They are particularly sensitive to changes in themselves, even minor ones, and exaggerate and distort the changes unconsciously into evidence of serious illness. They often feel troubled, anxious, or even panicked, and the severity is disproportionate to the actual situation. They become more suspicious the more others persuade them. Even when objective physical examination results indicate no pathological changes, these patients still cannot believe it. Repeated explanations and assurances from doctors do not relieve their doubts, and they may even suspect doctors of intentional deception and concealment. If the elderly's hypochondriasis is not promptly relieved and treated, it may develop from suspecting oneself ill to fearing diseases and even death, or so-called "gerascophobia", which will have more serious adverse effects on the physical and psychological health of the elderly.

(5) Influence of the Elderly's Psychological Characteristics on the Ability Assessment for the Elderly

The physical health and psychological health of the elderly are closely related and interact with each other. In addition, the process of conducting the ability assessment for the elderly is also a process of interaction between assessors and the elderly, and the psychological condition of the elderly can significantly affect the accuracy of the assessment. Therefore, based on the psychological characteristics of the elderly, assessors should pay attention to the following three points in their work.

①Create a pleasant atmosphere.

Most of the elderly are not very familiar with the work of ability assessment for the elderly. In addition, they need to leave their familiar environment and come to the assessment room, so they may feel nervous, anxious, and uncomfortable, which can also affect the efficiency and authenticity of the assessment. Therefore, assessors should take into account the psychological characteristics of the elderly and adopt targeted measures, such as having a proper chat with the elderly before starting the assessment, adjusting the air conditioner in the assessment room to a comfortable temperature, and using a soothing tone, all of which will help create a relaxed and natural atmosphere for the elderly, thus ensuring the effective progress of the assessment.

②Slow down the process appropriately.

In the context that the elderly are physically and psychologically healthy, they can complete complex tasks or remember important information if they have more time. During the assessment process, assessors should slow down appropriately and give the elderly sufficient time to complete the tasks they need to accomplish. When introducing tasks to the elderly, if necessary, assessors can use multiple methods to explain the same information so as to reinforce it. For example, the information of a question asked by assessors should be as brief as possible, so that the elderly have time to understand it.

③Focus on the interaction between physical and psychological health.

The psychological and social functioning of the elderly depends largely on their physical health. If the elderly are suffering from physical discomfort, the effectiveness of their task completion in areas such as mental status and sensory and social involvement may be affected. Similarly, the emotional state of the elderly can also affect their physical health to some degree. In addition, assessors should realize that the elderly often use physical discomfort to express emotional problems, that is, there may be somatization of emotional problems. For example, the elderly may use headaches to express emotional distress, and assessors should be adept at identifying these.

Task Import

Case Analysis:

Mr. Tang is a 78-year-old retired teacher who has been living in a nursing home for 12 years. He suffered a stroke that caused him to be paralyzed on one side of his body. After a long period of treatment and rehabilitation training, he can move with the help of a walking aid. Recently, it was found that he has cataract during a check-up. The nursing home contacted the community hospital, and the doctor introduced the surgical treatment to Mr. Tang and his daughter. His daughter advocated for early surgery, and the doctor agreed to schedule the surgery, but Mr. Tang hesitated. Lately, he has had a poor appetite and complained of restlessness, difficulty falling asleep, and easy waking up. He has also asked the caregivers and community doctors about the dangers of surgery multiple times. According to observation, Mr. Tang appears to be in pain, with tired and tense facial expressions, frowning and sighing, and speaking at an increased, rapid rate.

①What are the physical and psychological changes in Mr. Tang?

②How to adjust and communicate with Mr. Tang in response to these changes?

Task Analysis

Understand the reasons for the physical and psychological changes in the elderly learned in this task, read the case carefully, and make accurate summaries.

Task Implementation

1 Operation Flow Chart

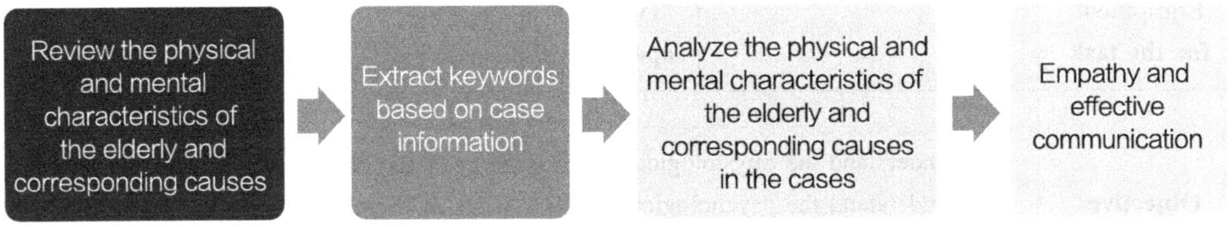

2 Notes on Operation

Try to put yourself in the elderly's shoes and communicate in a manner acceptable to the elderly.

Task Work Order

<table>
<tr><td>Task</td><td>Understanding of the Physiological and Psychological Characteristics of the Elderly</td><td>Credit hours</td><td></td><td>Trainee</td><td></td></tr>
<tr><td>Student name</td><td></td><td>Tel.</td><td></td><td>Performance of the task</td><td></td></tr>
<tr><td>Equipment for the task</td><td></td><td>Time of operation</td><td></td><td>Place of operation</td><td></td></tr>
<tr><td>Objectives of the task</td><td colspan="5">1. Understand the physiological characteristics of the elderly and their causes;
2. Understand the psychological characteristics of the elderly and their causes;
3. Learn to use transpositional thinking and communicate well with the elderly to alleviate their concerns</td></tr>
<tr><td rowspan="4">Task implementation</td><td>Preparation</td><td colspan="4"></td></tr>
<tr><td>Process</td><td colspan="4"></td></tr>
<tr><td>Summary</td><td colspan="4"></td></tr>
<tr><td>Evaluation</td><td colspan="4"></td></tr>
<tr><td>Teacher's comments</td><td colspan="5"></td></tr>
</table>

Thinking and Practice

Based on the current physical condition of the elderly in this case, what aspects do you think improvement suggestions can be made from?

Task 2 Familiarity with the Process of Ability Assessment for the Elderly

Detailed Explanation of Knowledge

To carry out the ability assessment for the elderly, it is necessary for the assessors to be very familiar with the assessment process. On the one hand, this is to ensure that they can carry out the assessment work in an orderly manner according to the steps, and on the other hand, it is to enable them to clearly introduce the significance and process of the ability assessment to the elderly and their agents, so as to get their cooperation and obtain accurate assessment results.

Generally speaking, the process of the ability assessment for the elderly includes the following steps.

1 The Assessment Object Submit an Assessment Application

The assessment objects are the elderly in need. So, which elderly people need to undergo an ability assessment? For example, those who are new to elderly care institutions, those who enjoy bottom-line guarantees from governments, those who enjoy long-term care insurance, those who apply for home-based community care services, those who live in elderly care institutions that apply for operational subsidies, and other elderly people who need an assessment or voluntarily apply for an assessment. The assessment follows the principle of voluntary application, and the first assessment should be applied online or on-site by the elderly or their agents. At the same time, the elderly or their agents shall be responsible for the authenticity and accuracy of the application materials.

2 Implement the Ability Assessment for the Elderly

After accepting the application for the ability assessment for the elderly, the assessment institution implements the assessment in a centralized manner or at the elderly's home.

Each assessment is carried out by two assessors, at least one of whom has a medical or healthcare background.

The assessors fill out the "Basic Information Form for Ability Assessment for the Elderly" by asking the elderly and their caregivers questions or searching for relevant information.

The assessors assess each item according to the "Ability Assessment Form for the Elderly" and record the score for each item. Then they determine the grading for each first-level indicator and record it in the "Ability Assessment Form for the Elderly".

The assessors calculate the scores for the four first-level indicators, and determine the elderly person's ability level based on the ability grading standards. The assessors fill out the "Ability Assessment Report for the Elderly", which is then confirmed and signed by both assessors. The information provider is also required to sign the report.

3 Form an Assessment Report and Inform the Applicant

After the assessment report is formed, the assessment results shall be communicated to the applicant. For assessment objects who enjoy government subsidies or government-purchased services, the assessment results shall be publicized within a certain scope as needed, and those who have objections to the assessment results may request a review within the prescribed time limit.

It should be noted that, if the elderly are found to be at risk of choking, missing, suicide, falling, etc., the assessors should inform the elderly's family members or caregivers after the assessment to strengthen their awareness of prevention and avoid accidents.

For example, regarding elderly people who live in elderly care institutions, their ability assessment process is shown in Figure 2 -2.

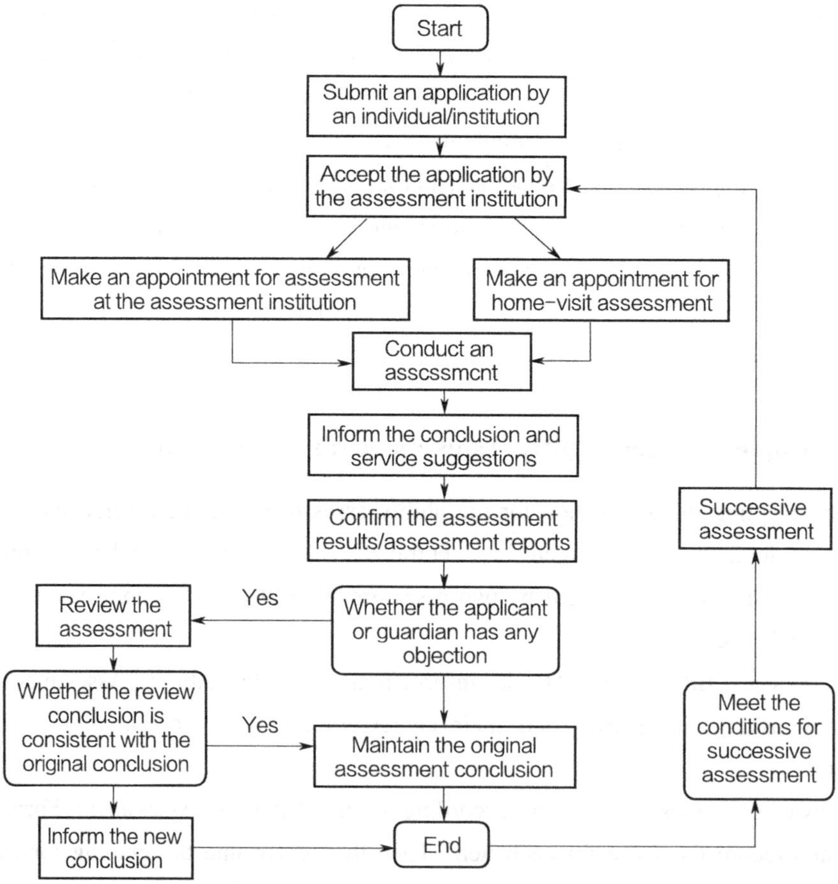

Figure 2 -2 Ability Assessment Process for the Elderly Living in Elderly Care Institutions

Ability assessment for the elderly should be dynamic and the initial assessment should be conducted after the application is approved. After the initial assessment, if there is no special change, the assessment should be conducted at least once every 12 months with the same procedure same as the initial one. It is appropriate to apply for an immediate assessment when there are special circumstances that lead to any change in ability.

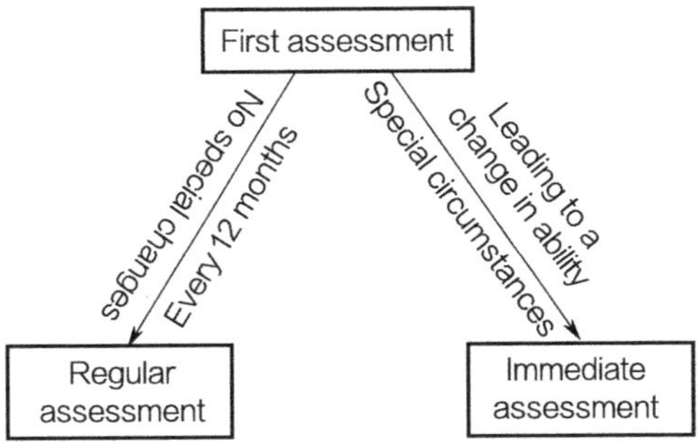

Figure 2 – 3 Three Types of Ability Assessments for the Elderly

Task Import

Simulated training in groups of three: 78-year-old Mrs. Wang is ready to move into an elderly care institution. Accompanied by her family, she comes to the assessment room for an ability assessment. This is the first time Mrs. Wang receiving an assessment, and she is not very familiar with the assessment process, so she feels a little apprehensive. One group member acts as the assessor Mr. /Ms. Zhang, one acts as Mrs. Wang, and one acts as the observer, to simulate the process in which the assessor Mr. /Ms. Zhang introduces the ability assessment process to Mrs. Wang. After the simulation, provide feedback to each other. Then rotate roles.

Task Implementation

1 Operation Flow Chart

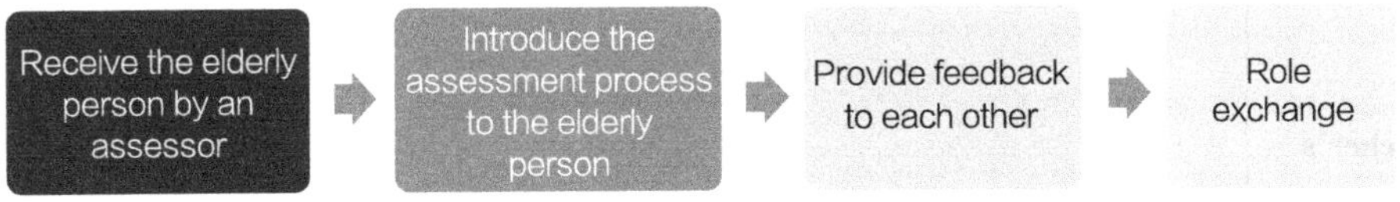

2 Notes on Operation

①Keep a good mental outlook.

②Introduce the assessment process in a language that is easy for the elderly to understand, and try to avoid jargon.

③Learn to use transpositional thinking and focus on introducing the process content concerned by the elderly.

Task Work Order

Task	Familiarity with the Process of Ability Assessment for the Elderly	**Credit hours**		**Trainee**	
Student name		**Tel.**		**Performance of the task**	
Equipment for the task		**Time of operation**		**Place of operation**	
Objectives of the task	1. Be familiar with the process of ability assessment for the elderly and be prepared for scientific assessment; 2. Be able to accurately introduce the assessment process to the elderly and their accompanying personnel and obtain their cooperation				
Task implementation	Preparation				
	Process				
	Summary				
	Evaluation				
Teacher's comments					

Thinking and Practice

How should assessors respond to emotional elderly people for ability assessment?

Task 3 Personnel and Environmental Preparation for Ability Assessment for the Elderly

Detailed Explanation of Knowledge

Ability assessment for the elderly is a two-way interactive process that requires not only the assessors to be fully prepared, but also the assessed elderly and their accompanying personnel to be in good condition. These all require the assessors to be well-prepared before carrying out the formal ability assessment. In addition, there are a number of assessment tools to be used in the assessment, the content of which is described in detail in Task 4.

1 Personnel Preparation for Assessment

(1) Personnel Preparation of Assessment Subject

The institution carrying out the assessment shall be an enterprise, public institution or social organization registered according to law. The institution shall be staffed with at least 5 full-time/part-time assessors.

Assessors should have full-time high school or technical secondary school education or above, have more than 5 years of practical experience in medical care, health management, elderly care services, and gerontological social work, have relevant professional background, understand the content of assessment indicators, and master assessment requirements. The requirements for assessors are detailed in Task 3 of Project 1. Each assessment should be attended by 2 assessors, at least one of whom should have a medical or healthcare background.

In addition to the relevant professional qualifications, the assessors should also make the following preparations before conducting the ability assessment.

①Dress and certificate preparation.

Assessors should dress properly and show a good image. After meeting the elderly and their accompanying personnel, the assessors should show their certificates first, and then explain the purpose of the assessment so as to obtain the cooperation of the elderly and their families.

②Time preparation.

First, the time arrangement of the assessment should take into account the convenience of the elderly. Second, adequate assessment time should be arranged to carry out a complete assessment scientifically and accurately.

③Ethical preparation.

For assessment institutions and assessors, the ability assessment for the elderly is a very scientific and rigorous work. The main principles assessors should follow during the assessment as follows.

a. Objective and real. That is to say, assessors should be fair and honest. On the premise of ensuring safety, assessors should let the elderly complete the assessment items independently on the spot as far as possible. When conditions permit, assessors should communicate separately with the elderly, their primary caregivers and family members as much as possible. If the elderly and their primary caregivers and family members hold different answers to the same question, assessors should make a comprehensive judgment and draw a conclusion based on their common sense and experience.

b. Scientific and standardized. Assessors should adhere to the scientific and rigorous spirit and conduct assessments in a professional and standardized manner. For example, after an assessment, it is important to focus on reviewing items with logical problems to ensure that subjective errors do not lead to objective errors. If there is any doubt about the assessment items, assessors should communicate with the elderly and their accompanying personnel again to confirm that the assessment results are in line with the true ability level of the elderly.

c. Strictly confidential. During the assessment, attention should be paid to protecting the dignity, safety and personal privacy of the assessed persons and assessors. Without the permission of assessors or their agents, assessment institutions and assessors shall not disclose the relevant information of the assessment objects to the public.

④Mental state preparation.

Assessors need to be energetic, friendly and well-spoken, show respect, and understand the elderly.

(2) Personnel Preparation of Assessment Object

Assessors are preparing to receive the elderly and their accompanying personnel (family members or primary caregivers, etc.) came for the assessment. In the assessment, the elderly need to be in good physical and psychological condition. The elderly and their accompanying personnel shall prepare the original and copy of the ID card and household register, as well as physical examination report, medical records or hospitalization examination results and other materials of the elderly before the assessment.

2 Environmental Preparation for Assessment

For the elderly to be assessed, it should be comfortable and natural for them to take part in the ability assessment. Assessors should pay attention to protecting the safety of the assessed persons and respecting their personal privacy. When the elderly in the community are assessed in a centralized manner, a waiting space should be set up, and the assessment work should be carried out one by one in a relatively independent assessment room.

During the preparation for the assessment, assessors must carefully examine assessment auxiliary tools and the environment of the assessment site to ensure safe and errorless assessment.

In order to provide a suitable environment, a separate assessment room should be set up. Items in the assessment room should meet the needs of the assessment and unrelated items should not be placed there. The assessment environment should be clean, quiet, well-lit, with fresh air and comfortable temperature. There should be continuous steps and walkways with handrails inside or outside the assessment room, which can be used for assessment purposes. Steps and stairs should be uniform, flat and slip-resistant.

Assessors should prepare the Ability Assessment Form for the Elderly and paper and pen. If assessors use IT tools such as software for assessing elderly abilities, portable electronic devices such as tablets that have been installed with a nationally recognized and legitimate elderly ability assessment system, as well as backup paper forms, should be carried. A prior investigation and testing of the network coverage at the assessment site must be conducted to ensure the system runs normally.

Task Import

Conduct simulation training in groups of three: one person acts as the assessor Mr./Ms. Zhang, one acts as Mrs. Wang, and one acts as the observer, to simulate the process in which the assessor Mr./Ms. Zhang receives Mrs. Wang at the beginning of the assessment. After the simulation, provide feedback to each other. Then rotate roles.

During the reception process, the student playing Mrs. Wang can raise some questions that she is concerned about to Mr./Ms. Zhang, and Mr./Ms. Zhang needs to respond accordingly. Here are some possible questions that Mrs. Wang may ask (for reference only during training, group members can set their own questions based on the actual situation):

①What do I need to do in the assessment?

②Is the assessment difficult?

③Can my daughter (family member) be with me all the time?

④Does the assessment take a long time? I need to go back to take medicine later.

⑤Will other people know my personal information?

⑥Do I need to write it down? I don't know how to read or write.

Task Analysis

The purpose of this task is to simulate the preparation for the ability assessment for the elderly. Please review what you have learned before and keep practicing, while also observing and sharing experiences with each other, so as to continuously improve your abilities.

Task Implementation

1 Operation Flow Chart

Check the dress and environment by an "assessor" → Prepare related certificates → Receive the elderly person → Provide feedback to each other → Role exchange for a new round of simulation training

2 Notes on Operation

①Keep a good image.

②Try to put yourself in the elderly's shoes.

Task Work Order

<table>
<tr><td>Task</td><td>Personnel and Environmental Preparation for Ability Assessment for the Elderly</td><td>Credit hours</td><td></td><td>Trainee</td><td></td></tr>
<tr><td>Student name</td><td></td><td>Tel.</td><td></td><td>Performance of the task</td><td></td></tr>
<tr><td>Equipment for the task</td><td></td><td>Time of operation</td><td></td><td>Place of operation</td><td></td></tr>
<tr><td>Objectives of the task</td><td colspan="5">1. Be familiar with the preparation process for the elderly ability assessment;
2. Keep in good condition and prepare yourself and the environment for the elderly ability assessment;
3. Improve the ability to communicate with the elderly</td></tr>
<tr><td rowspan="4">Task implementation</td><td>Preparation</td><td colspan="4"></td></tr>
<tr><td>Process</td><td colspan="4"></td></tr>
<tr><td>Summary</td><td colspan="4"></td></tr>
<tr><td>Evaluation</td><td colspan="4"></td></tr>
<tr><td>Teacher's comments</td><td colspan="5"></td></tr>
</table>

Thinking and Practice

How should assessors respond to emergencies in the ability assessment for the elderly?

Task 4 Preparation of Tools for Ability Assessment for the Elderly

Detailed Explanation of Knowledge

The preparation of tools for ability assessment for the elderly is necessary to ensure the smooth progress of subsequent assessments. Assessors are required to be familiar with the types and quantities of assessment scales, basic physical examination equipment, and ability assessment tools. They should also be able to flexibly find alternative items based on the actual situation at the assessment site, inspect their safety performance, and ensure that they are in standby status.

1 Classification of Assessment Scales

(1) *Ability Assessment for Older Adults* (MZ/T 039-2013)

The *Ability Assessment for Older Adults* (MZ/T 039-2013) was officially issued by the Ministry of Civil Affairs in August 2013. It is the current industry standard for the ability assessment for the elderly conducted by domestic elderly care institutions, and it is referred to as the "Industry Standard of Civil Affairs". This standard consists of four parts: the basic information form, the ability assessment form for the elderly, the assessment report, and the determination card for the assessment results. The ability assessment scales for the elderly include four first-level indicators (activity of daily living, mental status, sensory and communication, and social involvement) and 22 second-level indicators. The assessment results are divided into four levels: intact ability, mild disability, moderate disability, and severe disability. The ability level of the elderly can be determined by referring to the determination card for the assessment results.

(2) *Specification for Ability Assessment of Older Adults* (GB/T 42195-2022)

In order to thoroughly implement the national strategy of actively responding to aging population and promoting the construction of a basic elderly care service system, the *Specification for Ability Assessment of Older Adults* (GB/T 42195-2022), proposed by the Ministry of Civil Affairs and under the centralized management of the National Technical Committee on Social Welfare Service Standardization, was officially issued and implemented on December 30, 2022. This standard is compiled to meet the development needs of the elderly care service industry on the basis of summarizing the practical experience of the 2013 edition of the civil affairs industry standard and widely referencing practices in relevant fields. The standard consists of six parts, mainly including "assessment indicators and scoring," "organization and implementation," and "assessment results," as well as three normative appendices ("Basic Information Form for Ability Assessment for the Elderly",

"Ability Assessment Form for the Elderly", and "Report of Ability Assessment for the Elderly"). The main assessment indicators in the standard include first-level indicators and second-level indicators. There are four first-level indicators, including self-care ability, basic motor ability, mental status, and sensory and social involvement. There are 26 second-level indicators, such as eating, grooming, walking on level ground, going up and down stairs, memory, comprehension, visual acuity, hearing, and social communication (Table 2 – 1). The final score is calculated by summing up the scores of all items, and the higher the total score, the better the ability level. The standard divides the elderly ability into five levels: intact ability, mildly impaired ability (mild disability), moderately impaired ability (moderate disability), severely impaired ability (severe disability), and complete ability loss (total disability) (Table 2 – 2). The implementation of the national standard of the *Specification for Ability Assessment of Older Adults* will provide a fundamental basis for scientifically classifying the elderly's ability levels, promoting the construction of a basic elderly care service system, optimizing the supply of elderly care services, and regulating the operation of elderly care service institutions.

Table 2 – 1 Indicators of Ability Assessment for the Elderly

First-level Indicator	Second-level Indicator
Self-care ability	Eating, grooming, bathing, putting on/taking off the coat, wearing/removing trousers, shoes and socks, bladder control, bowel control, toileting
Basic motor ability	In-bed posture transfer, transferring from bed to chair, walking on level ground, going up and down stairs
Mental status	Temporal orientation, spatial orientation, people orientation, memory, comprehension, expression, aggressive behavior, depressive symptom, level of consciousness
Sensory and social involvement	Visual acuity, hearing, carrying out routine affairs, traveling via modes of transportation, social communication

Table 2 – 2 Classification of the Ability Levels of the Elderly

Ability Level	Name of Ability Level	Classification
0	Intact ability	Total score: 90
1	Mildly impaired ability (mild disability)	Total score: 66-89
2	Moderately impaired ability (moderate disability)	Total score: 46-65
3	Severely impaired ability (severe disability)	Total score: 30-45
4	Complete ability loss (total disability)	Total score: 0-29

Note 1: Those who are in a coma state are directly assessed as having complete ability loss (total disability). If the state of consciousness changes, a re-assessment should be performed.

Note 2: In case of any of the following circumstances, the original ability level shall be increased by one level: ① The elderly are diagnosed with dementia (F00-F03); ② The elderly have other mental and behavioral disorders diagnosed by psychiatrists (F04-F99); ③ Two or more nursing risk events (e. g. falling, choking, suicide, self-injury and missing) have occurred in the past 30 days.

Note: F00-F99 in Note 2 are the diagnostic code numbers of mental and behavioral disorders in ICD-10 (International Classification of Diseases 10th Revision).

(3) Assessment Criteria for Disability Levels for the Elderly with Long-term Care

Assessment of disability levels for the elderly with long-term care refers to the grading assessment of the degree of loss of ability in activities of daily living, cognition, sensory and communication of the assessment objects according to the *Assessment Criteria for Disability Levels for the Elderly with Long-term Care (Trial)*. The *Assessment Criteria for Disability Levels for the Elderly with Long-term Care (Trial)* (YBBF [2021] No. 37) was issued by the Office of the National Healthcare Security Administration in conjunction with the General Office of the Ministry of Civil Affairs in August 2021. It is a key tool to assess the elderly's disability status. The assessment results are the fundamental basis for determining whether the disabled elderly can enjoy long-term care insurance benefits. The document requires that all pilot areas of long-term care insurance strengthen the implementation and application of the assessment criteria for disability levels for the elderly with long-term care. The 14 new pilot cities should refer to and implement the assessment criteria, while the original pilot cities should refer to and improve local criteria. In principle, within two years from the date of issuance of this document, all pilot areas should unify their assessment criteria based on this document. In addition, the medical insurance and civil affairs departments at all levels in the pilot areas should establish a cooperation mechanism, strengthen coordination and cooperation, and explore the establishment of mechanisms such as cross-departmental recognition of assessment results, sharing of assessment data, and evaluation of assessment effects.

The *Assessment Criteria for Disability Levels for the Elderly with Long-term Care (Trial)* mainly includes three first-level indicators of ability in activities of daily living, cognitive ability, and sensory and communication ability and 17 second-level indicators (Table 2 – 3). The total score and corresponding level for each of the three first-level indicators are obtained by adding the scores of the second-level indicators below them (Table 2 – 4). Then, the disability level of the assessment object is determined through a comprehensive combination of the three first-level indicators. There are six disability levels for the elderly with long-term care: Level 0 (basically normal ability), Level 1 (mild disability), Level 2 (moderate disability), Level 3 (severe disability grade Ⅰ), Level 4 (severe disability grade Ⅱ), and Level 5 (severe disability grade Ⅲ) (Table 2 – 5). After the disability level is determined, an assessment conclusion is issued to the assessment object according to regulations, and the assessment conclusion serves as the basis for the elderly enjoying long-term care insurance benefits. Those who meet the conditions for benefit enjoyment can choose the type of care services and the designated care service institution based on their needs. When applying for disability level assessments, the elderly and their agents need to fill out the "Application Form for Disability Level Assessment for the Elderly with Long-term Care" (Table 2 – 6) and the "Self-Assessment Form for Disability Level

Assessment for the Elderly with Long-term Care" (Table 2 – 7). Only when the required level is reached can they apply for disability level assessments.

Table 2 – 3 Indicators of Disability Level Assessment for the Elderly with Long-term Care

First-level Indicator	Second-level Indicator
Ability in activities of daily living	Eating, dressing, facial and oral cleansing, bladder control, bowel control, toileting, walking on level ground, transferring from bed to chair, going up and down stairs, bathing
Cognitive ability	Temporal orientation, people orientation, spatial orientation, memory
Sensory and communication ability	Visual acuity, hearing, communication

Table 2 – 4 Scores of Indicators of Disability Level Assessment for the Elderly with Long-term Care and Corresponding Levels

Level / First-level Indicator	Intact ability	Mildly impaired ability	Moderately impaired ability	Severely impaired ability
Ability in activities of daily living	100 points	65-95 points	45-60 points	0-40 points
Cognitive ability	16 points	4-15 points	2-3 points	0-1 points
Sensory and communication ability	12 points	4-11 points	2-3 points	0-1 points

Table 2 – 5 Classification of Disability Levels for the Elderly with Long-term Care

Ability in activities of daily living	Cognitive ability/sensory and communication ability (based on the severity of disability)			
	Intact ability	Mildly impaired ability	Moderately impaired ability	Severely impaired ability
Intact ability	Basically normal ability	Basically normal ability	Mild disability	Mild disability
Mildly impaired ability	Mild disability	Mild disability	Mild disability	Moderate disability
Moderately impaired ability	Moderate disability	Moderate disability	Moderate disability	Severe disability grade Ⅰ
Severely impaired ability	Severe disability grade Ⅰ	Severe disability grade Ⅰ	Severe disability grade Ⅱ	Severe disability grade Ⅲ

Table 2 -6 Application Form for Disability Level Assessment for the Elderly with Long-term Care

Basic information of assessment object	Name		ID card No.	
	Gender		Age	
	Ethnic group		Social insurance participation place	
	Incapacitation time (months)		Receive rehabilitation therapy or not	□Yes, having been treated for ________ months □No
	First application or not	□Yes □No	Tel.	
	Guarantee method	□Basic medical insurance for employees □Basic medical insurance for urban and rural residents □Special poverty support □Subsistence allowance □Others:		
	Educational level	□Illiteracy □Primary school □Secondary school (including technical secondary school) □University (including junior college) and above		
	Living situation	□Living alone □Living with a spouse/partner □Living with children □Living with parents □Living with siblings □Living with other relatives □Living with non-relatives □Living in elderly care institutions □Living in hospitals		
	Residential address	________, ________ Subdistrict/Township (Village), ________ District/County, ________ City, ________ Province		
	Caregiver	Who can take care of the elderly when help is needed (including when the elderly is sick): □Spouse □Children □Friends and relatives □Nanny □Nursing worker □Medical staff □No one □Others:		
Information about the applicant	Name		Relationship with assessment object	□Spouse □Children □Other relatives □Employed caregivers □The elderly himself/herself □Others
	Tel.		ID card No.	
	Contact address	________, ________ Subdistrict/Township (Village), ________ District/County, ________ City, ________ Province		
Commitment		The above information and the materials provided are true and valid, and I agree to publicize the assessment results within a certain range. I will assume corresponding legal liabilities in case of any false information. Applicant (signature): Date: (MM/DD/YYYY)		
Matters handled by agencies(including entrusted third parties)				

Tips: 1. The assessed person can enjoy the benefits if he/she meets the disability standard and the payment period at the same time;

2. The interval between the re-application for access assessment and the conclusion of the latest assessment shall be more than 6 months (inclusive).

Table 2 – 7 Self-Assessment Form for Disability Level Assessment for the Elderly with Long-term Care

Item	Independent (2)	Partially independent (1) (Needing help)	Dependent (0)	Your choice
Eating	Independent No need for help	Partially independent Can eat by yourself, but need help	Cannot complete independently Need partial or total feeding or nasal feeding	
Dressing	Independent, no need for help Can pick up clothes independently, put them on and button them	Partially independent Can pick up clothes and put them on independently, but need help to tie shoelaces	Cannot complete independently Can't put on clothes by yourself at all, depend on others to get dressed, or can only put on parts of the clothes by yourself	
Controlling bladder and bowel functions	Independent Can control bladder and bowel functions completely	Partially independent Occasionally out of control	Unable to control Out of control, need help with urination and defecation (e. g. urinary catheterization, enema, etc.)	
Toileting	Independent, no need for help Can use the toilet independently, clean and tidy up after using the toilet (can use a cane, walking aid or wheelchair, and can handle urinals and bedpans)	Cannot complete independently Need help with toileting and cleaning and tidying up clothes after using the toilet. Need help to handle urinals and bedpans	Cannot complete independently Unable to use the toilet	
Bathing	Independent, no need for help Can get in and out of the bathroom (take a shower or tub bath) and can bath independently	Partially independent Needs help washing parts of the body (back or legs)	Cannot complete independently Unable to take a bath, or need help washing most of the body	
Transferring from bed to chair	Independent, no need for help Can get out of bed, sit on and get off chairs and stools (canes or walking aids can be used)	Cannot complete independently Need help getting on and off the bed and chair	Cannot complete independently Be completely bedridden	
Comprehensive judgment	Self-assessed disability level: ________			

(continued)

Item	Independent (2)	Partially independent (1) (Needing help)	Dependent (0)	Your choice
Description	Eating, bladder and bowel function control and bathing are classified as category a, while dressing, toileting and transferring from bed to chair are classified as category b.			
	Level A: Can independently complete all items in category a and category b; Level B: Depend on others' help for 1 item in category a or 1-2 items in category b; Level C: Depend on others' help for 1 item each in category a and category b, or 3 items in category b; Level D: Depend on others' help for 2 items in category a, or 1 item in category a and 2 items in category b; Level E: Depend on others' help for 3 items in category a, 2 items in category a and 1-2 items in category b, or 1 item in category a and 3 items in category b; Level F: Depend on others' help for 3 items in category a and 1-2 items in category b, or 2 items in category a and 3 items in category b; Level G: Depend on others' help for all items in category a and category b.			
	This form can be used by the assessment object or his/her guardian or agent for self-assessment. Only when the grade reaches Level E, F or G can the object apply for the disability level assessment for the elderly with long-term care.			

(4) Other Assessment Screening Scales Commonly Used

Most elderly care institutions serve the elderly who are in their advanced years, disabled and demented, and suffer from a variety of chronic diseases. They are high risk groups of various safety risks. Therefore, it is particularly important for elderly care institutions to conduct safety risk assessments on the elderly living in the institutions. The assistant assessor needs to prepare and use the assessment screening scale under the guidance of the assessor and assists the assessor in completing the safety risk assessment. The assessment scales commonly used to screen the safety risks of the elderly include the Mini-mental State Examination (MMSE), Ascertain Dementia 8 (AD8), Morse Fall Scale, Geriatric Depression Scale, Nutritional Risk Assessment Scale, Pressure Ulcer Risk Assessment Scale, Swallowing Disorders Assessment Scale, etc. (See appendices 1-7 below for) the QR codes of assessment scales commonly are used for screening the safety risks of the elderly.

2 Classification of Assessment Tools

According to the different content of the assessment, the assessment tools are generally divided into two categories: basic physical examination equipment and ability assessment tools. The assistant assessor shall prepare and use the assessment tools correctly under the guidance of the assessor.

(1) Basic Physical Examination Equipment

① Equipment for measuring vital signs, such as thermometers, sphygmomanometers, stethoscopes, portable oxygen saturation detectors, or finger pulse oxygen meters.

② Tools for measuring nutritional statuses, such as weight scales, height scales, wheelchair scales, and tape measures.

③ Other objects for test purposes, such as disposable tongue depressors, cotton swabs, flashlights, grip strength meters, and visual acuity charts.

(2) Ability Assessment Tools

① See Table 2 –8 for details of Activities of Daily Living (ADL) ability assessment tools.

② Sensory assessment tools such as presbyopic glasses, magnifying glasses, newspapers, or books.

③ Walking/balance ability assessment tools such as 6m signs, walking signs, balance test footprint signs, chairs, stopwatches, crutches, and walking aids.

④ Cognitive function assessment tools, such as an appropriate amount of white paper, pens and pictures (including at least 3 different kinds of objects).

Table 2 –8 Preparation of ADL Ability Assessment Tools

Item	Assessment Tools
Bowel control	Toilet, toilet paper
Bladder control	
Toileting	
Grooming	Wash basin, towel, comb, toothbrush cup, toothbrush, toothpaste, razor
Eating	Plate, chopsticks, spoon
Transferring from bed to chair	Electric bed, chair (or wheelchair)
Walking on level ground	Crutch, walking aid, etc.
Dressing	Jacket and trousers with buttons, shoes with shoelaces
Going up and down stairs	Stairs/steps: 4-5 steps, step width ≥0. 30m, Step height: 0. 13-0. 15m, effective width of step ≥0. 9m
Bathing	Shower facilities or bathtubs, shower stools, bath supplies

Note: ADL can be assessed by means of inquiry based on assessment scales, or by adding the above facilities for on-site assessments.

(3) Partition Placement of Assessment Tools

See Figure 2 –4 for different functional areas of the assessment room. The assessment tools can be placed according to different functional areas of the assessment room (Table 2 –9).

Table 2-9 Assessment Content and Tools for Different Functional Areas

Functional Area	Assessment Content	Assessment Tools
Waiting area	Measurement of vital signs Collection of basic information General medical assessment	Thermometers, stethoscopes, sphygmomanometers, weighing scales, height scales, tape measures, flashlights, portable oxygen saturation detectors or finger pulse oxygen meters
Assessment areas for ability in activities of daily living, physical function status, etc.	Ability in activities of daily living Ability in instrumental activities of daily living 6m walk Timing for standing up and walking Balance and gait Weakness, sarcopenia Risk of falls Visual acuity, hearing Oral cavity, swallowing	ADL ability assessment tools — 6m signs, stopwatches Test chairs, walking signs Balance test footprint signs Grip strength meters, tape measures — Newspapers or books, presbyopic glasses, magnifying glasses Measuring cups, disposable water cups, spoons, kettles, and food powder paste enhancers for swallowing tests
Assessment areas for mental and psychological state and social function	Cognition, delirium, depression, anxiety, sleep Social support Quality of life Home environment	Watches, an appropriate amount of paper, pens, and pictures (including at least 3 different kinds of objects)
Other functional assessment areas	Nutrition, pain, urinary incontinence, pressure injury	—
Assessment report area	Waiting for the assessment report and analyzing the assessment results	—

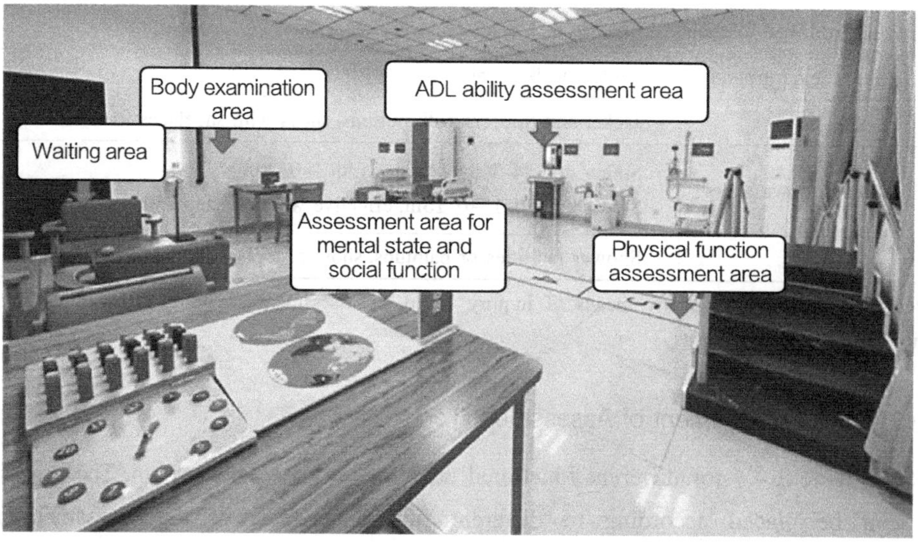

Figure 2-4 Schematic Diagram of Functional Zoning of Assessment Room

Learning More

Elderly Ability Assessment System

At present, the elderly ability assessment system used in the elderly care industry is mainly an application software system developed according to the standards related to the elderly ability assessment, which consists of a client, a server, and a database. Assessors can use tablets equipped with the system or the APP on their mobile phones to collect and enter the assessment information, obtain the elderly ability level and upload it to the remote server as the assessment basis for elderly care institutions and civil affairs departments. At the same time, the elderly under assessment can log in to their account and password to view their assessment information on the client. The information-based system of the elderly ability assessment has the advantages of being simple and convenient to use and having high real-time performance, which can accurately and quickly judge and submit the assessment results, and realize the automation and informatization of the elderly ability assessment.

Task Import

Mr. Li is an assessor at an elderly care institution. He received Ms. Zhang, who consulted about matters related to the elderly staying in an elderly care institution. During the conversation, Mr. Li learned that Ms. Zhang's father had a cerebral infarction one month ago. After active treatment, his condition was stable and he returned home for recuperation. Due to the sequela of cerebral infarction, Ms. Zhang's father is currently mainly bedridden, and his wife takes care of him in daily life. His wife suffers from a variety of chronic diseases, so it is often difficult for her to take care of her husband. She is under great pressure physically and mentally. Ms. Zhang plans to send both her parents to the elderly care institution recently because of her busy work. Mr. Li needs to prepare appropriate assessment tools according to the situation of the two elderly people. What should he do?

Task Analysis

Before carrying out the elderly ability assessment, it is necessary to collect relevant information about the elderly in advance and make preparations. First of all, think about what information needs to be collected about the elderly, how to collect it, what assessment tools need to be prepared, and who needs to be present during the assessment. Then, according to the collected information, determine the assessment time jointly with the agent, and then determine whether the assessment is carried out in the elderly's home or in the assessment room of the institution. Prepare relevant assessment tools in advance and ensure that they are in good condition and can be used normally.

Task Implementation

1 Operation Flow Chart

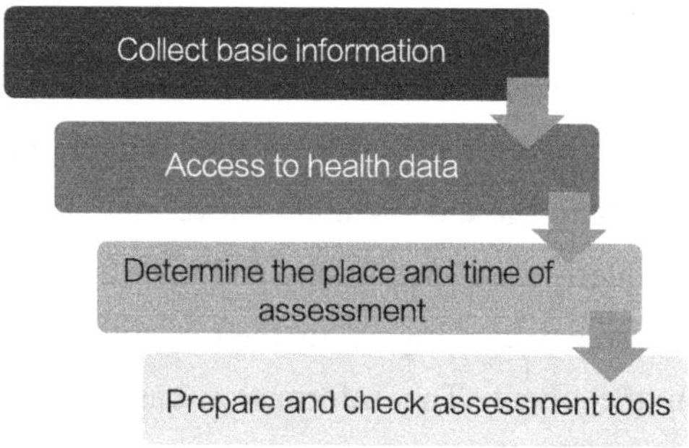

①Collect the basic information of the elderly, such as name, gender, age, and living situation, as well as the information of the agent and main caregiver, etc.

②Check the physical examination reports or medical records of the elderly to understand their physical health information, such as disease diagnosis, current treatment and physical abilities.

③Determine the place and time of assessment with the elderly and their families.

④Prepare basic physical examination equipment and ability assessment tools according to the requirements of the assessment specification.

a. Regularly check the type and quantity of assessment tools according to the list of articles, and sign when handing over the shift.

b. Special personnel shall be assigned to be responsible for regular functional maintenance and safety performance inspection to ensure that they are in standby status.

c. Before use, check the stability of items such as toilets, shower stools, wash basins, stairs and chairs.

d. Prepare various types of crutches and walking aids, so as to provide advice on suitable assistive devices.

e. Disposable items can be used by only one person and shall be replenished in time after use.

⑤Select alternative tools according to the situation of the assessment site.

a. According to the actual situation of the institution, select appropriate basic physical examination equipment, such as mercury thermometers and electronic thermometers, desktop sphygmomanometers and arm electronic sphygmomanometers, ordinary weight scales and ultrasonic height and weight measuring instruments, and ordinary diagnostic beds and electric care beds.

b. During the home-based assessment, the equipment and objects in the elderly's living room are used for assessment, such as toilets, washbasins, beds, chairs, crutches, walking aids, and wheelchairs, and the daily necessities of the elderly are used for assessing the elderly's ADL ability, such as tableware, toiletries, clothes, presbyopic glasses, and magnifying glasses. Steps within the residence may be used as alternate tools when testing the elderly's ability to go up and down stairs.

c. According to the actual situation of the elderly, prepare elderly-friendly products and guide the elderly to choose and use them, such as memory spoons for adults, helper chopsticks, incline cups, straw cups, and bowls with suction cups.

2 Notes on Operation

①Clean and disinfect basic physical examination equipment and ability assessment tools in time as required to prevent cross-infection.

②Prepare disposable masks and quick-drying hand sanitizer for epidemic prevention and control.

③Do a good job in the classified disposal of household and medical waste.

Task Work Order

<table>
<tr><td>Task</td><td>Preparation of Tools for Ability Assessment for the Elderly</td><td>Credit hours</td><td></td><td>Trainee</td><td></td></tr>
<tr><td>Student name</td><td></td><td>Tel.</td><td></td><td>Performance of the task</td><td></td></tr>
<tr><td>Equipment for the task</td><td></td><td>Time of operation</td><td></td><td>Place of operation</td><td></td></tr>
<tr><td>Objectives of the task</td><td colspan="5">1. Be familiar with the common standards and processes of elderly ability assessment;
2. Understand the functional zoning of the assessment room and the types of assessment tools;
3. Master the use of common basic physical examination equipment and ability assessment tools</td></tr>
<tr><td rowspan="4">Task implementation</td><td>Preparation</td><td colspan="4"></td></tr>
<tr><td>Process</td><td colspan="4"></td></tr>
<tr><td>Summary</td><td colspan="4"></td></tr>
<tr><td>Evaluation</td><td colspan="4"></td></tr>
<tr><td>Teacher's comments</td><td colspan="5"></td></tr>
</table>

Thinking and Practice

①If the elderly applying for assessment are physically inconvenient, and ask the assessor to come to their home for ability assessment, what items and tools should assessors prepare in advance?

②What items in the home of the elderly can be used as an alternative to ability assessment tools when the elderly are assessed at home?

Below is the content presented after scanning the QR codes in Task 4.

Project 3
Implementation of Ability Assessment for the Elderly

Objectives of the Task

Knowledge Objectives

1. Be familiar with the content of the Basic Information Form for Ability Assessment for the Elderly and the precautions for filling it in.

2. Understand the content of indicators at all levels of the ability assessment for the elderly.

3. Master the precautions for ability assessment for the elderly.

4. Understand the criteria for grading the ability of the assessed elderly.

Skill Objectives

1. Accurately fill in the Basic Information Form for Ability Assessment for the Elderly.

2. Master the methods of assessing the ability of the elderly.

3. Correctly use the Ability Assessment Form for the Elderly for assessment.

4. Accurately grade the ability of the elderly.

5. Accurately fill in the Report of Ability Assessment for the Elderly.

Quality Objectives

1. Have a high sense of responsibility and a rigorous working attitude.

2. Adhere to professional service ethics, and possess the humanistic quality of caring for the elderly.

Task 1 Information Collection and Management

Detailed Explanation of Knowledge

Collecting the basic information about the elderly is the first step and the key stage of the ability assessment for the elderly. Through the collection of basic information, it is possible for assessors to understand the basic profile and health information of the elderly. This serves as the basis for assessors to develop assessment plans and also serves as the primary data for practitioners in elderly care services to mitigate risks.

1 Content of Basic Information Collection for Ability Assessment for the Elderly

On December 30, 2022, the national standard *Specification for Ability Assessment of Older Adults* (GB/T 42195-2022) proposed by the Ministry of Civil Affairs of the People's Republic of China and under the centralized management of the National Technical Committee on Social Welfare Service Standardization was officially issued and implemented. Here, we take the Basic Information Form for Ability Assessment for the Elderly listed in the standard as an example.

The Basic Information Form for Ability Assessment for the Elderly includes 5 parts: the Assessment Information Form, the Basic Information Form for the Assessment Object, the Information Form for the Information Provider and Contact Person, the Disease Diagnosis and Medication, and the Health-related Issues.

(1) Assessment Information Form (Table 3-1)

The Assessment Information Form includes the assessment No., the assessment base date and the assessment reason.

①Assessment No.

Assessment No. refers to the code of the internal assessment record of the assessment work execution unit, and each assessment has only 1 corresponding assessment code.

②Assessment base date.

Assessment Base Date refers to the date of the A.D. year on which the assessment is carried out. The date should be in the form of MM/DD/YYYY, e. g. "05/18/2022."

③Assessment reason.

Assessment reason refers to the reason why the assessed person receives the assessment, and the corresponding options should be chosen according to the actual situation of the assessment object. "Regular assessment" refers to the assessment at least once every 12 months if there are no significant changes after receiving services. "Immediate assessment" refers to the assessment when the elderly or their families/caregivers notice any abnormalities in the physical or mental state of the elderly or when there is a sudden event. "Reassessment due to doubts about the assessment results" refers to that if the elderly and their family members dispute the assessment results, they can request a review and reassessment within a specified period of time.

Table 3 – 1 Assessment Information Form

A. 1. 1 Assessment No.	□□□□□□□□
A. 1. 2 Assessment base date	□□□□□□□□(MM/DD/YYYY)
A. 1. 3 Assessment reason	□ First assessment □ Regular assessment □ Immediate assessment □ Reassessment due to doubts about the assessment results □ Others ________

(2) Basic Information Form for the Assessment Object (Table 3–2)

The Basic Information Form for the Assessment Object includes name, gender, date of birth, height, weight, ethnic group, religion, citizen ID No., educational level, living situation, marital status, payment method of medical expenses, economic sources, and nursing risk events in the past 30 days. Among them, gender, date of birth, height, weight, etc. can provide useful information for the assessment of certain diseases and living habits; religion, educational level, etc. can help to understand the attitudes and values of the elderly to life and health. Meanwhile, the educational level can be used as the basic information to assess the cognitive ability of the elderly; nursing risk events in the past 30 days can provide effective information for disease status assessment and risk assessment, and can also provide effective information for the development of care plans.

The assessors shall accurately fill in the form according to the original and copy of the ID card and household register, as well as medical records and other materials provided by the elderly or their families. For information that cannot be obtained through the relevant information submitted, assessors can ask the elderly and their families.

Table 3 – 2 Basic Information Form for the Assessment Object

A. 2. 1 Name	
A. 2. 2 Gender	□ Male □ Female
A. 2. 3 Date of birth	□□□□□□□□(MM/DD/YYYY)
A. 2. 4 Height	________cm
A. 2. 5 Weight	________kg
A. 2. 6 Ethnic group	□ Han □ Ethnic minority: ________
A. 2. 7 Religion	□ None □ Yes, ________
A. 2. 8 Citizen ID No.	□□□□□□□□□□□□□□□□□□
A. 2. 9 Educational level	□ Illiteracy □ Primary school □ Junior high school □ Senior high school/Technical school/Technical secondary school □ Junior college degree or above □ Unknown
A. 2. 10 Living situation (multiple choices)	□ Living alone □ Living with a spouse □ Living with children □ Living with parents □ Living with siblings □ Living with other relatives □ Living with non-relatives □ Living in elderly care institutions

(continued)

A. 2. 11 Marital status		☐ Unmarried ☐ Married ☐ Widowed ☐ Divorced ☐ Unspecified
A. 2. 12 Payment method of medical expenses (multiple choices)		☐ Basic medical insurance for urban employees ☐ Basic medical insurance for urban and rural residents ☐ Self-paying ☐ Civil servant subsidy ☐ Enterprise supplementary insurance ☐ Medical services at state expense and recipients of state medical care ☐ Medical assistance ☐ Critical illness insurance
A. 2. 13 Economic sources (multiple choices)		☐ Retirement pay/pension ☐ Money from children ☐ Support from friends and relatives ☐ National inclusive subsidies ☐ Personal savings ☐ Other subsidies
A. 2. 14 Nursing risk events in the past 30 days	A. 2. 14. 1 Falling	☐ None ☐ Once ☐ Twice ☐ Three or more times
	A. 2. 14. 2 Missing	☐ None ☐ Once ☐ Twice ☐ Three or more times
	A. 2. 14. 3 Choking	☐ None ☐ Once ☐ Twice ☐ Three or more times
	A. 2. 14. 4 Suicide and self-injury	☐ None ☐ Once ☐ Twice ☐ Three or more times
	A. 2. 14. 5 Other risk events	☐ None ☐ Once ☐ Twice ☐ Three or more times

(3) Information Form for the Information Provider and Contact Person (Table 3-3)

Information form for the information provider and contact person includes the name of the information provider, the relationship between the information provider and the elderly, the name of the contact person, and the telephone number of the contact person. Based on the household register and other materials, as well as through interviews with the elderly and their family members, record the information truthfully and accurately. In principle, the name column in the contact person of information form cannot be filled in with the names of external family members such as nannies or caregivers who are employed. If the elderly live alone, fill in the name of the staff of the corresponding village (resident) committee as the contact person.

Table 3-3 Information Form for the Information Provider and Contact Person

A. 3. 1 Name of the information provider	
A. 3. 2 Relationship between the information provider and the elderly	☐ The elderly himself/herself ☐ Spouse ☐ Children ☐ Other relatives ☐ Employed caregivers ☐ Staff of village (resident) committee ☐ Others ________
A. 3. 3 Contact name	
A. 3. 4 Contact number	

(4) Form of Disease Diagnosis and Medication (Table 3-4)

By reviewing the physical examination reports and hospitalization examination results submitted by the elderly, as well as interviewing the elderly and their family members, fill in the Form of Disease Diagnosis and Medication. More than one option can be chosen in the "disease diagnosis" column, and if the name of a disease is not listed in the form, it can be added in the "others" option. Medication refers to the current long-term medication situation of the elderly.

Table 3-4 Form of Disease Diagnosis and Medication

A. 4. 1 Disease diagnosis (multiple choices)				
□ Hypertensive diseases I10-I15 □ Coronary heart disease I25 □ Diabetes mellitus E10-E14 □ Pneumonia J12-J18 □ Chronic obstructive pulmonary disease J44 □ Cerebral hemorrhage I60-I62 □ Cerebral infarction I63 □ Urinary tract infection (within 30 days) □ Parkinsonism G20-G22 □ Chronic kidney failure N18-N19 □ Cirrhosis K74 □ Peptic ulcer K20-K31 □ Neoplasms C00-D48 □ Amputation (within 6 months) □ Fracture (within 3 months) M84 □ Epilepsy G40 □ Hypothyroidism E01-E03 □ Cataract H25-H26 □ Glaucoma H40-H42 □ Osteoporosis M80-M82 □ Dementia F00-F03 □ Other mental and behavioral disorders F04-F99 □ Others (please add if any): ____________ Note: The code following the disease diagnosis is the diagnosis code number in ICD-10 (International Classification of Diseases 10th Revision).				
A. 4. 2 Medication (current long-term medication situation)				
Medication frequency	S/N	Drug name	Administration method	Dosage
1				
2				
3				
4				

(5) Health-related Issues (Table 3-5)

By reviewing the physical examination reports, hospitalization examination results and medical records submitted by the elderly, and interviewing the elderly and their family members, record common health issues of the elderly, including pressure injury, joint range of motion, wound conditions, special care needs, pain, tooth loss, denture wearing, situations and symptoms of dysphagia, malnutrition, ineffective respiratory tract clearing, and coma. In case of other health-related issues, please add them in the "Others" column.

Table 3 – 5 Health-related Issues

A. 5. 1 Pressure injury	□None □Stage Ⅰ: intact skin. There are red marks that will not turn white under finger pressure. □Stage Ⅱ: loss and exposure of skin dermis, with blisters □Stage Ⅲ: loss of full-thickness skin, with visible fat, granulation tissue, and rolled edges □Stage Ⅳ: loss of full-thickness skin and tissue, with visible tendons, muscles, aponeurosis, rolled edges, and stealth stripping □Unstageable: The entire body's skin and tissue are covered by necrotic flesh and eschar, making it impossible to determine the extent of tissue loss. The extent of the injury can only be determined after the removal of the necrotic flesh and eschar.
A. 5. 2 Joint range of motion	□None, no impact on daily living functions □Yes, affecting daily living functions of the following parts: ________________ □Unable to judge
A. 5. 3 Wound conditions (multiple choices)	□ None □ Abrasion □ Burn and scald □ Postoperative wound □ Diabetic foot ulcer □ Vascular ulcer □ Other wounds
A. 5. 4 Special care needs (multiple choices)	□ None □ Gastrostomy tube □ Urinary catheter □ Tracheotomy □ Gastrostomy/colostomy/cystostomy □ Non-invasive ventilator □ Dialysis □ Others
A. 5. 5 Pain Note: Judging by facial reaction and inquiry	□ No pain □ Mild pain □ Moderate pain (tolerable) □ Severe pain (unbearable) □ Don't know or unable to judge
A. 5. 6 Tooth loss (multiple choices)	□ No defect □ Tooth defects (e. g., dental caries, wedge-shaped defects) □ Dentition defects: ○ Non-contralateral tooth loss ○ Unilateral contralateral tooth loss ○ Bilateral contralateral tooth loss □ Dentition loss: ○ Maxillary tooth loss ○ Mandibular tooth loss ○ Complete mouth tooth loss
A. 5. 7 Denture wearing (multiple choices)	□ No denture □ Fixed denture □ Removable partial denture □ Removable complete/half mouth denture
A. 5. 8 Situations and symptoms of dysphagia (multiple choices)	□ None □ Complains of difficulty swallowing or pain when swallowing □ Coughing or choking when eating or drinking □ Food is still in the mouth or there is residual food left after eating □ Food is lost from the corners of the mouth when drinking or eating liquid or solid food □ Drooling

(continued)

A. 5. 9 Malnutrition: Body Mass Index (BMI) below normal value Note: BMI = weight (kg)/[height (m)]^2	□ No; □ Yes
A. 5. 10 Ineffective respiratory tract clearing	□ No; □ Yes
A. 5. 11 Coma	□ No; □ Yes
A. 5. 12 Others (please add if any):	

2 Methods of Basic Information Collection for Ability Assessment for the Elderly

The methods for collecting information on the elderly include "checking" and "asking". Checking involves obtaining information on the elderly by examining their identification documents, physical examination reports, medical records, and other materials. Asking involves using interview techniques to communicate and ask questions in order to obtain information.

Interviewing is a process of dialogue between assessors and the assessed persons that has clear goals and is structured. Successful interviews are key to ensuring the completeness and accuracy of basic information. The importance of interviewing is reflected in: ① interviewing is an important means to obtain the basis for care; ② it is the main method for understanding the health status and care needs of the assessed persons; ③ it can provide clues for further assessment. For example, if it is known that the assessed persons have recently experienced symptoms such as coughing and hemoptysis accompanied by a low-grade fever in the afternoon and night sweats, it can be suggested as pulmonary tuberculosis.

During the interview, it is important to pay attention to the methods and techniques of questioning. During the information collection stage, you should be mindful of the following aspects.

①Create a relaxed and comfortable environment.

②Be sincere and friendly, and use polite and appropriate words.

③Speak loudly and articulately.

④Check the doubtful situation in time.

⑤Try to use simple words other than technical terms and abbreviations as much as possible to facilitate the elderly's understanding.

⑥Reasonably use body language, such as nodding, eye contact, and using gestures.

⑦Return to the topic in due course. For talkative elderly persons, assessors should shift their topics back to the content of the assessment in due course.

3 Precautions of Basic Information Collection for Ability Assessment for the Elderly

The general requirements of the basic information collection for ability assessment for the elderly are: scientific, accurate and confidential.

Specifically, special attention should be paid to the following points.

①The name, assessment No., ID card No., contact person's information, etc. in the basic information form must be filled in accurately. The basic information about the elderly must be consistent with the information on the ID card, and the name must be written in regular Chinese characters. The assessment base date should be in the form of MM/DD/YYYY, e. g. "05/08/2022."

②In principle, the name column in the contact person of information form cannot be filled in with the names of external family members such as nannies or caregivers who are employed. If the elderly live alone, fill in the name of the staff of the corresponding village (resident) committee as the contact person.

③For unclear information, be sure to comprehensively verify it by asking the elderly, their family members, caregivers, etc., and do not make subjective assumptions.

④Pay attention to the confidentiality of the private information of the elderly.

4 Informatization of Ability Assessment for the Elderly

The base of the elderly population in China is large, while resources for elderly care services are limited. The ability assessment for the elderly requires expertise across various fields including medical treatment, rehabilitation, and healthcare. Traditional methods of data collection not only require significant amounts of manpower, material resources, financial resources, and time, but also to some extent affect the consistency, objectivity, effectiveness, and reusability of the data collected. In today's rapidly advancing information technology era, informatization plays a crucial role in promoting innovative development in elderly care services. Applying appropriate and up-to-date information technology means, integrating technological innovation resources, and establishing intelligent and long-acting mechanisms for assessing the abilities of the elderly have become critical strategic initiatives to achieve professionalization and standardization in elderly care service assessment. It will also be increasingly important to promote the informatization of the elderly's ability assessment, and record, store, retrieve and update information and data systematically.

At present, the elderly ability assessment system used in the elderly care industry is mainly an application software system developed according to the standards related to the elderly ability assessment, which consists of a client, a server, and a database. Assessors can use tablets equipped with the system or the APP on their mobile phones to collect and enter the assessment information, obtain the elderly ability level and upload it to the remote server as the assessment basis for elderly care institutions and civil affairs departments. At the same time, the elderly under assessment can log in to their account and password to view their assessment information on the client.

After collecting the ability assessment information from various regions and units, government departments can use statistical analysis to explore and identify the characteristics of elderly care demands and supply situations in different regions and age groups. This can help government departments make reasonable use of data to discover needs, improve resource allocation, budget planning and service procurement, and enhance industry vitality.

The information-based system of the elderly ability assessment has the advantages of being simple and convenient to use and having high real-time performance, which can accurately and quickly judge and submit the assessment results, and realize the automation and informatization of the elderly ability assessment.

Task Import

Zhang Guobing (pseudonym), male, was admitted to an elderly care institution due to visual disability Grade Ⅱ, and was required to undergo an ability assessment before admission. The basic information was collected by assessors Wang Shiyu and Ren Lin on September 5, 2022. The basic information is as follows.

Zhang Guobing, male, born on August 1, 1945, and of Han nationality. His native place is * * District, Chongqing. He has a daughter. His wife died in April 2020. He lives alone in Mingguang Community, Fuxing Subdistrict, * * District, Chongqing, and his daughter and son-in-law live in a different community in the same subdistrict. Zhang Guobing was employed by a state-owned enterprise before retirement and now his income is mainly from his retirement pay. He has basic medical insurance for urban employees. He has no history of infectious disease or blood transfusion. His blood type is O. He was in relatively good health until he was 70 years old. As he grows older, his physical health condition is not as good as before. In March 2019, he was hospitalized for a cough caused by influenza, and later developed bronchitis. Especially during the transition between autumn and winter, he has to be hospitalized for about two weeks due to bronchitis attacks. Based on the above information, please fill out the Basic Information Form for Ability Assessment for the Elderly.

Task Analysis

This task aims to train students to accurately fill out the basic information form for the elderly. If conditions permit, students can visit the elderly in communities or elderly care institutions on their own, conduct interviews and review materials with their consent, and fill out the Basic Information Form for Ability Assessment for the Elderly.

Task Implementation

1 Operation Flow Chart

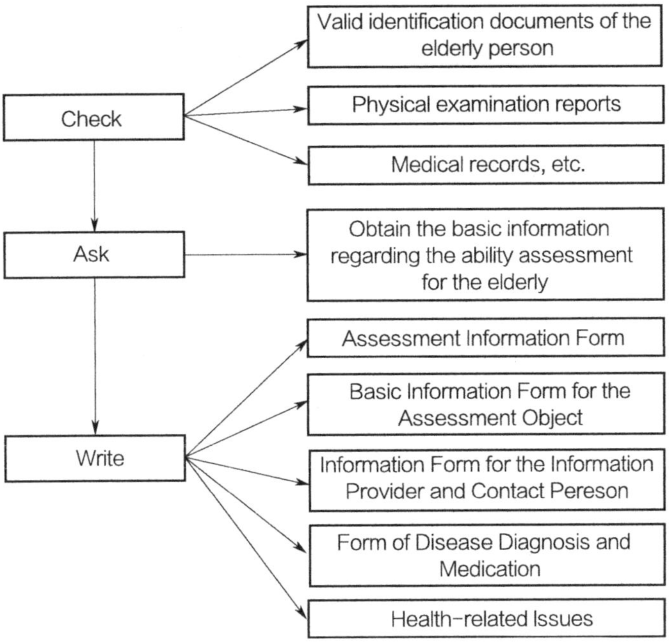

2 Notes on Operation

①Master the skills of communicating with the elderly.

②When filling out the Basic Information Form for Ability Assessment for the Elderly, the principles of science, accuracy and confidentiality should be followed.

Task Work Order

<table>
<tr><td>Task</td><td>Information Collection and Management</td><td>Credit hours</td><td></td><td>Trainee</td><td></td></tr>
<tr><td>Student name</td><td></td><td>Tel.</td><td></td><td>Performance of the task</td><td></td></tr>
<tr><td>Equipment for the task</td><td></td><td>Time of operation</td><td></td><td>Place of operation</td><td></td></tr>
<tr><td>Objectives of the task</td><td colspan="5">1. Can accurately collect the basic information of the elderly;
2. Can accurately fill out the Assessment Information Form, the Basic Information Form for the Assessment Object, the Information Form for the Information Provider and Contact Person, and other relevant forms</td></tr>
<tr><td rowspan="4">Task implementation</td><td>Preparation</td><td colspan="4"></td></tr>
<tr><td>Process</td><td colspan="4"></td></tr>
<tr><td>Summary</td><td colspan="4"></td></tr>
<tr><td>Evaluation</td><td colspan="4"></td></tr>
<tr><td>Teacher's comments</td><td colspan="5"></td></tr>
</table>

Thinking and Practice

What should assessors do when the information provided by the elderly themselves is inconsistent with that provided by their accompanying family members?

Task 2 Conducting Ability Assessment for the Elderly

Detailed Explanation of Knowledge

Conducting ability assessment for the elderly is the focus of assessors' work and an important process to test their knowledge and skill levels.

1 Use Appropriate Assessment Methods

In China, *wang* (observation), *wen* (smelling and hearing), *wen* (inquiry) and *qie* (touching) are the principal methods for Traditional Chinese Medicine (TCM) practitioners to comprehensively diagnose patients' health status. Similarly, "observation, smelling, inquiry and testing" are the methods to conduct ability assessment for the elderly.

Observation: Assessors directly observe the objects of assessment via their sense organs and auxiliary tools. For example, they observe an elderly person's ability to walk on level ground and his/her mental status.

Smelling: Assessors use their smelling sense to check whether there is a bad odor coming from the body, mouth, and other organs of an elderly person.

Inquiry: Assessors ask an elderly person about the information of his/her family members or primary caregivers.

Testing: Assessors test an elderly person's ability to stand, transfer or walk and measure his/her physical sign data.

Meanwhile, assessors can also evaluate the diseases of the elderly by looking up their relevant medical records or clinical examination reports.

At last, assessors should perform comprehensive scoring and diagnosis by integrating the results of the assessment using the above methods. For instance, when elderly persons are eating, assessors can accurately judge their eating abilities through observation, inquiry and measurement.

2 Correctly Understand Ability Assessment for the Elderly

To correctly understand ability assessment for the elderly, one should first have an accurate understanding of the connotation of abilities. The term "ability" refer to the internal conditions necessary for an individual to complete an activity. The abilities of elderly persons are not directly related to their lack of knowledge or willingness to perform the activity, or whether they are looked after by someone else. For example, when going out, some elderly persons may receive help from the caregivers employed by their wealthy adult children who worry about their safety. However, this does not necessarily mean that the elderly persons themselves are unable to walk on level ground. Likewise, some elderly persons may be reluctant to climb stairs due to fatigue, but this does not necessarily mean that they lack the ability to go up and down stairs. Therefore, a lack of knowledge and willingness, or reliance on others to do something should not be considered proof of elderly persons' incapacity to do it. Assessors must clearly understand the actual abilities of the elderly so that they can provide accurate references for their subsequent rational preparation of care plans and the allocation of care resources.

Assessors can assess the actual abilities of the elderly when the use of assistive and self-help devices is permitted. For example, the elderly are allowed to use tools such as bent forks (spoons) during the assessment of their eating abilities and wear presbyopic glasses and other vision correction tools during the assessment of their eyesight.

On the premise of ensuring their safety, assessors should make the elderly try their best to independently complete assessment items on the spot, including going up and down stairs and transferring from bed to chair. If an elderly person cannot demonstrate an action required in the assessment on the spot as conditions are not met or the assessor thinks that the action demonstrated by the elderly person on the spot is inconsistent with the actual situation based on experience, the assessor needs to specify the actual situation and judge the reason.

If an elderly person has the ability to do an action required in the assessment but needs reminders or assistance due to mental disorders or severe depression, it should be considered that this person is aided in completing this item.

3 Stick to Main Principles of Ability Assessment for the Elderly

For assessment institutions and assessors, the ability assessment for the elderly is a very scientific and rigorous work. The main principles assessors should follow during the assessment are as follows.

(1) Objective and Real

That is to say, assessors should be fair and honest. On the premise of ensuring safety, assessors should let the elderly complete the assessment items independently on the spot as far as possible. When conditions permit, assessors should communicate separately with the elderly, their primary caregivers and family members as much as possible. If the elderly and their primary caregivers and family members hold different answers to the same question, assessors should make a comprehensive judgment and draw a conclusion based on their common sense and experience.

(2) Scientific and Standardized

Assessors should adhere to the scientific and rigorous spirit and conduct assessments in a professional and standardized manner. For example, after an assessment, it is important to focus on reviewing items with logical problems to ensure that subjective errors do not lead to objective errors. If there is any doubt about the assessment items, assessors should communicate with the elderly and their accompanying personnel again to confirm that the assessment results are in line with the true ability level of the elderly.

(3) Strictly Confidential

During the assessment, attention should be paid to protecting the dignity, safety and personal privacy of the assessed persons and assessors. Without the permission of assessment objects or their agents, assessment institutions and assessors shall not disclose the relevant information of the assessment objects to the public.

4 Notes on Ability Assessment for the Elderly

During the assessment, assessors' attention should be paid to the following assessment items.

(1) Create a Pleasant Assessment Environment

Assessors should speak politely with a loud voice and clear pronunciation. Reasonable use of body language, such as eye contact, touching, and gently patting the shoulder, is recommended. When communicating with the elderly, assessors should use a soft tone to prevent the elderly from getting nervous. Assessors can rely on their own experience and reality and integrate body language, written words and other forms to offer guidance and create a relaxed atmosphere for the elderly to answer questions. For example, to start the talk during the first meeting with an elderly person, the assessor may ask the following questions: How are you today? How has your physical health been lately? What do you usually do during the day?

(2) Use Easily Understandable Language for the Elderly

Assessors are allowed to start the assessment with simple and easy-to-answer questions more often, regardless of the original sequence of assessment items. When asking questions, assessors should use language that is easy for the elderly to understand and try to avoid using professional terminology and abbreviations. For example, regarding "spatial orientation", when asking the elderly whether they know the address information of their residence, assessors should try to avoid using written terms such as "current residence and location". The question may be raised in colloquial language, e. g. "Can you tell me where you live now?" Both verbal and non-verbal communication methods can be used to help the elderly understand the question. If any elderly person is slow in answering the question, assessors should be patient and listen attentively, and avoid urging, pushing, or influencing him/her.

Skilled use of transitional language can make the elderly feel more involved in the conversation, and experience the logical and rigorous assessment process. Additionally, for talkative elderly persons, assessors should shift their topics back to the content of the assessment.

(3) Assess Based on Multiple Clues

During the assessment, the elderly should consciously answer all the questions. If the elderly fail to respond, assessors can indirectly assess them by asking their family members or caregivers. When conditions permit, assessors should communicate separately with the elderly, their primary caregivers and family members as much as possible. In special circumstances, assessors may conduct multiple interviews. Meanwhile, assessors can communicate privately with each elderly person to avoid discussing in front of others. If the elderly, their primary caregivers and family members hold different answers to the same question, assessors should make a comprehensive judgment and draw a conclusion based on their common sense and experience. During the assessment, attention should be paid to the logical relationship among different indicators as much as possible. When two indicators are contradictory, assessors should reconfirm them according to reality to ensure the accuracy and effectiveness of the assessment results. It is important to constantly think, analyze, summarize the intrinsic connections of information stated by the elderly and related personnel, distinguish between primary and secondary information, and separate fact from fiction.

5 Specific Operations of Ability Assessment for the Elderly

In China's *Specification for Ability Assessment of Older Adults* (GB/T 42195-2022), indicators of the ability assessment for the elderly is divided into four first-level indicators — self-care ability, basic motor ability, mental status, and sensory and social involvement. A total of 26 second-level indicators are set up under the four first-level indicators: Specifically, 8 second-level indicators are under the self-care ability, 4 under the basic motor ability, 9 under the mental status, and 5 under the sensory and social involvement. See Table 3 –6 for details.

Table 3 –6 Indicators of Ability Assessment for the Elderly

First-level Indicator	Second-level Indicator
Self-care ability	Eating, grooming, bathing, putting on/taking off the coat, wearing/removing trousers, shoes and socks, bladder control, bowel control, toileting
Basic motor ability	In-bed posture transfer, transferring from bed to chair, walking on level ground, going up and down stairs
Mental status	Temporal orientation, spatial orientation, people orientation, memory, comprehension, expression, aggressive behavior, depressive symptom, level of consciousness
Sensory and social involvement	Visual acuity, hearing, carrying out routine affairs, traveling via modes of transportation, social communication

(1) Self-care Ability Assessment

The term "self-care ability" refers to assessment is the focus of ability assessment for the elderly. The term "self-care ability" refers to the basic and common physical actions that individuals repeat doing everyday to ensure their independent living. It is used to judge how much the elderly depend on others in terms of eating, bathing, grooming, dressing, controlling bladder and bowel functions, and toileting. Whether self-care ability assessment is accurate or not will affect the classification of the assessment level, the formulation of charging and care plans, and even the mood of the elderly. Therefore, it is necessary to conduct accurate assessment of the self-care ability. Additionally, as many auxiliary tools are required for self-care ability assessment, they should be in place prior to the assessment. See Table 3 – 7 for the self-care ability indicators and scoring.

Table 3 – 7 Self-care Ability Indicators and Scoring

S/N	Self-care Ability Indicators	Indicator Description	Scores and Description
1	Eating	The ability to use an appropriate utensil to deliver food into the mouth and swallow it	4 points: Able to independently use a utensil to deliver food into the mouth and swallow without choking
			3 points: Able to eat when being guided or prompted by others, or independently use the assistive devices to eat without choking
			2 points: Require a little contact assistance while eating, and choke occasionally (once a month or more)
			1 point: Require a lot of contact assistance while eating, and often choke (once a week or more)
			0 point: Completely rely on others' help to eat, or have difficulty swallowing, or use indwelling nutrient tubes
2	Grooming	The ability to wash the face, brush teeth, comb hair, shave, trim nails, etc.	4 points: Able to independently complete the task without assistance
			3 points: Able to complete the task when being guided or prompted by others
			2 points: Need others' help, but mainly complete the task independently
			1 point: Mainly rely on others' help, but be able to cooperate with others
			0 point: Completely rely on others' help and be unable to cooperate with others
3	Bathing	The ability to wash and dry the body	4 points: Able to independently complete the task without assistance
			3 points: Able to complete the task when being guided or prompted by others
			2 points: Need others' help, but mainly complete the task independently
			1 point: Mainly rely on others' help, but be able to cooperate with others
			0 point: Completely rely on others' help and be unable to cooperate with others

(continued)

S/N	Self-care Ability Indicators	Indicator Description	Scores and Description
4	Putting On/Taking Off the Coat	The ability to put on/take off, button and zip the coat	4 points: Able to independently complete the task without others' help
			3 points: Able to complete the task when being guided or prompted by others
			2 points: Need others' help, but mainly complete the task independently
			1 point: Mainly rely on others' help, but be able to cooperate with others
			0 point: Completely rely on others' help and be unable to cooperate with others
5	Wearing/ Removing Trousers, Shoes and Socks	The ability to wear or remove trousers, shoes, socks, etc.	4 points: Able to independently complete the task without others' help
			3 points: Able to complete the task when being guided or prompted by others
			2 points: Need others' help, but mainly complete the task independently
			1 point: Mainly rely on others' help, but be able to cooperate with others
			0 point: Completely rely on others' help and be unable to cooperate with others
6	Bladder Control	The ability to control and expel urine	4 points: Able to independently control urination, with normal urination frequency and control
			3 points: Able to independently control the urination frequency during the day, but experience increased frequency and poor control at night, or independently use assistive devices such as diapers or incontinence pads
			2 points: Able to independently control urination for most of the day, but experience occasional (less than once a day but more than once a week) urinary incontinence and poor control at night, or require a little assistance from others to use assistive devices such as diapers or incontinence pads
			1 point: Unable to control urination for most of the day (once or more daily but not completely out of control) and experience urinary incontinence at night, or require a lot of assistance from others to use assistive devices such as diapers or incontinence pads
			0 point: Experience urinary incontinence and completely lose control of urination, or require the use of an indwelling catheter

(continued)

S/N	Self-care Ability Indicators	Indicator Description	Scores and Description
7	Bowel Control	The ability to control and expel feces	4 points: Normal bowel control, with the ability to independently control defecation
			3 points: Experience occasional (less than once a week) constipation or fecal incontinence, or independently use assistive devices such as glycerin suppositories or incontinence pads
			2 points: Experience frequent (less than once a day but more than once a week) constipation or fecal incontinence, or require a little assistance from others to use assistive devices such as glycerin suppositories or incontinence pads
			1 point: Experience constipation or fecal incontinence for most of the time (once or more a day), but not completely out of control, or require a lot of assistance from others to use assistive devices such as glycerin suppositories or incontinence pads
			0 point: Experience severe constipation or complete fecal incontinence and require others' help for defecation or skin cleaning
8	Toileting	The ability to go to the bathroom to expel urine and feces and clean the body *	4 points: Able to independently complete the task without others' help
			3 points: Able to complete the task when being guided or prompted by others
			2 points: Need others' help, but mainly complete the task independently
			1 point: Mainly rely on others' help, but be able to cooperate with others
			0 point: Completely rely on others' help and be unable to cooperate with others
* During the assessment, emphasis should be put on unbuttoning the trousers before urination or defecation, cleaning the body afterwards, and putting the trousers back on.			

The analysis and operations of specific assessment indicators are as follows.

①Eating.

It refers to one's ability to use an appropriate utensil to deliver food into the mouth and swallow it. During the assessment, the elderly can use assistive devices, such as elastic chopsticks, forks (spoons) with thickened and lengthened handles, bent forks (spoons), multi-functional forks (spoons), plate guards and adaptive cups, and bowls with negative pressure suckers.

a. Assessment approach.

Assessors can observe the elderly's eating behavior during mealtime, with a focus on observing their eating process, way of eating and ability to use chopsticks and spoons.

Other behaviors of the elderly should also be observed. For example, during non-mealtime hours, assessors can observe whether the elderly can pick up other objects, so as to infer their ability to use tableware properly.

They can ask caregivers about the main difficulties the elderly face when eating and what kind of help they need.

b. Notes.

In this assessment, assessors will not assess how much food the elderly eat and whether their eating approach/method is correct and appropriate.

The following items will also be excluded: their ability to wear a bib (apron), prepare food (cut food into particles or pulp it into puree), pair different kinds of food, tidy up tableware after dining, and clean up scattered food outside of tableware.

Wheaten food, as a special case, is also not included in the assessment.

c. Scores and description.

4 points: Able to independently use a utensil to deliver food into the mouth and swallow without choking.

3 point: Able to eat when being guided or prompted by others, or independently use the assistive devices to eat without choking.

2 points: Require a little contact assistance while eating, and choke occasionally (once a month or more).

1 point: Require a lot of contact assistance while eating, and often choke (once a week or more).

0 point: Completely rely on others' help to eat, or have difficulty swallowing, or use indwelling nutrient tubes.

②Grooming.

It refers to one's ability to wash the face, brush teeth, comb hair, shave, trim nails, etc.

Washing face: It involves using a towel correctly, turning on/off the faucet, wetting the towel to wash the face and wiping the face dry, and confirming if any water has dripped onto the clothes. Wiping the face directly with a wet or steamed towel (with water already) is also included.

Brushing teeth: It involves preparing a toothbrush and mouthwash, squeezing toothpaste, brushing teeth, and rinsing the mouth. If a denture is used, wearing, removing and cleaning the denture are also included.

Combing hair: It involves preparing a comb and combing hair.

Shaving: It involves preparing a razor, and shaving and cleansing the face.

Trimming nails: It involves clipping fingernails and toenails with a nail knife.

a. Assessment approach.

Assessors evaluate the grooming ability of the elderly by observing their facial details or asking them about their grooming process. For example, when meeting an elderly person whose face is dirty, they may ask "Why is your face dirty? Did you forget to wash your face?" If this person claims to have washed his/her face, it indicates that he/she lacks the ability to clean the face.

It is important to distinguish between elderly persons who have the ability but are unwilling to clean their faces and those who are physically unable to do so.

b. Notes.

Elderly persons who can use assistive and self-help devices to complete grooming activities should be considered "able to independently complete the task without assistance". An example of this is an elderly person who independently uses a bent comb with an extended handle to comb hair.

Some elderly persons do not comb their hair as they are bald, but after bathing, they usually ask caregivers to help wipe their heads dry. These persons should be judged as those who need others' help.

c. Scores and description.

4 points: Able to independently complete the task without assistance.

3 points: Able to complete the task when being guided or prompted by others.

2 points: Need others' help, but mainly complete the task independently.

1 point: Mainly rely on others' help, but be able to cooperate with others.

0 point: Completely rely on others' help and be unable to cooperate with others.

③Bathing.

It refers to one's ability to wash and dry the body. Specifically, actions related to bathing include: preparing hot water and necessary supplies, applying bath products such as soap and shower gel, and wiping and cleansing the entire body with hands, towels, bath balls, or bath assistive devices (long-handled sponge brushes, and long-handled foot brushes).

a. Assessment approach.

Assessors should ask the elderly about their diseases history. For example, elderly persons with hemiplegia after a stroke may require assistance.

Assessors ask the elderly if they can wash their backs, heads, and toes. Some elderly persons may answer that they cannot wash their backs. But in fact, as long as their hands on one side can be put on the shoulders on the opposite side, they can wash their backs with bath towels and other tools. Those who wash their body in this way should still be considered able to independently bath themselves.

Sometimes elderly persons may say they can bathe on their own. For these people, assessors can observe whether they have a body odor or dandruff, whether their hands are clean, whether their nails are well-trimmed, and whether there is dirt behind their ears. If elderly persons say that they cannot bathe on their own, assessors should ask them for the reason why they cannot do so.

If some elderly persons cannot independently bath themselves due to inability to bend down, assessors should ask if they can sit down to take a bath. If they can sit down to take a bath, they should be considered able to independently bath themselves.

Of course, if obtaining the consent of the elderly through consultation, assessors can also personally observe how the elderly bath themselves when they take a bath. The focus should be put on whether they can wipe and clean their entire body after preparing the necessary supplies.

b. Notes.

The assessment can be carried out regardless of bathing methods, such as showering, bathing in a tub or any other way.

The items of washing hair, changing clothes, and moving are excluded in this assessment.

The criterion to judge whether the elderly need others' help to bath themselves does not cover the act of helping the elderly apply soap or other bath products. The criterion should be whether caregivers need to help the elderly wash parts of the body or the whole body.

Since bathing methods can vary due to changes in the environment (time and space), assessors should judge based on the actual situations of the elderly in the week leading up to the assessment. They should carefully ask the elderly's family members or accompanying personnel about the frequency and time of specific events.

c. Scores and description.

4 points: Able to independently complete the task without assistance.

3 points: Able to complete the task when being guided or prompted by others.

2 points: Need others' help, but mainly complete the task independently.

1 point: Mainly rely on others' help, but be able to cooperate with others.

0 point: Completely rely on others' help and be unable to cooperate with others.

④Putting on/taking off the coat.

It refers to one's ability to put on/take off, button and zip the coat.

a. Assessment approach.

Assessors observe the appearance of the elderly, including the cleanliness of their clothes.

Assessors ask the elderly or their primary caregivers about the main difficulties the elderly face while dressing. If the elderly can put on/take off the clothes independently, assessors should ask them about the time they spend putting on/taking off the clothes, or give them some specific examples in everyday situations. For example, assessors may ask the elderly how long it takes to change their clothes before going out to buy food; assessors can also observe how the elderly get dressed when they get up.

b. Notes.

The actual needs of the elderly in dressing should be seen as the judgment criterion. If the elderly only have clothes without buttons or zippers, they will not be required to button or zip their clothes.

For the elderly who can dress and undress themselves independently, if they wear their clothes inside out, button them incorrectly, or leave their zipper unzipped, and fail to realize it, assessors should consider them in need of others' help.

c. Scores and description.

4 points: Able to independently complete the task without others' help.

3 points: Able to complete the task when being guided or prompted by others.

2 points: Need others' help, but mainly complete the task independently.

1 point: Mainly rely on others' help, but be able to cooperate with others.

0 point: Completely rely on others' help and be unable to cooperate with others.

⑤Wearing/removing trousers, shoes and socks.

It refers to one's ability to wear or remove trousers, shoes, socks, etc.

a. Assessment approach.

Assessors observe the appearance of the elderly, including the cleanliness of their shoes and socks.

Assessors ask the elderly or their primary caregivers about the main difficulties the elderly face while wearing or removing trousers, shoes and socks. If the elderly can wear or remove their shoes and socks independently, assessors should ask them about the time they spend wearing or removing shoes and socks, or give them some specific examples in everyday situations. For example, assessors may ask the elderly how long it takes to change their shoes before going out to buy food; assessors can also observe how the elderly wear their shoes or socks when they get up.

b. Notes.

The actual needs of the elderly in wearing footwear should be seen as the judgment criterion. If the elderly only have the shoes without shoelaces, they will not be required to tie shoelaces.

For the elderly who can wear or remove shoes and socks independently, if they wear their shoes or socks on the wrong feet, or tie their shoelaces incorrectly, and fail to realize it, assessors should consider them in need of others' help.

c. Scores and description.

4 points: Able to independently complete the task without others' help.

3 points: Able to complete the task when being guided or prompted by others.

2 points: Need others' help, but mainly complete the task independently.

1 point: Mainly rely on others' help, but be able to cooperate with others.

0 point: Completely rely on others' help and be unable to cooperate with others.

⑥Bladder control.

It refers to one's ability to control and expel urine.

a. Assessment approach.

By observing the cleanliness of the elderly's appearance, assessors can assess their ability in bladder control.

They may ask the elderly the following questions: "Can you make it to the bathroom in time?" "Have you ever pissed your pants?" "Do you sometimes want to go to the bathroom but can't make it in time?" "How many times have you experienced incontinence?"

Some elderly persons may not tell the truth due to embarrassment. In such cases, assessors can make a comprehensive judgment by overall considering other assessment items, such as detailed inquiry of the elderly's family members and caregivers and smelling their body odor.

b. Notes.

If urinary incontinence is influenced by the side effects of medication, the name and dosage of the medication should be recorded properly.

If any elderly person has no urine due to kidney failure but his/her sphincter function is normal, assessors should consider him/her capable of controlling urine.

c. Scores and description.

4 points: Able to independently control urination, with normal urination frequency and control.

3 points: Able to independently control the urination frequency during the day, but experience increased frequency and poor control at night, or independently use assistive devices such as diapers or incontinence pads.

2 points: Able to independently control urination for most of the day, but experience occasional (less than once a day but more than once a week) urinary incontinence and poor control at night, or require a little assistance from others to use assistive devices such as diapers or incontinence pads.

1 point: Unable to control urination for most of the day (once or more daily but not completely out of control) and experience urinary incontinence at night, or require a lot of assistance from others to use assistive devices such as diapers or incontinence pads.

0 point: Experience urinary incontinence and completely lose control of urination, or require the use of an indwelling catheter

⑦Bowel control.

It refers to one's ability to control and expel feces.

a. Assessment approach.

By observing the cleanliness of the elderly's appearance, assessors can assess their ability in bowel control.

They may ask the elderly the following questions: "Can you make it to the bathroom in time?" "Have you ever dirtied your pants?" "Do you sometimes want to go to the bathroom but can't make it in time?" "How many times have you experienced fecal incontinence?"

Some elderly persons may not tell the truth due to embarrassment. In such cases, assessors can make a comprehensive judgment by overall considering other assessment items, such as detailed inquiry of the elderly's family members and caregivers and smelling their body odor.

b. Notes.

If the elderly's fecal incontinence is influenced by the side effects of medication, assessors should properly record the name and dosage of the medication.

If an elderly person has recently had poor gastrointestinal health and needs to be treated with an enema, but his/her physical condition is usually good and this phenomenon occurs infrequently, assessors can consider him/her capable of controlling defecation independently and normally.

c. Scores and description.

4 points: Normal bowel control, with the ability to independently control defecation.

3 points: Experience occasional (less than once a week) constipation or fecal incontinence, or independently use assistive devices such as glycerin suppositories or incontinence pads.

2 points: Experience frequent (less than once a day but more than once a week) constipation or fecal incontinence, or require a little assistance from others to use assistive devices such as glycerin suppositories or incontinence pads.

1 point: Experience constipation or fecal incontinence for most of the time (once or more a day), but not completely out of control, or require a lot of assistance from others to use assistive devices such as glycerin suppositories or incontinence pads.

0 point: Experience severe constipation or complete fecal incontinence and require others' help for defecation or skin cleaning.

⑧Toileting.

It refers to one's ability to go to the bathroom to expel urine and feces and clean the body. During the assessment, emphasis should be put on unbuttoning the trousers before urination or defecation, cleaning the body afterwards, and putting the trousers back on. This assessment can be carried out regardless of the types of toilets, such as sitting and squatting toilets. If an artificial anus is used by an elderly person, assessors should assess this person's preparation, change, and post-cleaning of the artificial anus bag. If adult diapers, incontinence pads and indwelling catheters are used by the elderly, assessors should assess their preparation, change and post-cleaning of these devices.

a. Assessment approach.

Assessors assess the toileting behavior of the elderly through inquiry and observation and determine the level of care needed for the elderly.

If conditions permit, assessors can assess the toileting ability of the elderly when they go to the bathroom.

It is necessary to observe the toileting environment of the elderly. For example, assessors should observe whether their scoring changes after squatting toilets are replaced with sitting ones.

b. Notes.

If an elderly person is in a special circumstance like artificial dialysis and cannot urinate on their own, but information acquired through inquiry shows that he/she was able to independently use the toilet before dialysis, assessors should consider him/her capable of independently going to the bathroom without others' help.

c. Scores and description.

4 points: Able to independently complete the task without others' help.

3 points: Able to complete the task when being guided or prompted by others.

2 points: Need others' help, but mainly complete the task independently.

1 point: Mainly rely on others' help, but be able to cooperate with others.

0 point: Completely rely on others' help and be unable to cooperate with others.

(2) Basic Motor Ability Assessment

The term "basic motor ability" refers to the physical conditions necessary for individuals to complete the most basic movements or basic motor actions required for daily living. See Table 3 – 8 for details.

Table 3 – 8 Basic Motor Ability Indicators and Scoring

S/N	Basic Motor Ability Indicators	Indicator Description	Scores and Description
9	In-bed Posture Transfer	The ability to turn over in bed and sit up and lie down	4 points: Able to independently complete the task without others' help
			3 points: Able to complete the task when being guided or prompted by others
			2 points: Need others' help, but mainly complete the task independently
			1 point: Mainly rely on others' help, but be able to cooperate with others
			0 point: Completely rely on others' help and be unable to cooperate with others

(continued)

S/N	Basic Motor Ability Indicators	Indicator Description	Scores and Description
10	Transferring from Bed to Chair	The ability to transfer from sitting to standing and then from standing to sitting	4 points: Able to independently complete the task without others' help
			3 points: Able to complete the task when being guided or prompted by others
			2 points: Need others' help, but mainly complete the task independently
			1 point: Mainly rely on others' help, but be able to cooperate with others
			0 point: Completely rely on others' help and be unable to cooperate with others
11	Walking On Level Ground	The ability to walk on the ground by alternating feet, with one always in front of the other	4 points: Able to independently walk about 50 meters on level ground without assistance and face no risk of falling
			3 points: Able to walk about 50 meters on level ground, but face a risk of falling, require protection or guidance from others, or use assistive devices such as crutches or walking aids
			2 points: Require a little support and assistance from others when walking
			1 point: Require a lot of support and assistance from others when walking
			0 point: Unable to walk at all
12	Going Up and Down Stairs	The ability to continuously go up and down stairs by alternating feet	3 points: Able to independently go up and down stairs (continuously for 10 to 15 steps) without assistance
			2 points: Able to complete the task when being guided or prompted by others
			1 point: Need others' help, but mainly complete the task independently
			0 point: Mainly rely on others' help, but be able to cooperate with others, or completely rely on others and be unable to cooperate with others
* Walking with others' assistance and walking with assistive devices are included.			

⑨In-bed posture transfer.

It refers to one's ability to turn over in bed and sit up and lie down.

a. Assessment approach.

Observation: Assessors may observe whether the elderly can turn over and sit up and lie down after lying down in bed.

Inquiry: Assessors may also assess this ability by asking a question like "Can you get up from the bed?"

On-site situational assessment: Assessors can conduct the on-site situational assessment. For example, they can ask the elderly "Can you show me your room?" If the elderly are unwilling to respond, assessors should not force them to do so.

b. Notes.

The focus should be put on the safety and health of the elderly. If the elderly cannot sit up, assessors should not force them to do so.

c. Scores and description.

4 points: Able to independently complete the task without others' help.

3 points: Able to complete the task when being guided or prompted by others.

2 points: Need others' help, but mainly complete the task independently.

1 point: Mainly rely on others' help, but be able to cooperate with others.

0 point: Completely rely on others' help and be unable to cooperate with others.

⑩Transfer ring from bed to chair.

It refers to one's ability to transfer from sitting to standing and then from standing to sitting.

a. Assessment approach.

Observation: Assessors may observe whether the elderly can stand up from the bed and sit on a wheelchair.

Inquiry: Assessors may also assess this ability by asking a question like "Can you get up from the bed?"

On-site situational assessment: Assessors can conduct the on-site situational assessment. If the elderly have difficulties moving, assessors should not force them to do so.

b. Notes.

The transfer distance must be at least 1. 1 meters.

If the elderly attempt to transfer from one posture to another but cannot complete the action, they should be considered in need of others' help. If both the elderly and their family members claim that the elderly can complete the transfer from bed to chair, but assessors find that without others' protection, the elderly face a great risk of falling as their bodies are prone to losing balance, then the elderly should be considered in need of others' help.

c. Scores and description.

4 points: Able to independently complete the task without others' help.

3 points: Able to complete the task when being guided or prompted by others.

2 points: Need others' help, but mainly complete the task independently.

1 point: Mainly rely on others' help, but be able to cooperate with others.

0 point: Completely rely on others' help and be unable to cooperate with others.

⑪Walking on level ground.

It refers to one's ability to walk on the ground by alternating feet, with one always in front of the other.

a. Assessment approach.

Observation: Assessors may first observe the walking ability of the elderly, checking whether they need to walk with others holding their arms and whether they need to hold the walls or use assistive devices.

Inquiry: Assessors may also assess this ability by asking questions like "How often do you go out normally?" "Do you go for a walk in the morning or evening?" "How far can you walk?" "How long can you walk?" "Do you need someone to hold your arms?"

On-site situational assessment: Assessors can conduct the on-site situational assessment.

b. Notes.

The walking ability of the elderly cannot be represented by their walking time. Using wheelchairs does not necessarily mean that the elderly cannot walk.

Judgments must be made based on the actual situation in the everyday living of the elderly. Their walking ability cannot be confused with the effects of rehabilitation training.

If some elderly persons have heart, lung and other diseases and doctors do not recommend them to walk or restrict their walking, they should be considered "unable to walk".

Amputees who are unable to stand upright should be considered "unable to walk".

If the elderly are unable to perform the specified actions on the spot due to a sprain during the assessment, assessors may ask their family members. If the elderly can walk with crutches, they should be considered those who are "able to walk about 50 meters on level ground, but face a risk of falling, require protection or guidance from others, or use assistive devices such as crutches or walking aids."

If the elderly need to support their bodies by placing their hands on their knees but can independently walk about 50 meters, they should be considered those who are "able to walk about 50 meters on level ground, but face a risk of falling, require protection or guidance from others, or use assistive devices such as crutches or walking aids."

c. Scores and description.

4 points: Able to independently walk about 50 meters on level ground without assistance and face no risk of falling.

3 points: Able to walk about 50 meters on level ground, but face a risk of falling, require protection or guidance from others, or use assistive devices such as crutches or walking aids.

2 points: Require a little support and assistance from others when walking.

1 point: Require a lot of support and assistance from others when walking.

0 point: Unable to walk at all.

⑫Going up and down stairs.

It refers to one's ability to continuously go up and down stairs by alternating feet.

a. Assessment scope.

Continuously go up and down 10 to 15 steps.

The elderly's stride length, step frequency, walking speed, and sense of direction are not assessed in the assessment.

b. Assessment approach.

Observation.

Inquiry: For example, assessors may ask the following questions: "What floor do you live on?" "Do you go for a walk in the morning or evening?" "Do you need to walk with a crutch?" "Can you go up and down stairs by yourself?"

On-site assessment: Assessors may ask the elderly to demonstrate going up and down stairs on the spot. If the elderly's ability to go up and down stairs cannot be assessed, assessors may ask them to stand up and walk around or march in place. Their ability to go up and down stairs should be judged based on their muscle strength and joint flexibility.

c. Notes.

Judgments must be made based on the actual situation in the everyday living of the elderly. Their walking ability cannot be confused with the effects of rehabilitation training.

Close attention should be paid to the state of the elderly when going up and down stairs, while focus should be put on the safety of the elderly.

If some elderly persons have heart, lung and other diseases and doctors do not recommend them to walk or restrict their walking, they should be defined as those who "completely rely on others' help and are unable to cooperate with others."

d. Scores and description.

3 points: Able to independently go up and down stairs (continuously for 10 to 15 steps) without assistance.

2 points: Able to complete the task when being guided or prompted by others.

1 point: Need others' help, but mainly complete the task independently.

0 point: Mainly rely on others' help, but be able to cooperate with others, or completely rely on others and be unable to cooperate with others.

(3) Mental Status Assessment

The term "mental status" refers to individuals' ability in cognitive, behavioral and emotional functions. See Table 3 – 9 for details.

Table 3 – 9 Mental Status Indicators and Scoring

S/N	Mental Status Indicators	Indicator Description	Scores and Description
13	Temporal Orientation	The ability to know and identify time	4 points: Have a clear sense of time (month of the year), with an error of one day between the date (or day of the week) believed by the elderly and the actual date (or day of the week)
			3 points: Have a decreased sense of time; unable to completely tell the specific date of the month of the year (or day of the week), with an error of two days or more
			2 points: Have a poor sense of time; unclear about the specific date of the month of the year, but can distinguish between the first half and second half of the year, as well as identify which season it is
			1 point: Have a very poor sense of time; unclear about the specific date of the month of the year, but can determine whether it is morning, afternoon, daytime or nighttime
			0 point: Have no sense of time
14	Spatial Orientation	The ability to know and identify space	4 points: Able to go out alone within the scope of daily living, e. g. shopping alone in their residential communities
			3 points: Unable to go out alone, but able to accurately know the address information of their residence or daily living area
			2 points: Unable to go out alone, but know a lot about the address information of their residence or daily living area
			1 point: Unable to go out alone, but know a little about address information of their residence or daily living area
			0 point: Unable to go out alone and have no sense of space
15	People Orientation	The ability to know and identify people	4 points: Able to recognize the people with whom the elderly have lived together for a long time, and can call the names of these people and identify relationships with them
			3 points: Able to recognize most of the people with whom the elderly have lived and resided together, and can call the names of these people and identify relationships with them
			2 points: Able to recognize some of the relatives or caregivers with whom the elderly have lived together in everyday life, and can call the names of these people and identify relationships with them
			1 point: Only recognize themselves or a very small number of relatives or caregivers with whom the elderly have lived together in everyday life
			0 point: Unable to recognize anyone (including themselves)

(continued)

S/N	Mental Status Indicators	Indicator Description	Scores and Description
16	Memory	Short-term, recent, and remote memory abilities	4 points: Always able to maintain a memory ability that can adapt to changes in age and society, and can recall information completely
			3 points: Mild memory disorders or inability to recall (unable to recall instant information; only able to recall 0 to 1 out of 3 words in 5 minutes)
			2 points: Moderate memory disorders or inability to recall (unable to recall recent memories; unable to remember what was eaten during the last meal)
			1 point: Severe memory disorders or inability to recall (unable to recall remote memories; unable to remember their old friends)
			0 point: Complete memory disorders or completely unable to correctly recall past events
17	Comprehension	The ability to comprehend both verbal and nonverbal information, namely others' speech (with the help of commonly used hearing aids, if necessary)	4 points: Able to comprehend others' speech normally
			3 points: Able to comprehend others' speech, but require more time
			2 points: Have difficulties comprehending and require frequent repetition or simplified oral expressions
			1 point: Have serious difficulties comprehending and require a lot of help from others
			0 point: Completely unable to comprehend others' speech
18	Expression	The ability to express information—their ideas, both verbally and non-verbally	4 points: Able to express their ideas normally
			3 points: Able to express their needs, but require more time
			2 points: Have difficulties expressing their needs and require frequent repetition or simplified oral expressions
			1 point: Have serious difficulties expressing their needs and require a lot of help from others
			0 point: Completely unable to express needs

(continued)

S/N	Mental Status Indicators	Indicator Description	Scores and Description
19	Aggressive Behavior	Physical aggression (e. g. hitting, kicking, pushing, biting, scratching or throwing things) and verbal aggression (e. g. cursing, verbal threats and screaming)	1 point: None
			0 point: Aggressive behavior has occurred in the past month
20	Depressive Symptoms	These include feelings of sadness, reduced interest, and decreased energy, and may even involve delusions, hallucinations, suicidal ideation, or suicidal behavior	1 point: None
			0 point: Negative emotions have occurred in the past month
21	Level of Consciousness	The ability of individuals to respond to stimuli from themselves and the surrounding environment, including the state of wakefulness and constant arousal	2 points: Able to be conscious and correctly respond to stimuli from the surrounding environment
			1 point: Lethargy, characterized by the excessive prolongation of sleep. The elderly can be awakened by calling them or pushing their limbs and can engage in proper conversations or execute instructions, but return to sleep after stimulation ceases; they may have the following symptoms: confusion of consciousness, distractibility, unclear perception of external stimuli, spatial and temporal disorientation, slow understanding, and fuzzy and incoherent memories
			0 point: Stupor — the elderly with a stupor cannot be awakened by regular external stimuli. They may have short-term consciousness when given strong stimuli and can answer questions briefly when they wake up, but they quickly return to a state of sleep when the stimuli weaken. Coma — the elderly in a coma face the loss of consciousness and voluntary movement, without any response to general stimuli
* Long-term behavioral status * Long-term negative emotions * Those in a coma should be directly considered to have severe disabilities.			

⑬Temporal orientation.

It refers to one's ability to know and identify time.

a. Assessment approach.

This assessment is mainly carried out through inquiries. During the assessment, the questions asked should be concise and clear, and words commonly used in daily life should be adopted to facilitate the understanding of the elderly.

b. Notes.

According to their communication with the elderly during the assessment, assessors should try to avoid asking multiple questions in one sentence if the elderly have poor hearing or comprehension. Assessors should break down the questions as much as possible and ask them progressively.

Assessors should avoid using yes/no questions to minimize the probability of the elderly guessing the answers.

Even if the elderly's answers are not relevant, assessors should not interrupt their narration intentionally.

Here are some common examples of questions.

"What year is it now?"

"What is the date today?"

"Is it morning or afternoon right now?"

c. Scores and description.

4 points: Have a clear sense of time (month of the year), with an error of one day between the date (or day of the week) believed by the elderly and the actual date (or day of the week).

3 points: Have a decreased sense of time; unable to completely tell the specific date of the month of the year (or day of the week), with an error of two days or more.

2 points: Have a poor sense of time; unclear about the specific date of the month of the year, but can distinguish between the first half and second half of the year, as well as identify which season it is.

1 point: Have a very poor sense of time; unclear about the specific date of the month of the year, but can determine whether it is morning, afternoon, daytime or nighttime.

0 point: Have no sense of time.

⑭Spatial orientation.

It refers to one's ability to know and identify space.

a. Assessment approach.

This assessment is mainly carried out through inquiries. During the assessment, the questions asked should be concise and clear, and words commonly used in daily life should be adopted to facilitate the understanding of the elderly.

b. Notes.

According to their communication with the elderly during the assessment, assessors should try to avoid asking multiple questions in one sentence if the elderly have poor hearing or comprehension. Assessors should break down the questions as much as possible and ask them progressively.

Assessors should avoid using yes/no questions to minimize the probability of the elderly guessing the answers.

Even if the elderly's answers are not relevant, assessors should not interrupt their narration intentionally.

Here are some common examples of questions.

"Which city do you currently live in?"

"Where are you right now? At home or in a nursing home?"

The methods used for the assessment and answering the questions are not limited to verbal communication. Writing, sign language and braille are all acceptable.

c. Scores and description.

4 points: Able to go out alone within the scope of daily living, e. g. shopping alone in their residential communities.

3 points: Unable to go out alone, but able to accurately know the address information of their residence or daily living area.

2 points: Unable to go out alone, but know a lot about the address information of their residence or daily living area.

1 point: Unable to go out alone, but know a little about address information of their residence or daily living area.

0 point: Unable to go out alone and have no sense of space.

⑮People Orientation.

It refers to one's ability to know and identify people.

a. Assessment approach.

This assessment is mainly carried out through inquiries, including communication with the elderly as well as their family members and primary caregivers.

b. Notes.

Assessors need to prepare in advance to understand the basic information (e. g. name, age and relationship with the elderly) of those who meet the definition of "people with whom the elderly have lived together for a long time" or "people with whom the elderly have lived and resided together."

This assessment is mainly carried out through inquiries. During the assessment, the questions asked should be concise and clear, and words commonly used in daily life should be adopted to facilitate the understanding of the elderly.

According to their communication with the elderly during the assessment, assessors should try to avoid asking multiple questions in one sentence if the elderly have poor hearing or comprehension. Assessors should break down the questions as much as possible and ask them progressively.

Here are some common examples of questions.

"What is his relationship with you?"

"Can you tell me his name?"

"Can you tell me how old he is?"

Assessors should avoid using yes/no questions to minimize the probability of the elderly guessing the answers.

Even if the elderly's answers are not relevant, assessors should not interrupt their narration intentionally.

The methods used for the assessment and answering the questions are not limited to verbal communication. Writing, sign language and braille are all acceptable.

c. Scores and description.

4 points: Able to recognize the people with whom the elderly have lived together for a long time, and can call the names of these people and identify relationships with them.

3 points: Able to recognize most of the people with whom the elderly have lived and resided together, and can call the names of these people and identify relationships with them.

2 points: Able to recognize some of the relatives or caregivers with whom the elderly have lived together in everyday life, and can call the names of these people and identify relationships with them.

1 point: Only recognize themselves or a very small number of relatives or caregivers with whom the elderly have lived together in everyday life.

0 point: Unable to recognize anyone (including themselves).

⑯Memory.

It refers to one's short-term, long-term, immediate, recent and remote memory abilities.

a. Assessment approach.

This assessment is carried out through inquiries. Only the elderly may answer the questions and answers from their family members are invalid.

b. Notes.

When giving the elderly names of three unrelated items (e. g. ball, flag, and tree), assessors must speak clearly and slowly. After saying all three names, assessors should ask the assessed persons to repeat them. Repetition is allowed when the elderly do not remember them all. However, the names can only be repeated up to 5 times.

c. Scores and description.

4 points: Always able to maintain a memory ability that can adapt to changes in age and society, and can recall information completely.

3 points: Mild memory disorders or inability to recall (unable to recall instant

information; only able to recall 0 to 1 out of 3 words in 5 minutes).

2 points: Moderate memory disorders or inability to recall (unable to recall recent memories; unable to remember what was eaten during the last meal).

1 point: Severe memory disorders or inability to recall (unable to recall remote memories; unable to remember their old friends).

0 point: Complete memory disorders or completely unable to correctly recall past events.

⑰Comprehension.

It refers to one's ability to comprehend both verbal and nonverbal information, namely others' speech (with the help of commonly used hearing aids, if necessary).

a. Assessment approach.

The comprehension and expression abilities of the elderly are closely related. In the previous assessment process, assessors can directly assess the elderly's comprehension ability while communicating with them, so there is no need to assess this ability separately.

b. Notes.

If the elderly speak slowly, assessors can observe them carefully, ask them to take their time and listen to the meanings of their expressions.

There are no limitations on communication methods, and verbal communication, written information, and sign language are all acceptable. The elderly with language or hearing impairments will be considered capable of comprehending others' speech, as long as they can accurately comprehend the information from others and express their own wishes in any way possible.

Even if the elderly do not express their ideas actively, they can be considered capable of normally comprehending others' speech, as long as they can give accurate answers after hearing the questions from others.

Although this assessment item only targets the assessed persons, assessors can also ask the elderly's family members or accompanying personnel in detail about their communication details in daily life and make reasonable judgments based on the elderly's performance in the assessment.

c. Scores and description.

4 points: Able to comprehend others' speech normally.

3 points: Able to comprehend others' speech, but require more time.

2 points: Have difficulties comprehending and require frequent repetition or simplified oral expressions.

1 point: Have serious difficulties comprehending and require a lot of help from others.

0 point: Completely unable to comprehend others' speech.

⑱Expression.

It refers to one's ability to express information—their ideas, both verbally and non-verbally.

a. Assessment approach.

The comprehension and expression abilities of the elderly are closely related. In the previous assessment process, assessors can directly assess the elderly's expression ability while communicating with them, so there is also no need to assess this ability separately.

b. Notes.

If the elderly speak slowly, assessors can observe them carefully, ask them to take their time and listen to the meanings of their expressions.

There are no limitations on communication methods, and verbal communication, written information, and sign language are all acceptable. The elderly with language or hearing impairments will be considered capable of comprehending others' speech, as long as they can accurately comprehend the information from others and express their own wishes in any way possible.

Even if the elderly do not express their ideas actively, they can be considered capable of normally expressing their ideas, as long as they can give accurate answers after hearing the questions from others.

Although this assessment item only targets the assessed persons, assessors can also ask the elderly's family members or accompanying personnel in detail about their communication details in daily life and make reasonable judgments based on the elderly's performance in the assessment.

c. Scores and description.

4 points: Able to express their ideas normally.

3 points: Able to express their needs, but require more time.

2 points: Have difficulties expressing their needs and require frequent repetition or simplified oral expressions.

1 point: Have serious difficulties expressing their needs and require a lot of help from others.

0 point: Completely unable to express needs.

⑲Aggressive behavior.

It includes physical aggression (e. g. hitting, kicking, pushing, biting, scratching or throwing things) and verbal aggression (e. g. cursing, verbal threats and screaming).

a. Assessment approach.

Assessors ask the family members or accompanying personnel of the elderly in detail to assess the actual situation of the elderly in the previous month (e. g. any occurrence of aggressive behaviors and frequency of occurrence) and make judgments.

b. Notes.

As family members may be accustomed to the daily aggressive behavior of the elderly, they may somewhat play down this behavior in their descriptions, considering that the elderly do not mean any harm and have not done anything aggressive. To prevent this factor from affecting the assessment results, assessors need to pay attention to the reactions of the elderly and their family members or other personnel when the family members or other personnel are providing services to the elderly. If conditions permit, in addition to the elderly's family members, assessors can also ask several people who have daily contact with the elderly, such as heads of their communities, neighbors, and social workers.

c. Scores and description.

1 point: None.

0 point: Aggressive behavior has occurred in the past month.

⑳Depressive Symptoms.

The depressive symptoms include feelings of sadness, reduced interest, and decreased energy, and may even involve delusions, hallucinations, suicidal ideation, or suicidal behavior.

a. Assessment approach.

Assessors carefully observe the physical and mental status of the elderly on that day and ask their family members or accompanying personnel in detail to assess the actual situation of the elderly in the previous month (e. g. any occurrence of depressive symptoms and duration) and make judgments accordingly.

b. Notes.

There are many different causes leading to depressive symptoms. Thus, during the assessment, assessors should pay attention to the elderly's living environment, cultural backgrounds, economic conditions and quality of life, information about their family members, and information about caregivers and other external personnel who have close contact with the elderly, so as to make proper preparations. Assessors should make accurate judgments based on all conditions.

Before conducting the assessment, assessors should clearly inform the elderly that this assessment item involves emotional topics and inquire if they are willing to participate and respond to related inquiries. This assessment item should be conducted on the premise of respecting the willingness of the elderly.

c. Scores and description.

1 point: None.

0 point: Negative emotions have occurred in the past month.

㉑Level of consciousness.

It refers to the ability of individuals to respond to stimuli from themselves and the surrounding environment, including the state of wakefulness and constant arousal.

a. Assessment approach.

Observation.

Inquiry: Ask the family members or primary caregivers of the elderly.

b. Notes.

Those in a coma should be directly considered to have severe disabilities.

Inexperienced assessors who cannot make accurate judgments can use the "Glasgow Coma Scale (GCS)" to assess the elderly by item, so as to make correct judgments.

c. Scores and description

2 points: Able to be conscious and correctly respond to stimuli from the surrounding environment.

1 point: Lethargy, characterized by the excessive prolongation of sleep. The elderly can be awakened by calling them or pushing their limbs and can engage in proper conversations or execute instructions, but return to sleep after stimulation ceases; they may have the following symptoms: confusion of consciousness, distractibility, unclear perception of external stimuli, spatial and temporal disorientation, slow understanding, and fuzzy and incoherent memories.

0 point: Stupor — the elderly with a stupor cannot be awakened by regular external stimuli. They may have short-term consciousness when given strong stimuli and can answer questions briefly when they wake up, but they quickly return to a state of sleep when the stimuli weaken. Coma — the elderly in a coma face the loss of consciousness and voluntary movement, without any response to general stimuli.

Glasgow coma scale is shown in Table 3 – 10.

Table 3 – 10 Glasgow Coma Scale (GCS)

Inspection Item	Reaction	Score
Eye opening response	No eye opening to any stimulus	1
	Eye opening to painful stimuli	2
	Eye opening to verbal stimuli	3
	Spontaneous eye opening	4
Verbal response	No verbal response	1
	Incomprehensible speech	2
	Understandable but incoherent speech	3
	Confused speech	4
	Normal conversation	5
Motor response to commands	No motor response to any stimulus	1
	Extension to pain	2
	Flexion to pain	3
	Withdrawal to pain (withdrawal of limbs)	4
	Localizing pains	5
	Normal movement (obeying commands)	6

Scoring criteria:

The total score of GCS ranges from 3 to 15.

①GCS score of 14 to 15: "0 point: able to be conscious and alert to the surrounding environment";

②GCS score of 11 to 13: "1 point: lethargy";

③GCS score of 8 to 10: "2 points: stupor";

④GCS score of below 7: "3 points: coma". Those with a GCS score of below 3 are considered to be in a "deep coma".

(4) Sensory and Social Involvement Assessment

The term "sensory and social involvement" refers to individuals' ability to see, hear, and connect and communicate with the surrounding people and environment. See Table 3 – 11 for details.

Table 3 – 11 Sensory and Social Involvement Indicators and Scoring

S/N	Sensory and Social Involvement Indicators	Indicator Description	Scores and Description
22	Visual Acuity	The ability to perceive the presence of light and the size and shape of objects. It is assessed under the best-corrected visual acuity of individuals.	2 points: Normal visual acuity
			1 point: Able to see large fonts clearly but unable to read standard fonts in books or newspapers; have limited visual acuity and unable to read newspaper headlines but can recognize objects
			0 point: Can only see light, colors and shapes; completely blind
23	Hearing	The ability to discern the direction, pitch, volume, and quality of sounds (with the help of commonly used hearing aids, if necessary)	2 points: Normal hearing
			1 point: Unable to hear clearly when others speak softly or are at a distance of more than 2 m; have some difficulties conducting normal communication and can only hear when communication is conducted in a quiet environment or at a loud volume
			0 point: Partially able to hear only when speakers speak loudly or slowly; completely deaf
24	Carrying out routine affairs	The ability to plan, arrange and complete daily tasks, including but not limited to laundry, small purchases, and medication management.	4 points: Able to plan, arrange and complete daily tasks completely independently without assistance
			3 points: Require protection or guidance from others in planning, arranging and completing daily tasks
			2 points: Require a little assistance in planning, arranging and completing daily tasks
			1 point: Require a lot of assistance in planning, arranging and completing daily tasks
			0 point: Completely rely on others to conduct daily tasks

(continued)

S/N	Sensory and Social Involvement Indicators	Indicator Description	Scores and Description
25	Traveling via Modes of Transportation	—	3 points: Able to travel independently by bicycle or public transportation
			2 points: Able to travel independently via a taxi, but unable to do so by public transportation
			1 point: Able to travel by public transportation when being assisted or accompanied by others
			0 point: Can only travel with the assistance of others via a taxi or private car; unable to travel at all, or completely require others' assistance for traveling
26	Social Communication	—	4 points: Able to participate in society; have a certain degree of adaptability to social environments; and have appropriate interpersonal skills
			3 points: Able to adapt to simple environments; actively interact with others; make it difficult for others to find their intellectual problems during first meetings; and cannot understand metaphors
			2 points: Be detached from society; able to interact with others passively, but unable to do so actively; often use inappropriate words and phrases during conversations; and be easily deceived
			1 point: Can barely communicate with others; unable to speak clearly; use inappropriate facial expressions
			0 point: Unable to interact with others

㉒Visual acuity.

It refers to one's ability to perceive the presence of light and the size and shape of objects. It is assessed under the best-corrected visual acuity of individuals.

a. Assessment approach.

Observation and inquiries.

Assessors can use the designated visual acuity test card (as shown in Figure 3 – 1) and place it at a parallel distance of around 30cm from the eyes of the elderly to assess their visual acuity.

The communication methods are not limited to verbal responses. The elderly with poor language abilities can use sign language, writing, or body language.

b. Notes.

The assessment should be conducted in well-lit environments. "Well-lit" refers to a level of lighting that is sufficient or comfortable for people with normal visual acuity. If the elderly wear vision correction tools (e. g. presbyopic glasses, short-sighted glasses, or contact lenses) usually, the assessment should be conducted while they are wearing these tools.

In the case of elderly persons who are illiterate or semi-literate, the assessment of these people should be considered valid if they can read part of the text or any words, dates or page numbers in the same font size as the content in the visual acuity measurement tool.

c. Scores and description.

2 points: Normal visual acuity.

1 point: Able to see large fonts clearly but unable to read standard fonts in books or newspapers; have limited visual acuity and unable to read newspaper headlines but can recognize objects (For example, when an assessor holds a pen parallel to an elderly person's eyes at a distance of about 3 cm, the elderly person is able to express the keyword "pen").

0 point: Can only see light, colors and shapes; completely blind (For example, an assessor makes the standard gesture specified in Figure 3 –2. When the assessor maintains it at a parallel distance of about 30 cm from an elderly person's eyes and move it left first and then right, the elderly person's eyes are unable to follow the assessor's finger movements).

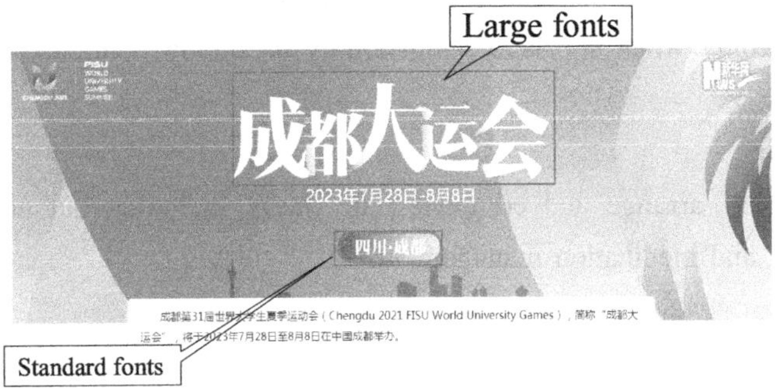

Figure 3 –1 Visual Acuity Test Card(for reference)

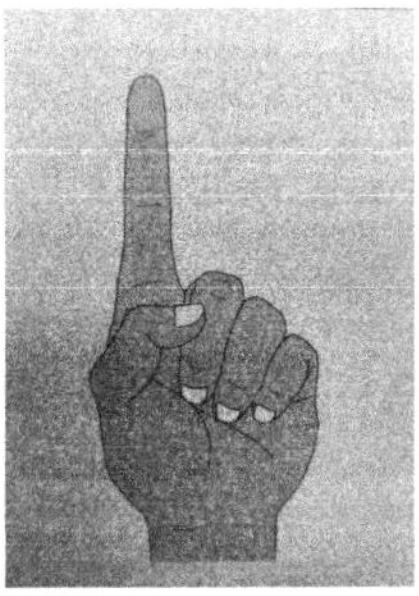

Figure 3 –2 Standard Gesture

㉓Hearing.

It refers to one's ability to discern the direction, pitch, volume, and quality of sounds (with the help of commonly used hearing aids, if necessary).

a. Assessment approach.

Assessors conduct the on-site assessment of the elderly by talking to the elderly on the spot or using the prescribed hearing test audio sounds.

b. Notes.

The communication methods are not limited to verbal responses. The elderly with poor language abilities can use sign language, writing, or body language.

Assessors should try to conduct the assessment in a quiet and noise-free environment.

If the elderly usually wear hearing correction tools (e. g. hearing aids), they should be assessed when wearing these tools; and the tools must be in normal operation.

The hearing test can be performed at times other than when the hearing assessment is made. In the whole process of communicating with the elderly, assessors should carefully observe the elderly's ability to receive sound information. Some elderly persons may make noticeable reactions to their familiar sounds. Therefore, if necessary, assessors may encourage communication between the elderly and their family members or accompanying personnel to closely observe on the side and check the elderly's hearing ability.

If using the designated test audio, assessors should adjust the volume of the tools they carry beforehand.

When communicating with the elderly, assessors should try to speak slowly and ensure clear pronunciation. If appropriate, body language like gestures can be used.

For the elderly with limited hearing, assessors should try to create an environment without any noise or murmur for the assessment.

c. Scores and description.

2 points: Normal hearing.

1 point: Unable to hear clearly when others speak softly or are at a distance of more than 2 m; have some difficulties conducting normal communication and can only hear when communication is conducted in a quiet environment or at a loud volume.

0 point: Partially able to hear only when speakers speak loudly or slowly; completely deaf.

㉔Carrying about routine affairs.

It refers to one's ability to plan, arrange and complete daily tasks, including but not limited to laundry, small purchases, and medication management.

a. Assessment approach.

Inquiry: Assessors ask the elderly and their accompanying personnel about their ability to perform daily tasks. For example, assessors can ask the elderly about which medications they take each day, who is responsible for keeping their medication, who does household chores, and who usually purchases daily necessities at home.

Observation: Assessors can assess the ability of the elderly to perform daily tasks by observing the cleanliness of their dressing and houses.

Scenario simulation: Assessors can assess the performance of the elderly by simulating a shopping scenario.

b. Notes.

When communicating with the elderly, assessors should try to speak slowly and ensure clear pronunciation. If appropriate, body language like gestures can be used.

It is important to use simple, easy-to-understand language to make it easier for the elderly to comprehend.

The communication methods are not limited to verbal responses. The elderly with poor language abilities can use sign language, writing, or body language.

c. Scores and description.

4 points: Able to plan, arrange and complete daily tasks completely independently without assistance.

3 points: Require protection or guidance from others in planning, arranging and completing daily tasks.

2 points: Require a little assistance in planning, arranging and completing daily tasks.

1 point: Require a lot of assistance in planning, arranging and completing daily tasks.

0 point: Completely rely on others to conduct daily tasks.

㉕Traveling via modes of transportation.

a. Assessment approach.

Assessors understand and assess this situation primarily by asking the elderly or their family members and caregivers. For example, assessors may inquire about the places that the elderly typically go to and how they usually get there.

b. Notes.

When communicating with the elderly, assessors should try to speak slowly and ensure clear pronunciation. If appropriate, body language like gestures can be used.

It is important to use simple, easy-to-understand language to make it easier for the elderly to comprehend.

The communication methods are not limited to verbal responses. The elderly with poor language abilities can use sign language, writing, or body language.

c. Scores and description.

3 points: Able to travel independently by bicycle or public transportation.

2 points: Able to travel independently via a taxi, but unable to do so by public transportation.

1 point: Able to travel by public transportation when being assisted or accompanied by others.

0 point: Can only travel with the assistance of others via a taxi or private car; unable to travel at all, or completely require others' assistance for traveling.

㉖Social communication.

It mainly includes social adaptation, interpersonal feelings, interpersonal understanding and other social communication abilities.

a. Assessment approach.

Assessors can carry out this assessment by communicating with the elderly and inquiring about relevant information from the accompanying personnel.

Assessors can make comprehensive considerations and judgments based on the results of the "mental status assessment" (especially those of the assessment of depressive symptoms), as well as the communication and interaction results.

The methods used for the assessment and answering the questions are not limited to verbal communication. Writing, sign language, braille and body language are all acceptable.

b. Notes.

If the elderly are unwilling to interact with people outside of their family or are not good at doing so due to such reasons as the elderly person's personality, habits and preferences, assessors can make reasonable judgments based on the performance of the elderly on the day of the assessment.

Assessors should inquire in detail about the physical and mental status of the elderly from their family members or accompanying personnel in the week before the assessment. If there are discrepancies between the elderly's behavior on the day of the assessment and their usual behavior, assessors should make judgments based on the behavior that happens more frequently.

c. Scores and description.

4 points: Able to participate in society; have a certain degree of adaptability to social environments; and have appropriate interpersonal skills.

3 points: Able to adapt to simple environments; actively interact with others; make it difficult for others to find their intellectual problems during first meetings; and cannot understand metaphors.

2 points: Be detached from society; able to interact with others passively, but unable to do so actively; often use inappropriate words and phrases during conversations; and be easily deceived.

1 point: Can barely communicate with others; unable to speak clearly; use inappropriate facial expressions.

0 point: Unable to communicate with others.

Task Import

Case Analysis:

Mr. Wang is a 73-year-old married man with a junior high school education degree. After suffering from a cerebral hemorrhage, he experiences a significant decline in his daily living ability due to right-sided hemiplegia. He needs his wife's and daughter's help in bathing, dressing, personal hygiene, medication, and toileting. He uses a wheelchair when going out and can stand for a few minutes with the help of his family members. His bowel movements are normal, but he has poor bladder control and needs to urinate and use the toilet frequently. Due to the loss of teeth, he now eats porridge and requires help from his family members to prepare food, although he can eat by himself and has a good appetite. He can understand others' speech and cooperate with others during simple communication. He can see large fonts with the help of presbyopic glasses, but cannot read standard fonts clearly. He has difficulties conducting normal communication and can only hear when communication is conducted in a quiet environment or at a loud volume. Having difficulties taking care of Mr. Wang at home, his family members plan to send him to an elderly care institution for elderly care.

Please analyze Mr. Wang's case and assess his eating, bowel and bladder control, visual acuity and hearing abilities to produce the assessment results.

Task Analysis

This task requires a very familiar understanding of the indicators of the ability assessment for the elderly and the ability to carry out the assessment accurately. If possible, under the guidance of a teacher, a simulated ability assessment can also be conducted for an elderly person with his/her consent.

Task Implementation

1 Operation Flow Chart

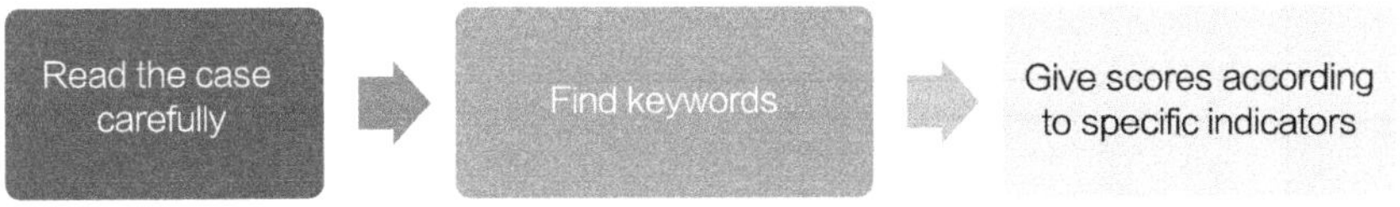

2 Notes on Operation

It is important to insist on the principle of being objective, real, scientific, standardized and strictly confidential.

Task Work Order

<table>
<tr><td>Task</td><td>Conducting Ability Assessment for the Elderly</td><td>Credit hours</td><td></td><td>Trainee</td><td></td></tr>
<tr><td>Student name</td><td></td><td>Tel.</td><td></td><td>Performance of the task</td><td></td></tr>
<tr><td>Equipment for the task</td><td></td><td>Time of operation</td><td></td><td>Place of operation</td><td></td></tr>
<tr><td>Objectives of the task</td><td colspan="5">1. Have a familiar understanding of the indicators of the ability assessment for the elderly;
2. Be able to accurately assess the elderly's abilities according to the actual situation</td></tr>
<tr><td rowspan="4">Task implementation</td><td>Preparation</td><td colspan="4"></td></tr>
<tr><td>Process</td><td colspan="4"></td></tr>
<tr><td>Summary</td><td colspan="4"></td></tr>
<tr><td>Evaluation</td><td colspan="4"></td></tr>
<tr><td>Teacher's comments</td><td colspan="5"></td></tr>
</table>

Thinking and Practice

①How should you handle matters that are prone to be confused and mistaken during the assessment process?

②How should you correctly deal with the assessed persons who fake their symptoms during the assessment process?

Task 3 Completion of the Report of Ability Assessment for the Elderly

Detailed Explanation of Knowledge

1 Classification of the Ability Levels of the Elderly

Assessors assess each item according to the "Ability Assessment Form for the Elderly", score each item and record all scores in the "Ability Assessment Form for the Elderly". After all items are assessed, the score of each first-level indicator should be calculated. In the subscale of self-care ability, the ability is assessed based on eight second-level indicators, whose scores are added together to obtain a total score for the subscale. In the subscale of basic motor ability, the ability is assessed based on four second-level indicators, whose scores are added together to obtain a total score for the subscale. In the subscale of mental status, this ability is assessed based on nine second-level indicators, whose scores are added together to obtain a total score for the subscale. In the subscale of sensory and social involvement, this ability is assessed based on five second-level indicators, whose scores are added together to obtain a total score for the subscale. The scores of the four first-level indicators should be recorded in the respective blank spaces under the "Classification of First-level Indicators" column. The scores of the above four subscales should then be added together to obtain a total score for the ability assessment for the elderly and this score should be recorded in the "Score for Initial Level" column. In case of the use of software for the ability assessment for the elderly, the system will automatically calculate the scores and display the results.

The ability level of any elderly person is classified as per the total score calculated on the four first-level indicators. See Table 3 – 12 for the ability level classification criteria.

Table 3 – 12 Classification of the Ability Levels of the Elderly

Ability Level	Name of Ability Level	Level Classification Criteria
0	Intact ability	Total score: 90
1	Mildly impaired ability (mild disability)	Total score: 66-89
2	Moderately impaired ability (moderate disability)	Total score: 46-65
3	Severely impaired ability (severe disability)	Total score: 30-45
4	Complete ability loss (total disability)	Total score: 0-29

Note 1: Those who are in a coma state are directly assessed as having complete ability loss (total disability). If the state of consciousness changes, a re-assessment should be performed.

Note 2: In case of any of the following circumstances, the original ability level shall be increased by one level:

①The elderly are diagnosed with dementia (F00-F03);

②The elderly have other mental and behavioral disorders diagnosed by psychiatrists (F04-F99);

③Two or more nursing risk events (e. g. falling, choking, suicide, self-injury and missing) have occurred in the past 30 days.

Note: F00 to F99 in Note 2 are the diagnostic code numbers of mental and behavioral disorders in ICD-10 (International Classification of Diseases 10th Revision).

Based on the results of "C. 3 Initial Ability Level of the Elderly" and "C. 4 Basis for Change in Ability Level", the final ability levels of the elderly are assessed as the following categories, including intact ability, mildly impaired ability (mild disability), moderately impaired ability (moderate disability), severely impaired ability (severe disability), and complete ability loss (total disability).

For scores near the critical points, two assessors should be cautious and verify the scores of all the assessment items, and discuss to reach a consensus.

2 Fill in the Report of Ability Assessment for the Elderly

After the assessment is completed and the final ability level of any elderly person is determined, the assessors need to write the location of the assessment in the report. Two assessors should sign their names in their respective signature spaces (in no particular order), and write the date of their signature in the spaces labeled "Date (MM/DD/YYYY)." At the same time, the information provider is required to sign his/her name in the "Information Provider" column. To confirm the accuracy of his/her identity, the assessors may request the information provider to present a valid identification document like an ID card or social security card to verify if the name signed matches the name on the document. The handwriting of the information provider must be neat, clear and recognizable. The information provider must write the date of the signature in the space labeled "Date (MM/DD/YYYY)," e. g. "05/18/2022." See Table 3 – 13 for details.

Table 3 – 13 (Normative) Report of Ability Assessment for the Elderly

<table>
<tr><td rowspan="2">C. 1 Classification of First-level Indicators</td><td>C. 1. 1 Score for Self-care Ability:</td><td>C. 1. 2 Score for Basic Motor Ability:</td></tr>
<tr><td>C. 1. 3 Score for Mental Status:</td><td>C. 1. 4 Score for Sensory and Social Involvement:</td></tr>
<tr><td>C. 2 Score for Initial Level</td><td colspan="2"></td></tr>
<tr><td>C. 3 Initial Ability Level of the Elderly</td><td colspan="2">□ Intact ability
□ Mildly impaired ability (mild disability)
□ Moderately impaired ability (moderate disability)
□ Severely impaired ability (severe disability)
□ Complete ability loss (total disability)</td></tr>
<tr><td>C. 4 Basis for Change in Ability Level</td><td colspan="2">According to "A5. 11 Coma" in Table 3 – 5, "A. 4. 1 Disease Diagnosis" in Table 3 – 4 and " A. 2. 14 Nursing Risk Events in the Past 30 days" in Table 3 – 2 of Appendix A, the assessors determine whether there are the following items that will cause a change in ability levels:
□ Those who are in a coma state are directly assessed as having complete ability loss (total disability).
□ The original ability level shall be increased by one level when the elderly are diagnosed with dementia (F00-F03), or have other mental and behavioral disorders diagnosed by psychiatrists (F04-F99).
□ The original ability level shall be increased by one level when two or more nursing risk events (e. g. falling, choking, suicide, self-injury and missing) have occurred in the past 30 days.</td></tr>
<tr><td>C. 5 Final Ability Level of the Elderly</td><td colspan="2">Based on the results of "C. 3 Initial Ability Level of the Elderly" and "C. 4 Basis for Change in Ability Level", the final ability level of the elderly should be assessed as follows:
□ Intact ability
□ Mildly impaired ability (mild disability)
□ Moderately impaired ability (moderate disability)
□ Severely impaired ability (severe disability)
□ Complete ability loss (total disability)</td></tr>
<tr><td colspan="3">Location of Assessment ________
Assessors' Signatures ________ and ________ Date (MM/DD/YYYY) ________
Information Provider's Signature ________ Date (MM/DD/YYYY) ________</td></tr>
</table>

If the elderly have been found to be at risk of choking, missing, suicide, falling and other risks, the assessors should inform the elderly's family members or caregivers after the assessment to strengthen their efforts to prevent and avoid accidents.

Task Import

Please fill in the corresponding columns in Ms. Li's Report of Ability Assessment for the Elderly according to the following case.

Ms. Li is a 76-year-old housewife with a history of chronic obstructive pulmonary disease (COPD) and mild cognitive impairments. She can eat by herself, but needs someone to rub her back for her when she is bathing. She can wash her face, brush her teeth, and take on/off her clothes independently. She can control her bladder and bowel movements and get out of bed on her own. She can slowly walk 50 m to the restroom, but after using the toilet, she needs to be aided to pull up her pants due to shortness of breath. She can flush the toilet and walk up three steps while holding onto the stair railing.

Task Analysis

This task requires students to have a familiar understanding of the assessment indicators and be able to find the corresponding assessment indicators based on the description in the case and accurately score them. If conditions permit, under the guidance of a teacher, students can directly conduct a simulated assessment for an elderly person with his/her consent and fill in an assessment report.

Task Implementation

1 Operation Flow Chart

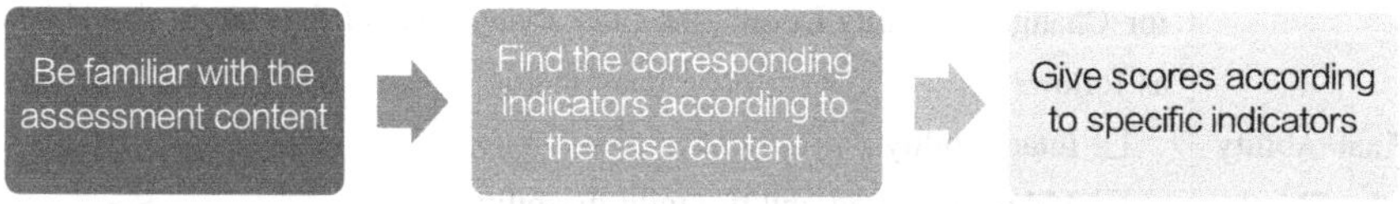

2 Notes on Operation

The ability assessment for the elderly influences the nursing level and nursing allowances to be provided for the elderly, so assessors must accurately score each item in strict accordance with the specific evaluation indicators.

Task Work Order

<table>
<tr><td>Task</td><td>Completion of the Report of Ability Assessment for the Elderly</td><td>Credit hours</td><td></td><td>Trainee</td><td></td></tr>
<tr><td>Student name</td><td></td><td>Tel.</td><td></td><td>Performance of the task</td><td></td></tr>
<tr><td>Equipment for the task</td><td></td><td>Time of operation</td><td></td><td>Place of operation</td><td></td></tr>
<tr><td>Objectives of the task</td><td colspan="5">1. Have a familiar understanding of the indicators of the ability assessment for the elderly;
2. Be able to accurately assess the elderly's abilities according to the actual situation</td></tr>
<tr><td rowspan="4">Task implementation</td><td>Preparation</td><td colspan="4"></td></tr>
<tr><td>Process</td><td colspan="4"></td></tr>
<tr><td>Summary</td><td colspan="4"></td></tr>
<tr><td>Evaluation</td><td colspan="4"></td></tr>
<tr><td>Teacher's comments</td><td colspan="5"></td></tr>
</table>

Thinking and Practice

How should assessors respond to the questions that the assessed elderly persons ask about the assessment reports?

Project 4
Application of the Results of Ability Assessment for the Elderly

After the ability assessment for the elderly, in addition to reporting the assessment report and informing the elderly and their families, the application of the assessment results is also very important. The results are of great significance for carrying out elderly-friendly renovations, determining the level of care needs, providing rehabilitation suggestions, health education and risk prevention for the elderly. Therefore, this project will introduce the application of the results of ability assessment for the elderly. This is not only a further requirement for the ability assessor for the elderly, but also what that all elderly service workers should pay attention to.

Objectives of the Task

Knowledge Objectives

1. Know the main content of environmental assessment.

2. Understand the main content of home-based elderly-friendly renovations.

3. Know the basic content of assessment of care needs and common care programs for the elderly.

4. Know the elderly's common physical fitness and the key points of health maintenance and rehabilitation.

5. Understand the early intervention and health education measures for common diseases in the elderly.

6. Master the prevention and treatment of common emergencies in the elderly.

Skill Objectives

1. Be able to provide appropriate opinions and suggestions for home-based elderly-friendly renovations.

2. Be able to use the surrounding resources to popularize health education on the maintenance and improvement of the elderly's ability, and provide healthy guidance for the elderly's living habits such as work and rest, diet and hygiene.

3. Be able to guide the elderly and their families in the early intervention of common

diseases in the elderly.

4. Be able to guide the families and caregivers of the elderly in the prevention of common emergencies in the elderly.

Quality Objectives

1. Have a strong sense of responsibility and a rigorous working attitude, and develop a positive professional emotion and attitude.

2. Adhere to professional service ethics, and possess the humanistic quality of caring for the elderly.

3. Know the extensive and profound culture of traditional Chinese medicine and realize the organic integration of excellent traditional culture and modern science and technology.

Task 1 Environmental Assessment and Elderly-friendly Renovations

Detailed Explanation of Knowledge

After the ability assessment for the elderly, the assessor needs to report the assessment report and inform the elderly and their families. In addition, the application of the assessment results is also very important. The results are of great significance for carrying out elderly-friendly renovations, determining the level of care needs, providing rehabilitation suggestions, health education and risk prevention for the elderly. Therefore, this project will introduce the application of the results of ability assessment for the elderly. This is not only a further requirement for the ability assessor for the elderly, but also what that all elderly service workers should pay attention to.

1 Overview of Environmental Assessment

Environmental assessment is to remove the factors that hinder our lives and behaviors and create favorable factors that compensate for the body's defects. In a broad sense, the environmental assessment includes elderly-friendly environmental assessment and social environmental assessment. Social environment assessment mainly includes the social assessment of the elderly, including their social status and interpersonal relationship, social support, family support, role and education. In a narrow sense, the environmental assessment means elderly-friendly environmental assessment. The elderly-friendly environmental assessment refers to the assessment of the elderly's living environment and living conditions in their homes, communities and elderly care institutions. Due to the influence of traditional concepts and national conditions, most of the elderly in China still take the mode of home care. Home-based elderly care takes residence as an important carrier for elderly activities. For the elderly, the living environment is the main place for daily activities. Due to the difference in environmental needs and the restriction of physical conditions, most existing residences in China cannot meet the needs of home-based elderly care nor improve the quality of life of the elderly. In addition, the competent department has certain requirements for the environment and facilities of elderly care institutions during their construction. Therefore, the environmental assessment focuses on the assessment of home-based elderly-friendly environmental assessment.

2 Home-based Elderly-friendly Environmental Assessment

In 2020, nine authorities jointly issued the *Guideline on Accelerating the Implementation of the Home-based Elderly-Friendly Renovation Project for the Elderly* (MF [2020] No.86, hereinafter referred to as the *Guideline*), including the Ministry of Civil Affairs, the National Development and Reform Commission, the Ministry of Finance, the Ministry of Housing and Urban-Rural Development, the National Health Commission, the China Banking and Insurance Regulatory Commission, the State Council Leading Group Office of Poverty Alleviation and Development, the China Disabled Persons' Federation, and the Office of the National Working Commission on Aging. According to the deployment requirements of the CPC Central Committee and the State Council, the demand-oriented *Guideline* aims to urge local governments to provide safe, convenient, and comfortable household facilities for the elderly to improve the quality of home care services. The projects listed in the *Guideline* include the renovation of floors, bedrooms, toilets and kitchens. Therefore, an accurate assessment of home environment is a prerequisite for good renovation.

The home-based elderly-friendly environmental assessment includes the professional assessment of home environment and living environment assessment. Among them, the professional assessment of home environment is the main assessment, supplemented by the assessment of living environment.

The professional assessment of home environment refers to the assessment of whether there are obstructions and unsafe factors in the home environment, such as whether the ground is flat, whether there are steps, whether there are pipelines or sundries, whether the kitchen equipment is safe, whether there are flammable items beside the gas stove, and whether there are anti-skid measures in the bathroom.

In the professional assessment of home environment, we must realize that the assessment involves the privacy of the assessee, and the assessor needs to obtain the consent of the assessee before the assessment. Assessors should have high professional quality and protect the privacy of the assessee at home.

The professional assessment of home environment includes several items such as whole, bathroom, bedroom and kitchen. For specific assessment indicators, please refer to items (Ⅰ) to (Ⅵ) in the "Recommended List of Home-based Elderly-friendly Renovations and Products for the Elderly" (Table 4 – 1) in the *Guideline*.

Living environment assessment includes the assessment of indoor and outdoor living environment. Indoor living environment assessment includes the assessment of orientation, conditions and air quality of the the elderly's home. Outdoor living environment assessment includes the assessment of whether the climatic conditions are harsh, whether the buildings are confused, whether there is a risk of irritation, and whether it is noisy.

3 Community-based Elderly-friendly Environmental Assessment

The community is the main activity place for the elderly, so the community-based elderly-friendly environmental assessment and renovation can create a safe and comfortable elderly care environment for the elderly.

Community outdoor activity space is mainly for leisure and entertainment, and its environmental conditions are the direct factors that affect the elderly in the community to participate in outdoor activities. A comfortable, clean, quiet and beautiful environment can make the elderly feel comfortable and attract more elderly people to participate in outdoor activities. In addition, a good outdoor space environment design can enhance the ability of the elderly to live independently and provide them with a good living environment.

At present, in the existing community, there is a contradiction between the strong need for safety among the elderly and many potential safety hazards, as well as the contradiction between the elderly's love for outdoor activities and the lack of activity places and poor facilities in the community. Details are as follows.

There is no separation between pedestrians and vehicles. There are obstacles on the outdoor walkway or wheelchairs cannot pass smoothly (or without ramp), with poor signage. The monotonous and repetitive shape of residential buildings often troubles the elderly in judging the direction. Motor vehicles occupy community roads and some public spaces.

Please note that the community-based environmental assessment is only part of the environmental assessment. Community-based elderly-friendly environmental renovations needs the joint efforts of the community and the government. According to the assessment results, we can carry out the community-based elderly-friendly environmental renovations in accordance with the *Standard for Planning and Design of Urban Residential Areas* and the *Planning and Design of Urban Residential Areas*.

4 Institution-based Elderly-friendly Environmental Assessment

The elderly-friendly environment in elderly care institutions affects the living experience of the elderly. According to the *Guidelines for the Implementation of National Standards on*

Classification and Assessment of Elderly Care Institutions (Trial) released in 2020, we shall assess elderly care institutions from multiple aspects such as environment, public information graphic signs, indoor temperature, ventilation regulation, indoor lighting, artificial lighting, indoor noise, greening, facilities and equipment.

5 Home-based Elderly-friendly Renovations

Elderly-friendly renovations needs to: ①Meet the elderly's pursuit of security, comfort, privacy and sense of belonging, and enhance their neighborhood relationship for social interaction and communication in groups; ②Add exercise places suitable for the elderly to walk and rest, as well as indoor and outdoor activity spaces for healthy behaviors such as cultural and entertainment exchanges; ③ Increase the space for interaction and support between the elderly and their children, relatives and friends, so that the elderly can manage their old life well and adapt to the change of social role in time; ④Reduce the incidence of falls among the elderly as much as possible, so that the elderly can live a healthy and safe life. The living space of the elderly includes activity places, facilities, transportation and routes. All need to be safe and convenient. Rest, entertainment, communication and cultural facilities for the elderly should be able to meet their physical and mental health needs, such as the special setup of handrails along passages and corridors.

For home-based elderly-friendly renovations, we can start from indoor and outdoor activity spaces.

(1) Indoor Elderly-friendly Renovations

Suitable indoor temperature: 18-22℃ in winter and 28-30℃ in summer. Suitable indoor relative humidity: 50%-60% . Regular ventilation 2-3 times a day, 20-30 minutes each time. Ventilation period: 8-10 a. m. and 2- 4 p. m. Keep the elderly away from the wind while ensuring good ventilation and sufficient sunlight, and prevent the elderly from electric shock, burns, and frostbite. Keep regular cleaning with a wet method. Make the bed every day, change the sheets regularly and air them often. Try to create a quiet living environment for the elderly and reduce outdoor noise and indoor electrical noise. In the setting of the indoor space of the house, we must: try not to set a threshold at the door, make the door wide enough for wheelchairs to pass through, keep the floors flat and non-slip, try not to set steps and install anti-slip ramps where there are steps, remove all items that hinder the passage of the elderly on the ground to prevent the elderly from falling down, and set up chairs at the entrance porch so that the elderly can sit to change shoes.

Design the bathrooms and toilets for the elderly as dry and wet areas and make the bathroom door open outwards, with night lighting devices or floor lamps, as well as pagers or ring bells. Install handrails in shower rooms, bathtubs, toilets, and beside sinks to facilitate the elderly to support their weight and maintain body balance when they are physically exhausted. The floor of the shower room and the bottom of the bathtub all need to be anti-skid. The height of the sitting toilet should be consistent with the sitting height of the elderly. If the toilet is too low, we can place a toilet raise chair or add a footstool for the elderly to use the toilet. The elderly should try to take a shower instead of a bath. In the case of bath, it is best not to soak for more than 20 minutes to avoid physical discomfort. When using water, turn on cold water first and then hot water, and start taking a shower when the water temperature is appropriate. Water temperature should be controlled at 37 to 39 degrees Celsius. Too cold or too hot can both cause discomfort and colds.

Bedrooms shall be as close as possible to the toilet and bathroom, with night lighting devices or floor lamps. Set a light source at the light switch, or make the switch close to the bedside or set a bedside lamp. A nightlight can be installed in the room beside the bed by induction or remote control. Avoid asking the elderly to climb or bend to prevent accidents. We shall use leakage protection sockets to prevent the elderly from electric shock due to their accidental touch of the sockets with wet hands and feet. Beds shall be 40 to 50 centimeters high for the elderly to get on and off the bed. For the elderly who use wheelchairs, the bed surface shall be as high as the wheelchair seat surface. Mattresses shall not be too soft to facilitate the elderly to get up.

Table runners in the living room and dining room shall be pasted or fixed to prevent the items on the table from falling and hurting the elderly due to the movement of runners. Chairs or sofas shall be stable. Their seat surfaces shall be such that the upper body and thighs of the elderly can form a vertical angle, with a backrest and armrests to assist the elderly to get up. Protective pads shall be installed at the edges of furniture to prevent the elderly from colliding with protruding hard corners or sharp edges. Floors shall be non-reflective and non-slip. In addition to avoiding floor waxing, we can also paste anti-slip strips in the activity areas of the elderly, with the pasting direction perpendicular to the traveling direction of the elderly, and the spacing between each strip shall not exceed four centimeters.

Do not allow elderly people with mobility difficulties to walk alone in the kitchen; if this is unavoidable, they should be accompanied by a caregiver. Keep the floor non-slip, dry, and free of tread mat that tends to slide.

Balconies, stair railings or guardrails shall be higher than the elderly person's waist when he or she remains upright and no more than 10 centimeters wide apart. A protective edge above the ankle shall be installed below the railing or handrail to prevent the elderly from falling by placing their walking sticks outside the railing. Stairs shall be provided with bright and moderate lighting; and the edge of each step shall be clearly identifiable with non-slip strips of a different color from that of the steps.

For environmental assessment and elderly-friendly renovations, please refer to the "Recommended List of Home-based Elderly-friendly Renovations and Products for the Elderly" in the *Guideline*. See Table 4 – 1 for details.

Table 4 – 1 Recommended List of Home-based Elderly-friendly Renovations and Products for the Elderly

S/N	Category	Project Name	Project Content	Project Type
1	(Ⅰ) Floor renovation	Anti-slip treatment	Lay anti-slip tiles or anti-slip floor adhesive in areas such as the bathroom, kitchen, and bedroom to prevent the elderly from slipping and improve safety.	Basic
2		Height difference treatment	Pave cement ramps or add movable ramps made of rubber to ensure smooth pavement without height difference and facilitate wheelchair access.	Basic
3		Leveling and hardening	Level and harden the ground to facilitate wheelchair access and reduce risk.	Optional
4		Handrail installation	Install handrails at the places where the height changes to assist the elderly to pass.	Optional
5	(Ⅱ) Door renovation	Threshold removal	Remove the threshold to ensure barrier-free access for the elderly and facilitate wheelchair access.	Optional
6		Replacement of vertical hinged doors with sliding doors	It is easy to open and increases the passage width and auxiliary operation space.	Optional
7		Door widening	Widen the door openings of toilets, kitchens and other narrow spaces to improve accessibility and facilitate wheelchair access.	Optional
8		Renovation of push-down door handle	Make it easy to handle with one hand or fingers with greater friction and stability to facilitate the elderly's entry.	Optional
9		Installation of flashing and vibrating doorbells	For the elderly with hearing and vision impairment.	Optional
10	(Ⅲ) Bedroom renovation	Addition of a nursing bed	Help the disabled elderly to get up, roll over, get on and off of bed, eat, and dispose of excrement.	Optional
11		Installation of bedside rails (grab bars)	Assist the elderly to get up and get on and off the bed, prevent them from rolling out of bed, and ensure safe sleep and activities for the elderly.	Basic
12		Addition of an anti-pressure sore cushion	Avoid severe pressure sores in elderly people who are in wheelchairs or bedridden for a long time, including anti-pressure sore cushions or mattresses.	Optional

(continued)

S/N	Category	Project Name	Project Content	Project Type
13	(Ⅳ) Renovation of toilet and bathing facilities	Handrail installation	Install handrails in the toilet area or bathing area to assist the elderly in getting up, standing, turning and sitting, including straight handrails, U-shaped handrails, L-shaped handrails, 135° handrails, T-shaped handrails or power-assisted handrails.	Basic
14		Replacement of squat toilets with sitting toilets	Reduce leg pressure caused by squatting to prevent elderly people from falling, especially those in wheelchairs.	Optional
15		Faucet renovation	Adopt pull-rod type or sensor faucet to facilitate the elderly to open and close the water valve.	Optional
16		Renovation of bathtub or shower room	Remove the bathtub or shower room, replace the shower curtain and rod, and increase the shower space to make it easier for caregivers to assist the elderly with bathing.	Optional
17		Addition of a shower chair	It is used to assist the elderly in bathing, prevent them from slipping and improve safety.	Basic
18	(Ⅴ) Renovation of kitchen equipment	Worktop renovation	Lower the worktop, stove and sink or leave knee space below them for the convenience of elderly people in wheelchairs or short elderly people.	Optional
19		Addition of middle cabinets	Set up an open middle cabinet and middle shelf under the suspended cabinet to facilitate the elderly to take and place things.	Optional
20	(Ⅵ) Physical environment renovation	Installation of automatic induction lamps	Installing induction lamps that go off when people leave for the elderly to use at night, and keep them away from direct light sources and strong irritating light sources.	Optional
21		Renovation of power sockets and switches	Raise or lower the sockets and switches as appropriate to prevent the elderly from squatting or bending down.	Optional
22		Installation of anti-collision corner guards/anti-collision strips and prompt signs	Install anti-collision corner guards or anti-collision strips at sharp corners of furniture or wall corner to avoid bumps and scratches among the elderly, and if necessary, paste signs in line with relevant standards and cognitive characteristics of the elderly, such as anti-slip strips and warning strips.	Optional
23		Addition of elderly-friendly furniture	For example, shoe changing stools, elderly-friendly chairs, and electric lifting clothes hangers.	Optional

(continued)

S/N	Category	Project Name	Project Content	Project Type
24	(Ⅶ) Products for the elderly	Walking stick	Assist the elderly to stand and walk smoothly, including three-legged or four-legged canes, as well as stool crutches.	Basic
25		Wheelchair/walking aid	Assist family members and caregivers to help the elderly to stand and walk, and expand the activity space for the elderly.	Optional
26		Amplifying device	Use optical or electronic principle for image amplification to facilitate access to the elderly.	Optional
27		Hearing aid	Help the elderly to hear the source of sound and increase their communication with the surroundings, including pocket hearing aids, in-the-ear hearing aids, behind-the-ear hearing aids, and bone-conduction hearing aids.	Optional
28		Self-feeding appliances	Assist the elderly in eating, including spill-proof bowls (plates), helper chopsticks, curved-handle spoons (forks), and drinking cups (pots).	Optional
29		Anti-lost device	It is used to monitor the positioning of the elderly with dementia or other mental disorders to prevent the elderly from getting lost, including anti-lost bracelets and anti-lost chest cards.	Basic
30		Safety monitoring device	It is worn on the human body or installed at home to monitor the movements of the elderly or the room environment, and alarms in time in case of danger, including infrared detector, emergency caller, and smoke/gas leakage/overflow alarm.	Optional

(2) Outdoor Elderly-friendly Renovations

Communities and elderly care institutions can set up more spaces for the elderly to communicate with each other, so as to enhance their sense of neighborhood and meet the different communication needs of the elderly. The elderly also need their own private space. Therefore, the outer environment space of privacy and the private space inside the bedroom are very important. Elderly people have subliminal domain cognition and need a safe and private environment. They need to be recognized and accepted by their families and the society. Places such as indoor activity rooms for the elderly can promote mutual understanding and communication between the elderly and help them gain a sense of belonging in group interaction.

We can make the large activity space for the elderly a comfortable and quiet place with fresh air, clear warning signs, and recognizable barrier-free passages. We can also properly arrange reasonable rest areas and safety facilities for activities and exercise, and do not arbitrarily change the environment and regional layout familiar to the elderly. For example, we can provide the elderly with exclusive areas for fitness exercise such as square dancing, twisting Yangko dance, top playing, and Tai Chi. These areas shall be easy for the elderly to reach and keep a proper distance from the roadway to ensure their safety.

Commonly, the elderly will invite three or five friends for small group activities. We can provide them with a relatively independent private space suitable for small group activities for them to communicate. This kind of space shall be both sunny and warm for rest and may be at the entrance of the residential area, next to the sidewalk, between buildings, and in the corridors. In this way, the elderly can form an interactive relationship through this small space.

Elderly people also need private space for activities. Some elderly people like to be alone and enjoy themselves. They feel very relaxed in this kind of private and exclusive space. This can enhance the self-affirmative consciousness of the elderly and make them more positive.

Task Import

Take three to four people as a group to complete the group assignment: Your school is going to build an activity center for the elderly with the community. Please consider how to design the activity center from the perspective of environmental assessment and elderly-friendly renovation, and write down the general plan.

Task Implementation

1 Operation Flow Chart

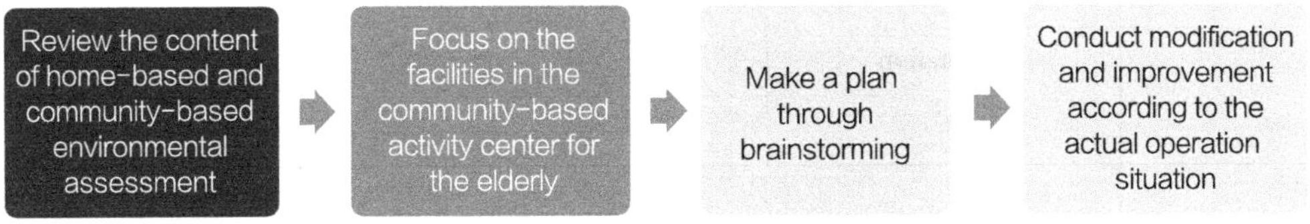

2 Notes on Operation

Communicate well with the elderly and community workers to understand their needs. Based on this scientifically formulate design plans.

Task Work Order

<table>
<tr><td>Task</td><td>Environmental Assessment and Elderly-friendly Renovations</td><td>Credit hours</td><td></td><td>Trainee</td><td></td></tr>
<tr><td>Student name</td><td></td><td>Tel.</td><td></td><td>Performance of the task</td><td></td></tr>
<tr><td>Equipment for the task</td><td></td><td>Time of operation</td><td></td><td>Place of operation</td><td></td></tr>
<tr><td>Objectives of the task</td><td colspan="5">1. Know the main content of environmental assessment;
2. Understand the main content of home-based elderly-friendly renovations</td></tr>
<tr><td rowspan="4">Task implementation</td><td>Preparation</td><td colspan="4"></td></tr>
<tr><td>Process</td><td colspan="4"></td></tr>
<tr><td>Summary</td><td colspan="4"></td></tr>
<tr><td>Evaluation</td><td colspan="4"></td></tr>
<tr><td>Teacher's comments</td><td colspan="5"></td></tr>
</table>

Thinking and Practice

If conditions permit, students can, under the guidance of teachers, go deep into the home of an elderly person in the community to conduct environmental assessment and put forward suggestions for elderly-friendly renovations.

Task 2 Assessment of Care Needs

Detailed Explanation of Knowledge

As of 2019, China has nearly 250 million people aged 60 and above, with more than 40 million disabled and semi-disabled elderly people. Their care needs are significantly higher than the average level of the whole population, showing a huge and rigid demand for professional medical care services. It is an important part of active response to the aging population, as well as an objective requirement for the implementation of the Healthy China strategy, to accelerate the development of elderly care services. This is of great significance to stabilize growth, promote reform, adjust structure, benefit people, and finish building a moderately prosperous society in all respects.

In 2019, the National Health Commission of the People's Republic of China, the China Banking and Insurance Regulatory Commission, and the National Administration of Traditional Chinese Medicine co-issued the *Notice on Carrying out Elderly Care Needs Assessment and Standard Services* (GWYF [2019] No. 48). This document stipulates how local medical institutions providing elderly care services shall carry out the elderly care needs assessment and services, how to meet the care service needs of the elderly, especially the disabled elderly, and how to improve the health and quality of life of the elderly.

1 Scope of Application of Elderly Care Needs Assessment

Medical institutions include hospitals, nursing homes (stations), nursing centers, rehabilitation medical centers, community health service centers, township health centers, institutions that combine medical care and nursing care, and those that provide door-to-door medical care services for the elderly.

2 Objects of Elderly Care Needs Assessment

Elderly people aged 60 and above who need care services.

3 Criteria for Elderly Care Needs Assessment

Relevant medical institutions can refer to the *Criteria for Ability Assessment for the*

Elderly (Trial) (see Table 4 – 2) and the *Attack of Geriatric Syndromes (Trial)* (see Table 4 –3) to carry out the assessment of elderly care needs.

Table 4 –2 Criteria for Ability Assessment for the Elderly (Trial)

Ability in Activities of Daily Living	Mental State and Social Participation Ability				Sensory and Communication Ability			
	0	1-8 points	9-24 points	25-40 points	0	1-4 points	5-8 points	9-12 points
0	Intact	Intact	Mildly impaired	Mildly impaired	Intact	Intact	Mildly impaired	Mildly impaired
1-20 point(s)	Mildly impaired	Mildly impaired	Moderately impaired	Moderately impaired	Mildly impaired	Mildly impaired	Moderately impaired	Moderately impaired
21-40 points	Moderately impaired	Moderately impaired	Moderately impaired	Severely impaired	Moderately impaired	Moderately impaired	Moderately impaired	Severely impaired
41-60 points	Severely impaired	Severely impaired	Severely impaired	Severely impaired	Severely impaired	Severely impaired	Severely impaired	Severely impaired

Notes:

1. This table is based on *WHO's International Classification of Functioning, Disability and Health (ICF)*, *Activity of Daily Living Scale (ADLs)*, *Instrumental Activity of Daily Living Scale (IADLs)*, *Mini-Mental State Examination (MMSE)*, *Clinical Dementia Rating Scale (CDR)*, *Bathel Index Rating Scale*, *Nursing Classification*, and *Ability Assessment for the Elderly*, combined with the care characteristics of the elderly in China and the local practical experience in some provinces and cities.

2. According to the assessment of the elderly's ability in activities of daily living, mental state and social participation, sensory and communication, the elderly's ability is rated as 4 grades, including intact, mildly impaired, moderately impaired and severely impaired abilities.

3. Rating scales for the elderly's ability in activities of daily living, mental state and social participation, sensory and communication are shown in Table 4 –3, Table 4 –4 and Table 4 –5.

4. First, the interval is determined according to the score of ability in activities of daily living, and then the elderly's ability level is determined according to the score of mental state, social participation ability and sensory and communication ability, with the most serious ability level of the elderly as the criterion.

Table 4 –3 Rating Scale for Activities of Daily Living of the Elderly

Item	Indicators and Scores	Score
1. Turn left and right when lying down	0 No need for help	
	1 Done under the verbal guidance or care of others	
	2 Mainly complete independently with others' help	
	3 Mainly rely on help to complete	
	4 Complete need for help, or worse	

(continued)

Item	Indicators and Scores	Score
2. Transfer from bed to chair	0 No need for help	
	1 Need the supervision or guidance of others	
	2 Need a little contact help from others	
	3 Need a lot of contact help from others	
	4 Totally dependent on others	
3. Walk on level ground	0 Walk about 50m independently on flat ground without the risk of falling	
	1 Walk about 50m independently on flat ground with the risk of falling, and require protection from others, or use assistive devices such as crutches or walking aids	
	2 Require a little support and assistance from others while walking	
	3 Require a lot of support and assistance from others when walking	
	4 Unable to walk and completely dependent on others	
4. Non-walking movement	0 Move from place A to place B independently using a wheelchair (or electric vehicle)	
	1 Need protection or guidance when using a wheelchair (or electric vehicle) to move from place A to place B	
	2 Need a little contact help from others when moving from place A to place B with a wheelchair (or electric vehicle)	
	3 Need a lot of contact help from others when moving from place A to place B with a wheelchair (or electric vehicle)	
	4 Completely dependent on others when using a wheelchair (or electric vehicle)	
5. Activity endurance	0 Perform daily activities without effort and fatigue	
	1 Feel slight difficulty to perform daily activities with fatigue	
	2 Feel difficult to perform daily activities and often tired	
	3 Feel very difficult to perform daily activities and tired most of the time	
	4 Unable to perform daily activities and tire easily	
6. Go up and down stairs	0 No need for help	
	1 Done under the verbal guidance or care of others	
	2 Mainly complete independently with others' help	
	3 Mainly rely on help to complete	
	4 Complete need for help, or worse	

(continued)

Item	Indicators and Scores	Score
7. Food intake	0 No need for help	
	1 Done under the verbal guidance or care of others	
	2 Mainly done independently despite the difficulty in using tableware	
	3 More than half the food needs to be fed by others	
	4 Complete need for help, or worse	
8. Grooming (including tooth brushing, gargling, face washing, hands washing and hair combing)	0 No need for help	
	1 Done under the verbal guidance or care of others	
	2 Mainly complete independently with others' help	
	3 Mainly rely on help to complete	
	4 Complete need for help, or worse	
9. Put on/take off the coat	0 No need for help	
	1 Done under the verbal guidance or care of others	
	2 Mainly complete independently with others' help	
	3 Mainly rely on help to complete	
	4 Complete need for help, or worse	
10. Put on/take off trousers	0 No need for help	
	1 Done under the verbal guidance or care of others	
	2 Mainly complete independently with others' help	
	3 Mainly rely on help to complete	
	4 Complete need for help, or worse	
11. Body cleaning	0 No need for help	
	1 Done under the verbal guidance or care of others	
	2 Mainly complete independently with others' help	
	3 Mainly rely on help to complete	
	4 Complete need for help, or worse	
12. Use of toilets	0 No need for help	
	1 Done under the verbal guidance or care of others	
	2 Mainly complete independently with others' help	
	3 Mainly rely on help to complete	
	4 Complete need for help, or worse	
13. Bladder control	0 Not out of control every time	
	1 Out of control about 1-3 times a month	
	2 Out of control about once a week	
	3 Out of control about once a day	
	4 Out of control every time	

(continued)

Item	Indicators and Scores	Score
14. Bowel control	0 Not out of control every time	
	1 Out of control about 1-3 times a month	
	2 Out of control about once a week	
	3 Out of control about once a day	
	4 Out of control every time	
15. Take medicine	0 Be able to take the right medicine at the right time	
	1 Done under the verbal guidance or care of others	
	2 Be able to take the medicine independently if the amount to take is prepared in advance	
	3 Mainly rely on help to take medicine	
	4 Completely unable to take medication independently	
The total score of the above assessment items is 60 points, and the score of this assessment is ________ points.		

Table 4 – 4 Rating Scale for Mental State and Social Participation Ability

Item	Indicators and Scores	Score
1. Temporal orientation	0 Have a clear sense of time (year, month, day and hour)	
	1 Have a decreased sense of time; clear about the specific date of the month of the year, with an error of several days	
	2 Have a poor sense of time; unclear about the specific date of the month of the year, but can distinguish between the first half and second half of the year	
	3 Have a very poor sense of time; unclear about the specific date of the month of the year, but can determine whether it is morning or afternoon	
	5 Have no sense of time	
2. Spatial orientation	0 Able to travel far alone and quickly grasp the orientation of the new environment	
	1 Able to travel around the nearby streets alone and know the name and location of current residence, but not the way home	
	2 Can only walk around the neighborhood alone and know the name but not location of current residence	
	3 Can only walk between neighbors and don't know the name and location of current residence	
	5 Unable to go out alone	

(continued)

Item	Indicators and Scores	Score
3. People orientation	0 Know the relationship with the people around, and the meaning of terms such as grandparent and grandchild, uncle, aunt, nephew and niece; able to tell the approximate age and identity of strangers, and use appropriate form of address	
	1 Know only the relationship of close relatives in the family, and unable to tell the approximate age of strangers nor address the strangers	
	2 Can only address family members, or follow others to address, without knowing their relationship or seniority	
	3 Know only the relatives who often live together, address children or grandchildren, and distinguish acquaintances and strangers	
	5 Know only the protector and unable to distinguish between acquaintances and strangers	
4. Memory	0 Always able to maintain short-term and long-term memories that can adapt to changes in age and society, and can recall information completely	
	1 Mild memory disorders or inability to recall (unable to recall instant information; only able to recall 0 to 1 out of 3 words in 5 minutes)	
	2 Moderate memory disorders or inability to recall (unable to recall recent memories; unable to remember what was eaten during the last meal)	
	3 Severe memory disorders or inability to recall (unable to recall remote memories; unable to remember their old friends)	
	5 Complete memory disorders or completely unable to correctly recall past events	
5. Aggressive behavior	0 None	
	1 Once or twice a month	
	2 Once or twice a week	
	3 Once or twice in the past 3 days	
	5 Every day in the past 3 days	
6. Depressive symptoms	0 None	
	1 Once or twice a month	
	2 Once or twice a week	
	3 Once or twice in the past 3 days	
	5 Every day in the past 3 days	

(continued)

Item	Indicators and Scores	Score
7. Compulsive behavior	0 No obsessive-compulsive symptoms (e. g. repeated hand washing, door closing, and toilet use)	
	1 Once or twice a month	
	2 Once or twice a week	
	3 Once or twice in the past 3 days	
	5 Every day in the past 3 days	
8. Financial management	0 Able to manage, control and use money independently	
	1 Manage about RMB 1,000 every month for fear of miscalculation	
	2 Manage about RMB 300 every month for fear of miscalculation	
	3 Have less contact with money, mainly managed by family members	
	5 Have no contact with money	
The total score of the above assessment items is 40 points, and the score of this assessment is ________ points.		

Table 4 - 5 Rating Scale for Sensory and Communication Ability

Item	Indicators and Scores	Score
1. Level of consciousness	0 Conscious, alert to surroundings	
	1 Lethargy, characterized by the excessive prolongation of sleep. Wake up when others call or push their limbs, and can engage in proper conversation or execute instructions, but return to sleep after stimulation ceases	
	2 Stupor, cannot be awakened by regular external stimuli; have short-term consciousness when given strong stimuli and can answer questions briefly when wake up, but quickly return to a state of sleep when the stimuli weaken	
	3 Coma, avoidance and distress expression for painful stimuli in a shallow coma; no response to stimuli in deep coma (if assessed as coma, it is directly assessed as severe disability, and the following items may not be assessed)	
2. Eyesight (If the elderly wear presbyopia glasses or myopic glasses, they should be assessed with glasses on)	0 Have good eyesight and can read the standard font on books and newspapers	
	1 Have limited eyesight, unable to read the standard font on newspapers, but able to recognize objects	
	2 Have difficulty in recognizing objects, but the eyes can follow objects, and only see light, color and shape	
	3 Have no eyesight, and eyes cannot follow objects	

(continued)

Item	Indicators and Scores	Score
3. Hearing (If the elderly wear hearing aids, they should be assessed with hearing aids on)	0 Able to talk normally and hear the sound of TV, telephone and doorbell	
	1 Unable to hear clearly when speaking softly or at a distance of more than 2 meters	
	2 Have difficulty in normal communication, and others need to speak loudly or slowly in a quiet environment to make them hear	
	3 Unable to hear	
4. Communication (including non-verbal communication)	0 Able to communicate with others without difficulty	
	1 Able to express their needs or understand others' words given more time or help	
	2 Barely able to communicate with others, with unclear content and inappropriate facial expressions	
	3 Unable to express their needs or understand others' words	
The total score of the above assessment items is 12 points, and the score of this assessment is ________ points.		

Please determine whether the elderly have the following geriatric syndromes(Talbe 4 –6).

Table 4 –6　Attack of Geriatric Syndromes (Trial)

1. Falling (within 30 days)	☐ No☐ Yes
2. Delirium (within 30 days)	☐ No☐ Yes
3. Chronic pain	☐ No☐ Yes
4. Senile Parkinson's syndrome	☐ No☐ Yes
5. Depression	☐ No☐ Yes
6. Syncope (within 30 days)	☐ No☐ Yes
7. Polypharmacy	☐ No☐ Yes
8. Dementia	☐ No☐ Yes
9. Insomnia	☐ No☐ Yes
10. Urinary incontinence	☐ No☐ Yes
11. Pressure injury	☐ No☐ Yes
12. Others (please add if any):	

4　Level of Elderly Care Needs Assessment

According to the assessment results of the elderly's ability and the attack of geriatric syndromes, the care needs of elderly patients are divided into five levels according to the *Care Needs Rating Scale (Trial)* (see Table 4 – 7): Level 0 (intact ability), Level 1 (mild disability), Level 2 (moderate disability), Level 3 (severe disability) and Level 4 (extremely severe disability).

Table 4 – 7 Care Needs Rating Scale (Trial)

Level of Care Needs	Dimension	
	Classification of the Elderly's Ability	**Number of Attacks of Geriatric Syndromes**
Level 0 (intact ability)	Intact	1-2 item(s)
Level 1 (mild disability)	Intact	3-5 items
	Mildly impaired ability	1-2 item(s)
Level 2 (moderate disability)	Mildly impaired ability	3-5 items
	Moderately impaired ability	1-2 item(s)
Level 3 (severe disability)	Moderately impaired ability	3-5 items
	Severely impaired ability	1-2 item(s)
Level 4 (extremely severe disability)	Severely impaired ability	3-5 items
	—	≥5 items

Notes: According to the elderly's ability classification and number of attacks of geriatric syndromes, the care needs are divided into five levels: Level 0 (intact ability), Level 1 (mild disability), Level 2 (moderate disability), Level 3 (severe disability) and Level 4 (extremely severe disability).

5 Institutions and Assessors for Elderly Care Needs Assessment

In principle, all medical institutions providing elderly care services can refer to the assessment criteria to carry out relevant work. Institutions without assessment capabilities may, in accordance with the principle of "convenience and quality", entrust hospitals, nursing homes or other professional institutions with legal qualifications and assessment capabilities to undertake relevant assessment. The assessors shall be qualified personnel (including doctors and nurses) who have passed the provincial care service needs assessment professional training in the above-mentioned institutions. At least 2 assessors (at least 1 physician) shall jointly complete the assessment at each time.

6 Requirements for Elderly Care Needs Assessment

Medical institutions including hospitals, nursing homes, nursing centers, rehabilitation medical centers, community health service centers, township health centers may carry out care needs assessment for the elderly aged 60 and above who intend to require care services with reference to the assessment criteria. Fill in the *Assessment Form of Care Service Needs*

(Trial) according to the assessment results (see Table 4 - 8). In principle, the assessment results are valid for 6 months. Within the validity period of the results, if the body, ability or disease status of the elderly changes, or the validity period expires, the medical institution shall re-assess in a timely manner.

Table 4 - 8 Assessment Form of Care Service Needs (Trial)

Ⅰ. Basic Information							
Name of Applicant		Gender		Date of Birth		Age	
ID Card No.				Phone Number			
Place of Domicile	District (County) Street (Town) Village (Community)						
Residential Address	District (County) Street (Town) Village (Community) Road No. Room						
Marital Status	☐ Unmarried ☐ Married ☐ Widowed ☐ Divorced						
Living Situation	☐ Living with children ☐ Living with relatives or friends ☐ Living lonely ☐ Living alone ☐ Living with a spouse						
Name of Agent				Relationship with Applicant			
Address of Agent	District (County) Street (Town) Village (Community) Road No. Room						
Phone Number of Agent							
Ⅱ. Assessment Situation							
Assessment Type	☐ First Assessment ☐ Repeated Assessment			Time of This Assessment	MM/DD/YYYY		
Ability Levels of the Elderly	☐ Intact ☐ Mildly impaired ☐ Moderately impaired ☐ Severely impaired						
Number of Attacks of Geriatric Syndromes							
Ⅲ. Assessment Result							
Level of Care Needs	☐ Level 0 (intact ability) ☐ Level 1 (mild disability) ☐ Level 2 (moderate disability) ☐ Level 3 (severe disability) ☐ Level 4 (extremely severe disability) Signature (seal): MM/DD/YYYY						
Signature of Assessor: Date: (MM/DD/YYYY)							
Opinions of the Institution: ☐ Agree ☐ Disagree Signature (seal): MM/DDYYYY							

Note: This form shall be filled in by the assessment institution.

7 Institutions and Assessors Providing Elderly Care Services

Medical institutions providing elderly care services include hospitals, nursing homes (stations), nursing centers, rehabilitation medical centers, community health service centers, township health centers, as well as institutions that combine medical care and nursing care. Assessors include medical staff and nursing staff in the above institutions. Institutions providing home care services are encouraged to purchase third-party liability insurance and accident insurance for their service staff.

8 Types and Content of Elderly Care Services

There are three types of care services, including institution-based, community-based and home-based care services. The *Suggested List of Care Service Items (Trial)* involves life nursing, nursing and rehabilitation, psychological nursing and TCM (Traditional Chinese medicine) nursing. Medical institutions shall provide scientific and appropriate care service types and content according to the assessment results of the elderly's care needs and the actual situation. Medical workers can add or refine the service items according to the actual situation, formulate targeted care service measures, and determine service items and frequency. Institutions shall provide services in accordance with relevant service guidelines and technical operation standards to ensure quality and safety.

Suggested List of Care Service Items (Trial)

1. Life Nursing

① Head and face cleaning (including face washing, shaving and combing).
② Hair cleaning.
③ Oral cleaning (including teeth brushing, gargling, and denture cleaning).
④ Hand and foot cleaning.
⑤ Fingernail/toenail care.
⑥ Perineal cleaning.
⑦ Warm water bath.
⑧ Shower.
⑨ Assist in eating (drinking) and guidance.
⑩ Assist in dressing and guidance.
⑪ Assist in excretion of urine and feces and guidance.
⑫ Incontinence care and guidance.
⑬ Bed making.
⑭ Assist in effective cough.
⑮ Assist in bed position movement.

⑯ Assist in moving with aids.

⑰ Assist in keeping warm with items such as the hot-water bag.

⑱ Safety protection and guidance (including protection and guidance for falls, bed-falling, scalds, choking, aspiration, suffocation, and missing).

⑲ Prevention and guidance of pressure injury.

2. Nursing and Rehabilitation

① Vital sign monitoring.

② Cold therapy and thermal therapy.

③ Oxygen inhalation.

④ Non-invasive assisted ventilation.

⑤ Aerosol inhalation.

⑥ Aspiration of sputum.

⑦ Mechanical-assisted expectoration.

⑧ Tracheotomy care.

⑨ Nasal feeding.

⑩ Indwelling gastric tube care.

⑪ Oral administration.

⑫ Instruction in drug use.

⑬ Specimen collection.

⑭ Urinary catheterization.

⑮ Indwelling catheter care.

⑯ Enema.

⑰ Anal canal exhaust.

⑱ Incontinence care.

⑲ Ostomy care.

⑳ Blood glucose monitoring.

㉑ Insulin subcutaneous injection.

㉒ Venous indwelling needle care.

㉓ CVC maintenance.

㉔ PICC maintenance.

㉕ Infusion port care.

㉖ Local administration.

㉗ Rectal administration.

㉘ Pressure injury/wound care.

㉙ Indwelling drainage tube care.

㉚ Use of protective gear.

㉛ Physical fitness assessment and post-assessment education.

㉜ Health education.

㉝ Guidance on the selection and use of assistive devices.

㉞ Sit-up training.

㉟ Standing training.

㊱ Walking training.

㊲ Balance training.

㊳ Physical movement.

㊴ Respiratory function training.

㊵ Incontinence function training.

㊶ Cognitive training.

㊷ Language training.

3. Psychological Nursing

① Psychological assessment.

② Psychological support.

③ Psychological communication and counseling.

4. TCM Nursing

① Scraping therapy.

② Cupping therapy (including fixed cupping, quick cupping, moving cupping, and medicinal cupping).

③ Moxibustion.

④ TCM soaking.

⑤ Acupoint application.

⑥ External application of TCM.

⑦ TCM administration nursing.

⑧ TCM emotional nursing.

⑨ TCM diet nursing.

Task Import

Case Analysis:

Grandma Zhou, 86 years old, lives at home for the elderly care and was diagnosed as sequelae of cerebral infarction. At the early stage of illness, she felt dizzy with headache and weakness of both lower limbs. Later, she suddenly developed cranial nerve symptoms, with eyes staring at the lesion side, hemiplegic right limb, aphasia and incontinence. At present, her main symptoms are language disorders, right limb hemiplegia, indwelling gastric tube and indwelling catheter.

Please determine grandma Zhou's care plan according to what you have learned in this task.

Task Analysis

Please analyze the main health problems faced by grandma Zhou according to the content of the case, and conduct an assessment of care needs with a care plan.

Task Implementation

1 Operation Flow Chart

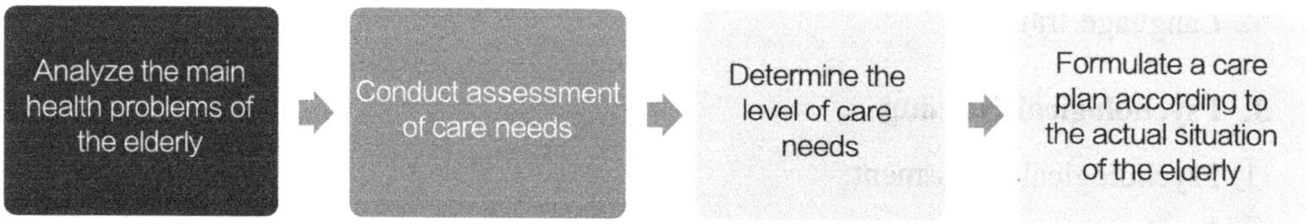

2 Notes on Operation

Formulate a care plan according to the actual situation of the elderly. Note that in this case, the elderly choose home-based elderly care.

Task Work Order

<table>
<tr><td>Task</td><td>Assessment of Care Needs</td><td>Credit hours</td><td></td><td>Trainee</td><td></td></tr>
<tr><td>Student name</td><td></td><td>Tel.</td><td></td><td>Performance of the task</td><td></td></tr>
<tr><td>Equipment for the task</td><td></td><td>Time of operation</td><td></td><td>Place of operation</td><td></td></tr>
<tr><td>Objectives of the task</td><td colspan="5">1. Understand the content of care needs for the elderly;
2. Understand the types and content of elderly care services</td></tr>
<tr><td rowspan="4">Task implementation</td><td>Preparation</td><td colspan="4"></td></tr>
<tr><td>Process</td><td colspan="4"></td></tr>
<tr><td>Summary</td><td colspan="4"></td></tr>
<tr><td>Evaluation</td><td colspan="4"></td></tr>
<tr><td>Teacher's comments</td><td colspan="5"></td></tr>
</table>

Thinking and Practice

What are the differences and connections between the assessment of care needs and the ability of the elderly?

Task 3 Proposal of Suggestions on Rehabilitation

Detailed Explanation of Knowledge

It is also an important part of the application of assessment results of the elderly's ability assessment to provide the elderly with corresponding rehabilitation suggestions and health guidance.

1 Common Constitutions and Health Rehabilitation of the Elderly

(1) Common Causes of Physical Differences

①Congenital factors.

Congenital factors include racial reproduction, family inheritance, and gender. Different races can form different constitutions with distinctive characteristics under the long-term influence of factors such as geographical regions, soil and water properties, climate types, living habits, dietary structures and folk customs. In terms of family inheritance, children may have the same physical characteristics and mental state as their parents. According to gender, men and women have different physical characteristics and constitutional types. Men have wide shoulders and narrow hips, while women have wide hips and narrow shoulders. In addition, men have strong personalities, while women are soft in character.

②Acquired factors.

Acquired factors mainly include age, dietary nutrition, daily life, and mental state. People have different physical characteristics at different stages of life, such as infants, young children, teenagers, young people, middle-aged people and old people. Long-term eating habits and fixed diet collocation can form relative physical features. For example, long-term insufficient dietary intake and excess nutrition, or partial to cold or spicy food, will form different physical features. Living habits such as work and rest and daily life will also affect the formation of constitution. Irregular work and rest will hurt the body, and has an impact on physical features. Mental state also affects the formation of traits.

③Environmental factors.

Environmental factors include natural environment and social environment. Natural environment refers to the geographical environment in which people live, including climate, geography, dietary habits and environmental pollution. The south is hot and humid, while the north is cold and dry. Most of the coastal areas in the eastern region have marine climate, while most of the inland areas in the western region have continental climate. Most people in northwest China are tall and strong, living in coldness and dryness. Most people in southeast

China are thin and small, living in hotness and dampness.

(2) Common Constitutions and Key Points of the Elderly's Health Maintenance and Rehabilitation

From the perspective of TCM, the constitution of the elderly can be divided into the following categories, with each constitution featuring different methods for health maintenance and rehabilitation.

①Normal constitution and its key points of health maintenance and rehabilitation.

A person with a normal constitution has a uniform and robust figure, full of energy, rosy complexion, smooth and dense hair, good sleep quality, normal diet, balanced nutrition and normal urination and defecation.

Methods of health maintenance and rehabilitation for people with a normal constitution are as follows.

a. Keep cheerful and optimistic. Be able to adjust bad emotions in time and maintain a good mood.

b. Take an active part in physical exercise with high frequency and cultivate a wide range of hobbies; maintain a moderate amount of exercise without excessive exercise; exercise in a rhythmic manner according to your physical condition; keep exercising; and adhere to comprehensive exercise as appropriate.

c. Have a balanced diet and a variety of foods, and choose a suitable diet according to different seasons.

d. Keep a regular life and maintain a balance between work and relaxation, and adjust according to the biological clock to maintain vitality.

e. Choose appropriate drugs for recuperation according to the physical condition of the elderly to smooth Qi (vital energy) and blood and promote metabolism.

② Constitution of Qi deficiency and its key points of health maintenance and rehabilitation.

People with Qi deficiency are prone to feel weak and short of breath, like to be quiet, have short voices, are not excited, and are prone to sweating and catching a cold.

Methods of health maintenance and rehabilitation for people with a constitution of Qi deficiency are as follows.

a. Maintain a peaceful mood and do not think too much.

b. Choose sports with less exercise and avoid those that require a large amount of exercise.

c. Eat more foods that invigorate Qi, spleen and stomach, such as millet, japonica rice, carrot, jujube, shiitake mushrooms, chicken, beef and crucian carp.

d. Adjust clothing and sleep according to the season, keep warm, do a good job in preventive health care and avoid diseases caused by external cold, fog and dew.

e. Take ginseng, astragalus and other TCM to replenish Qi in normal times, and take Qi-invigorating compound medicine for recovery if the Qi deficiency is serious.

③ Yang-deficiency constitution and its key points of health maintenance and rehabilitation.

People with a yang-deficiency constitution is afraid of cold, with cold hands and feet, and likes hot drinks and diet. Such people often sweat spontaneously.

Methods of health maintenance and rehabilitation for people with a yang-deficiency constitution are as follows.

a. Be good at regulating mental emotions to eliminate or reduce the influence of bad emotions.

b. Take active part in physical exercise. It is suitable to choose some gentle exercises in warm weather (such as walking, jogging, Tai Chi, Wuqinxi, Baduanjin, gateball, folk dance, and yoga), and persist with them once or twice a day.

c. Eat more food that tonifies yang (such as mutton, beef, chicken, and Chinese chives)

d. Avoid cold and keep warm in cold winter. Spend more time in the sun to gain more energy in spring and summer.

e. Choose warm-keeping and cold-dispelling medicine products for recuperation (such as velvet antler, herba epimedii, and eucommia).

④ Yin-deficiency constitution and its key points of health maintenance and rehabilitation.

People with a yin-deficiency constitution is thin, irritable, likes cold drinks and cold food, often feels thirsty and drinks much water, and is prone to insomnia.

Methods of health maintenance and rehabilitation for people with a yin-deficiency constitution are as follows.

a. Follow the spiritual nourishment methods of "no desire" and "mental concentration". Be calm and try to be less argumentative and angry about non-principle issues.

b. Don't be too intense in physical exercise, and don't do too much exercise. Choose proper aerobic exercise such as Tai Chi, Baduanjin and internal maintenance exercise.

c. Eat light food that tonifies yin, such as glutinous rice, honey, sesame, bird's nest, tremella, and duck.

d. Prevent sunstroke in summer, do not stay up late, and live in as quiet an environment as possible.

e. Choose drugs that tonify yin, clear heat and nourish liver and kidney, such as dwarf lilyturf, polygonatum sibiricum, ladybells, and polygonatum odoratum.

⑤ Phlegm-dampness constitution and its key points of health maintenance and rehabilitation.

People with a phlegm-dampness constitution is obese and heavy, likes spicy food, sweet food and fatty meat, and does not like sports.

Methods of health maintenance and rehabilitation for people with a phlegm-dampness constitution are as follows.

a. Increase appropriate social activities and arrange reasonable leisure and holiday activities to relax the mood.

b. Adhere to physical exercise and gradually increase the amount of activity to get the loose skin solid and dense.

c. Eat a light diet, don't eat too much and too full, and eat more foods that have the functions of strengthening the spleen, promoting diuresis, and dispelling phlegm and dampness, such as radish, kelp, wax gourd, lentils and broad beans.

d. Living in a sunny but not humid environment, and participate in more outdoor activities.

e. Choose Chinese medicine prescriptions, such as Erchen decoction (ECD) and Liujunzi decoction, to tonify the lung, spleen, kidney.

⑥Damp-heat constitution and its key points of health maintenance and rehabilitation.

People with a damp-heat constitution is usually irritable and angry, has oily skin, bitter taste, doesn't like drinking water, and has sticky stool and acute pain in urination.

Methods of health maintenance and rehabilitation for people with a damp-heat constitution are as follows.

a. Maintain a good mentality in daily life, choose the appropriate methods to release bad emotions and achieve inner balance.

b. Participate in some high-intensity physical exercise programs such as marathon, swimming, mountain climbing, and playing ball.

c. Eat foods that can clear away dampness (such as coix seed, poria cocos, ricebean, celery, shepherd's purse, and mung beans).

d. Do not stay up late for a long time or be overtired. Keep the urination and defecation unobstructed, pay attention to personal hygiene, and keep the living environment clean and ventilated frequently. Correct some bad habits, such as quitting smoking and limiting alcohol.

e. Take drugs that can invigorate the spleen and remove dampness, soothe liver-gallbladder, purge fu-organs to eliminate heat (e. g. coix seed, poria cocos, ricebean, oriental wormwood, and pericarpium citri reticulatae).

⑦Qi-stagnation constitution and its key points of health maintenance and rehabilitation.

People with a Qi-stagnation constitution is mostly thin, depressed, emotionally fragile, unhappy, and often sigh.

Methods of health maintenance and rehabilitation for people with a Qi-stagnation constitution are as follows.

a. Be optimistic and happy.

b. Increase outdoor activities and insist on a large amount of exercise.

c. Choose foods that regulate Qi, relieve depression, regulate the spleen and stomach, and do not eat astringent foods. For example, eat more barley, hawthorn, kelp, radish, onion, and rose, and eat less smoked plum, pumpkin, and pomegranate.

d. Keep a regular life and a good mood; live in a spacious and bright environment with appropriate temperature and humidity; wear loose and comfortable clothing; and increase the duration and frequency of outdoor activities.

e. Choose prescription drugs to soothe the liver, regulate Qi and relieve depression.

⑧blood stasis constitution and its key points of health maintenance and rehabilitation.

People of blood stasis constitution have a dark facial complexion with rough skin, and bruises easily. They are irritable and forgetful.

Methods of health maintenance and rehabilitation for people of blood stasis constitution are as follows.

a. Cultivate optimistic and happy emotions.

b. Participate in more sports that are conducive to promoting the movement of Qi and blood, and adhere to regular physical exercise.

c. Choose foods that can invigorate the stomach, promote Qi, promote blood circulation and remove blood stasis (eating more black beans, pericarpiurn citri reticulatae, hawthorn, and agaric).

d. Keep a balance between life and work, avoid the stimulation of cold factors, make association of activity and inertia, strengthen the participation in outdoor activities in spring and autumn, do not be greedy for cold and drink cold drinks in summer, and be careful not to get cold and keep warm in winter.

e. Choose appropriate products for nutrition and blood circulation promotion (such as salvia miltiorrhiza, hawthom, ligusticum wallichii, and Chinese angelica).

⑨Special constitution and its key points of health maintenance and rehabilitation.

Special constitution is congenital, familial, fetal transmission, allergy (such as drugs, food, and climate).

Methods of health maintenance and rehabilitation for people of special constitution are as follows.

a. Take corresponding mental rehabilitation methods for different situations.

b. Participate in exercises that not only recuperate the innate, but also tonify the kidney.

c. Make different health care recipes according to the actual situation of individual physical fitness.

d. Adjust the routine of life and rest according to individual situation.

e. For people with congenital special constitution, first tonify the spleen and kidney; for people with allergies, especially drug allergies, it is forbidden to use sensitizing drugs to reduce allergic attacks.

These methods adopted for different constitutions are also the personalized measures for health maintenance and rehabilitation. We can adjust the preference of constitution and enhance the immune function of individuals, so as to achieve the purposes of health and longevity.

2 Rehabilitation Measures for Common Dysfunctions of the Elderly

Rehabilitation is a combination of medical, educational, social and vocational methods to restore and rebuild the lost physical and mental functions of the sick, injured and disabled as soon as possible and to the greatest extent possible, to restore their physical, mental and social abilities as far as possible, and to rebuild their vocational abilities to help them return to normal social life. It is a comprehensive process for the rehabilitation and rebuilding of physiological, psychological and social functions and vocational abilities affected by diseases. Rehabilitation is intended to conduct functional assessment and rehabilitation training by various comprehensive measures and rehabilitation methods that are cored on dysfunction. As such, the lost functions can be restored and rebuilt, so as to reduce and eliminate any physical and mental dysfunctions, improve and enhance the functions of human body in various activities, improve the quality of life and help people return to normal social life.

The basic elements of rehabilitation include medical rehabilitation, educational rehabilitation, social rehabilitation, vocational rehabilitation, and other holistic rehabilitation elements. Geriatric rehabilitation is aimed at the management of degenerative diseases and chronic diseases of elderly people due to functional decline, and the rehabilitation training and treatment of dysfunctions of elderly people caused by diseases and injuries. Health care and rehabilitation for the elderly also include home-based rehabilitation services based on the rational use of community and family resources. Here are some measures: establish health care and rehabilitation management files for the elderly; supervise and guide elderly people to receive home-based rehabilitation training and treatment on a regular or irregular basis; invite elderly people and their family members to participate in online and offline health care and rehabilitation education activities in communities and hospitals; invite elderly people to medical or rehabilitation institutions for health assessment and return visits on a regular or irregular basis; in addition to comprehensive physical examinations, invite elderly people to further receive other rehabilitation training measures such as rehabilitation assessment of relevant physical functions, care plans, health care and health education.

(1) Eating and Drinking Dysfunction of the Elderly

Eating and drinking dysfunction is a common dysfunction in elderly people that seriously affects their quality of life and even threatens their safety.

When an elderly person suffers from eating and drinking dysfunction, he/she needs to be assisted by an elderly care worker with eating and drinking. Before assisting the elderly person with eating and drinking, the elderly care worker needs to measure the temperature of food and water first. Generally, the temperature should be close to the body temperature of about 38°C. In the process of assisting the elderly person with eating and drinking, attention should be paid to prevent scalding the oral mucosa of the elderly person. During feeding of the elderly person by the elderly care worker or feeding training by the elderly person himself/herself, the food intake should be 1/2 or 2/3 of a spoon each time. After eating and drinking, the elderly person should not lie down immediately. Instead, he/she should keep in a sitting or upright position for 30 minutes to prevent choking or suffocation caused by food reflux. If an elderly person is unable to perform daily activities independently, he/she should be fed water in batches and at a fixed time every day. After an elderly person is assisted with eating and drinking, it is necessary to make a detailed and accurate record of the elderly person's food intake, so as to facilitate the management and assessment of the elderly person's nutritional and health conditions.

(2) Excretory Dysfunction of the Elderly

Excretory dysfunction is a functional disorder that has problems in the management and control of the body's bowel movements, including constipation, diarrhea, urinary incontinence and urinary retention.

①Management of constipation.

The symptoms of constipation include the following: fewer than 3 bowel movements a week, stools that are hard and dry, stools that are difficult or painful to pass, and a feeling that not all stools have passed. Constipation is often defined as being organic or functional. Organic constipation generally requires specialist consultation and treatment at the department of proctology. Functional constipation is mainly caused due to a lack of good bowel habits, irregular bowel movements, incorrect components of diet, intake of spicy and fried foods, a low water intake, partial diet with a low intake of fruits and vegetables, a low intake of food fiber and vitamins, and long-term abuse of and dependence on laxatives. For elderly people with cardiopulmonary insufficiency, coronary heart disease, hypertension and hemoptysis symptoms, special attention should be paid to prevent constipation, so as to avoid causing and aggravating their existing diseases. The prevention and treatment of constipation should focus on the prevention and treatment of its causes and the management of living habits. It is advisable to eat foods that are rich in fiber and laxative, eat plenty of vegetables and fruits, drink plenty of water, maintain moderate exercise, and develop the habits of regular bowel movements. Medicines for conditioning and preventing constipation should be taken according to the doctor's advice.

②Management of diarrhea.

The symptoms of diarrhea include 3 or more loose stools containing undigested food. Diarrhea can be classified into acute diarrhea and chronic diarrhea. Diarrhea lasting longer than two months is termed chronic diarrhea. With age, the gastrointestinal function and metabolic function of elderly people decrease. For this reason, attention should be paid to elderly people's physical care and reasonable diet. Otherwise, the body's immunity will become lower, easily inducing diarrhea. A dirty diet or cold in the abdomen can easily lead to indigestion and gastrointestinal discomfort of elderly people, resulting in diarrhea. For elderly people, chronic diarrhea may be caused by chronic gastrointestinal diseases such as chronic gastritis, chronic enteritis and intestinal polyps, and can be relieved by regulating dietary habits and keeping the abdomen warm. Elderly people with diarrhea symptoms should see a doctor as soon as possible, so that the doctor can take corresponding treatment and improvement measures to avoid serious health damage due to delayed treatment. Depending on the causes and severity of diarrhea in elderly people, doctors will take reasonable and scientific treatment methods to reduce the recurrence of diarrhea, so as to avoid electrolyte disturbances and serious complications caused by diarrhea. At the same time, it is necessary to make diet adjustments according to symptoms, and pay attention to a scientific and reasonable diet. On the one hand, elderly people suffering from diarrhea should take light and digestible foods (e. g. rice porridge and noodles) to reduce the burden on the stomach and further relieve the symptoms of abdominal pain and diarrhea. On the other hand, elderly people are generally physically weak and mentally unwell due to diarrhea. During treatment, they should take appropriate bed rest and have a regular schedule to repair their immune system and facilitate early recovery from diarrhea. At the same time, in case of diarrhea, loose and watery stools can cause water loss and electrolyte disturbances, resulting in serious discomfort. For this reason, elderly people should replenish water and electrolytes in time by drinking warm water or water with sugar and salt. The elderly people suffering from chronic diarrhea should develop good dietary habits, and may have more meals a day but less food at each, to facilitate the gastrointestinal digestion and absorption. In terms of diet, they should pay attention to the diet nutrition, and have a light diet and less pungent and spicy food.

③Urinary incontinence and urinary retention.

a. Urinary incontinence is intermittent or involuntary leakage of urine from a variety of causes including stroke, spinal cord disease, Alzheimer's disease, prostate problem, and urinary tract infection. During treatment, the elderly people suffering from urinary incontinence should control the intake and regulate the intake time of water and beverages, receive bladder training, actively seek treatment of primary diseases, receive treatment in hospitals and take some medications.

b. Urinary retention is a condition in which a person is unable to empty all the urine from his/her bladder. It may be caused by benign prostatic hyperplasia, urethral calculi and neurogenic urinary retention. Treatment of the elderly people with urinary retention requires active and correct treatment of the related primary diseases, manual urinary catheterization and bladder training, as well as medication.

(3) Thermoregulatory Dysfunction

The decline of elderly people's central thermoregulatory function predisposes them to a poorer ability to perceive and adapt to the ambient temperature, that is, their tolerance to temperature is reduced. As a result, they can't stand the cold and heat. Due to hypometabolism, most elderly people have a low body temperature and are less able to perceive changes in body temperature. At the same time, the lower physical resistance and the poor constitution predispose elderly people to colds and illness. In view of the poor thermoregulation of the elderly, caregivers should remind the elderly of dressing right for the weather and help them where appropriate. It is also important for elderly people to keep warm and have a proper rest, and to adjust the indoor temperature according to the seasonal temperature changes, so that the body temperature of elderly people is in harmony with the ambient temperature to prevent illness. Attention should be paid to prevent heatstroke of elderly people in summer and high temperature environments, and to prevent hypothermia (generally below 35℃) in winter and low temperature environments. Caregivers should keep a close eye on elderly people and conduct treatment in time.

3 Application of Rehabilitation Aids for the Elderly

According to the results of the ability assessment for the elderly, in addition to elderly-friendly renovations, necessary rehabilitation aids can also be provided. Use of rehabilitation aids can help improve the rehabilitation process of the elderly with dysfunction, help them to resume their functional activities as soon as possible and increase their range of activity area after dysfunction. Common rehabilitation aids include walking aids (including walking sticks (Figure 4 – 1) and walking frames(Figure 4 – 2)) and wheelchairs(Figure 4 – 3). Walking aids are auxiliary devices used to provide additional support for the elderly through their hands and to improve their walking pattern. Wheelchairs are movable seats with wheels, and are mainly used for people with dysfunction or walking difficulties. Wheelchairs are not only common walking tools, but also important personal mobility aids.

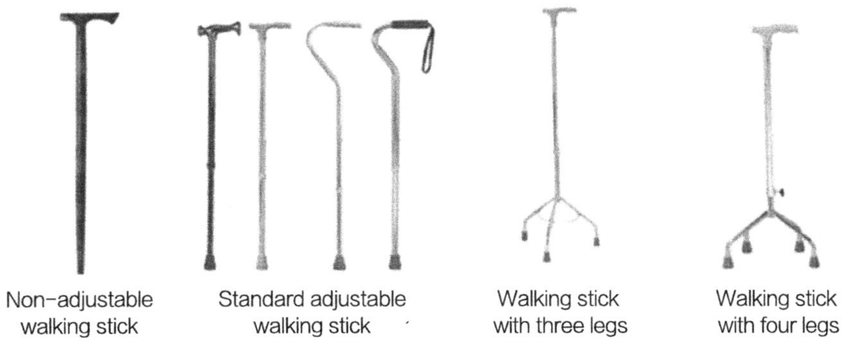

Figure 4 – 1 Main Types of Walking Sticks

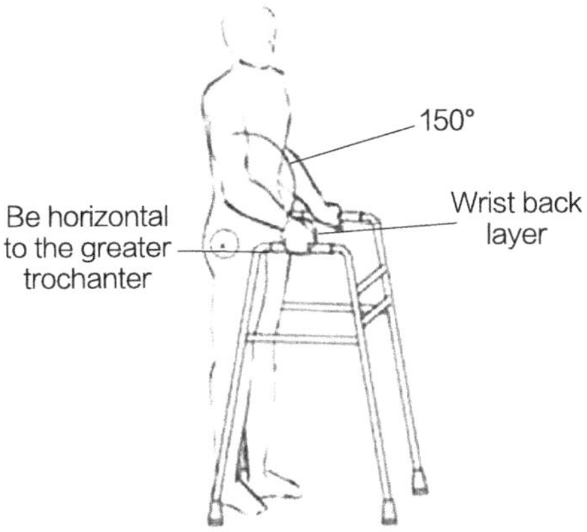

Figure 4 – 2 Walking Frame

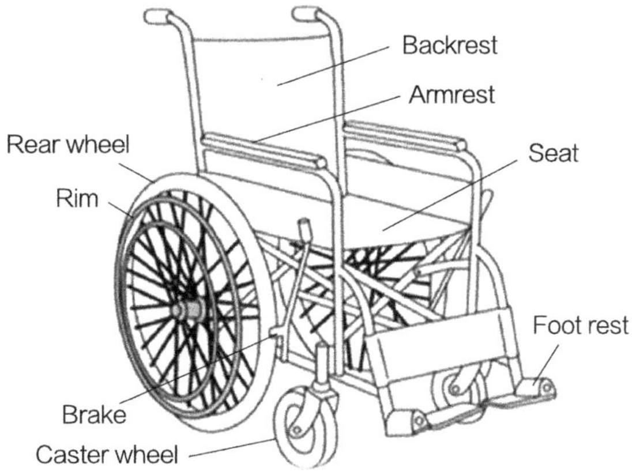

Figure 4 – 3 Standard Accessories for Wheelchairs

Task Import

Mrs. Zhang is 67 years old. She is thin and emotionally fragile. She always stays at home, feels depressed, and sighs when she sees information about the COVID-19 pandemic around the world.

Mrs. Wang is 63 years old. She always feels cold a lot with cold hands and feet in most of the year, and likes hot drinks and food. At the same time, she often sweats a lot even if she doesn't move.

Please judge what the constitution types of Mrs. Zhang and Mrs. Wang are respectively, and put forward the corresponding health care and rehabilitation plans.

Task Analysis

The task requires students to grasp the characteristics of each constitution type and make an accurate judgment.

Task Implementation

1 Operation Flow Chart

Be familiar with the characteristics of different physical fitness types of the elderly → Make a preliminary judgment according to the symptoms of the elderly in the case → Determine the corresponding physical fitness type of the elderly → Formulate a health maintenance and rehabilitation plan according to the physical fitness type

2 Notes on Operation

Attention should to the characteristics of different constitution types of the elderly.

Task Work Order

Task	Proposal of Suggestions on Rehabilitation	**Credit hours**		**Trainee**	
Student name		**Tel.**		**Performance of the task**	
Equipment for the task		**Time of operation**		**Place of operation**	
Objectives of the task	1. Know the elderly's common physical fitness and the key points of health maintenance and rehabilitation; 2. Know the extensive and profound culture of traditional Chinese medicine and realize the organic integration of excellent traditional culture and modern science and technology				
Task implementation	Preparation				
	Process				
	Summary				
	Evaluation				
Teacher's comments					

Thinking and Practice

How to realize the effective integration of excellent traditional culture and modern science and technology in the rehabilitation of the elderly?

Task 4 Health Education and Risk Prevention

Detailed Explanation of Knowledge

Guiding and educating the elderly to develop healthy living habits, including early disease intervention and strengthening risk prevention, are all important tasks after ability assessment.

1 Guidance and Education of Healthy Living Habits

Healthy living habits include the regularity of daily routine and the time normality of periodic rotation in all aspects of daily life. According to the changing laws of nature and the physiological conditions of human body, we can set a series of rules and periodic arrangements for rest and work time.

(1) Maintain Good Living Habits and a Healthy and Natural Routine

According to the laws of nature and the coordinated movement of yin and yang in the human body, we should practice "Work at sunrise and rest in at sunset" to adapt to the changing ability of natural environment and achieve the balance of human internal environment, thus further delaying aging and prolonging life. People's life activities should follow a certain period or rhythm in nature and gradually develop. Developing a good life routine can improve human immunity and environmental adaptability, and is also an important factor to ensure health and longevity. People need to establish a certain scientific and harmonious work and rest system that conforms to nature. It is beneficial to health that the law of people's work and rest adapts to the changing law of nature. According to the changes of the weather and surrounding environment in the four seasons, as well as the personal physical condition, we can make a work and rest plan that meets the needs of human physiology and develop regular work and rest habits, so as to maintain a stable and balanced state of human physiological functions. Reasonably arrange regular work and rest life, sleep, get up, eat, work, study, workout, defecate, and take a bath regularly.

①Establish a scientific and reasonable sleep schedule.

Reasonable sleep methods and measures can be taken according to the regular cycle of the day and night changes of the weather in the four seasons and the changes of yin and yang in the human body to ensure better sleep quality, which is conducive to repairing body fatigue and reducing physical damage consumption, so as to achieve the purposes of disease prevention and treatment, strengthening the body and prolonging life. In order to ensure the reasonable regularity of sleep, so as to eliminate fatigue, restore physical fitness, promote human growth and development, protect brain power, restore energy, enhance immunity, prevent diseases and benefit skin care and beauty,

Specifically, there are the following aspects.

a. Bedroom environment. Ensure fresh air and sufficient light; often open the window for ventilation; try to keep the surrounding environment quiet and reduce noise; keep the room clean and tidy; clean, replace and air the bedding regularly. Keep proper temperature and humidity: keep the temperature at 18-20 ℃ and the humidity at about 40% .

b. Bedding arrangement. The bed for sleeping needs to be of appropriate height, wide, soft and comfortable, and the pillow height and width should be appropriate. The pillow should be slightly lower than the height distance of the shoulder, and the width should be preferably 15-20 cm. The pillow core can be filled with soft and slightly elastic articles. You can choose pillows filled with drugs with special effects, or magnetic therapy pillows, far infrared pillows, latex pillows, etc. Sheets and quilts should be soft and wide. Pajamas should be spacious and comfortable.

c. Sleep time. It is best to keep an 8-hour sleep time every day and comply with the law of natural biological clocks. It is not advisable to sleep too late at night, generally not exceeding 22:00. It is advisable to go to bed early and get up early in spring and summer, and go to bed early and get up late in autumn and winter. Take a nap for half an hour every day.

d. Other matters needing attention. Pay attention to not being too full, not doing strenuous exercise or being too excited, and not drinking tea and coffee before going to bed; take a warm bath or soak your feet before going to bed. It is best for the elderly to lie on the right side; patients with heart failure or cough and asthma should take the semi-lateral lying position or semi-sitting position with pillow and back raised; they can also choose some special sleeping positions suitable for the current condition.

②Maintain regular defecation and urination.

Normal excretion and good hygiene habits are of great significance to health, longevity and disease rehabilitation. Develop the habit of defecating and urinating regularly. Go to the toilet on time before going to bed at night or after getting up in the morning. Maintaining a certain amount of exercise every day, abdominal massage and anus lifting exercise can dredge Qi and blood, strengthen gastrointestinal peristalsis, promote the metabolism of large and small intestine, and increase the absorption and digestion of nutrients. At the same time, eat a healthy and reasonable diet. In terms of diet, it is necessary to match meat and vegetables, diversify varieties and combine coarse and fine grains. Eat more vegetables and fruits, drink more water, and drain them in time when you have defecation, so as to maintain a stable and optimistic mood; control sexual affairs and adhere to exercise.

③Develop a moderate habit of combining work with rest.

Work is labor and exercise, and it is a way of physical and mental activity for human beings to adapt and transform the natural environment in order to survive in nature. Rest means comfortable, which is the process to restore or enhance the physiological function and immune ability of the body. Combination of work and rest can exercise bones and muscles, smooth Qi and blood, strengthen physique, enhance perseverance, prolong life, maintain health, and keep vitality strong enough. Moderate work and rest means that the labor intensity and working time should be within an appropriate and moderate range. Reasonable arrangement of physical labor is conducive to exercising bones and muscles, strengthening the body, benefiting health and maintaining vitality. Regular and rational use of brain, paying attention to the rational use of brain power and the development of brain potential can prevent aging and Alzheimer's disease. Mental work and physical activities should be combined; activities and rest should be adjusted alternately in a moderately diversified manner; at the same time, flexible adjustment and trade-off should be made according to different ages and physical fitness. If work and rest are not balanced, engaging in mental or manual labor for too long may increase physical and psychological pressure and cause excessive fatigue, thus causing physical discomfort and diseases. Excessive comfort includes physical and mental excesses. People who are seriously lacking in labor and physical exercise will get sick and endanger their health and even their lives because of Qi stagnation.

(2) Pay Attention to Cultivating Good Self-image and Mental Outlook

The elderly's habits of modifying their self-image and mental outlook also have a great impact on their health. Self-modification and image concern of the elderly will increase their self-confidence and positive energy in life. Especially in the clothing of the elderly, appropriate adjustments and requirements can be made. Clothing can not only resist severe cold and summer heat, protect the body, prevent injuries and diseases, but also the matching of colors and styles of clothing will have a positive role in promoting mental mood.

The elderly need to dress properly in cold and warm conditions to adapt to the temperature changes in the four seasons, and the thickness of clothes should be constantly adjusted according to the climate changes. Observe the dressing principle of "covering spring and freezing autumn", and gradually add clothes when cooling down. It is advisable to wear cool and breathable clothes in summer to facilitate the body heat and sweat. In winter, the weather is cold, so the elderly should pay attention to cold protection and warmth. Dark clothes with heavy weight, small air permeability and good thermal insulation are good. Winter clothes should be warm, breathable, moisture-absorbing and moisture-dissipating. In spring and autumn, clothes need to be added or removed according to weather changes. According to the climate changes, gradually add or decrease clothes and trousers. Do not add or reduce clothes too much at one time to avoid physical discomfort and seasonal transition illness.

The clothes of the elderly need to be clean, comfortable and warm, so as to protect the body's immunity and prevent diseases and prolong life. The elderly can't blindly pursue beauty and novelty. Try not to wear tight corsets, which will affect blood circulation. The clothes of the elderly should not be too fat, such as long skirt, otherwise it will affect the warmth and convenience, and it is easy to cause elderly people to fall. When the elderly are sweating profusely, in order to avoid the occurrence of wind-cold-damp lesions, sweat-wet clothes should be changed as soon as possible. At this time, the elderly should dry their sweat first, and then change into clean and tidy clothes.

(3) Develop Good Eating Habits

The dietary combination principle for the elderly is to eat less and more meals, keep the diet as thin and soft as possible, and pay attention to the combination of meat and vegetable nutrition; eat enough diversified nutritional food to delay muscle attenuation and maintain an appropriate weight. Encourage accompanying meals. Encouraging the elderly to drink plenty of water actively and take an active part in outdoor activities is conducive to helping digestion and nutrient absorption, while maintaining good health.

The elderly need to get enough calories, protein, fat, carbohydrates, vitamins, minerals and dietary fiber. Due to the attenuation of digestive system function of the elderly, the control of dietary intake and the proportion of intake need to be adjusted according to individual conditions.

The basal metabolism, physical activity and heat consumption of the elderly decrease with age. If the elderly consume too much calories, it will cause senile obesity, hyperlipidemia, hypertension, hyperglycemia, arteriosclerosis, coronary heart disease and so on. The recommended intake for the elderly over 60 years old is 135-150 kJ per kg of body weight per day.

The elderly need to control their protein intake. Because with the aging of the elderly, their liver and kidney functions will be reduced, which is prone to negative nitrogen balance; excessive intake of protein will increase the burden on the liver, kidneys and digestive system. For protein intake of the elderly, it is suggested to eat plant protein (such as beans) and animal protein (such as milk, eggs, lean meat, etc.) as much as possible to meet the needs of basic metabolic consumption of the body and maintain nitrogen balance. Protein's daily intake should be 1.0-1.2 g per kg of body weight.

The elderly need to control their fat intake. With the increase of age, bile secretion and esterase activity decrease, and the digestive function of fat decreases. When the adipose tissue in the body accumulates to a certain amount, it will have a great impact on cardiovascular system and liver, at the same time, it will cause additional burden on digestive function and also affect the absorption of fat-soluble vitamins A, D, K and E. It is better to control the intake of fat at 20%-30% of the total dietary energy. Among them, vegetable oil with unsaturated fatty acids is the main one, and the intake of animal fat with high saturated fatty acids is limited as much as possible.

The demand for carbohydrates for the elderly gradually decreases with the increase of age. Excessive intake of carbohydrates will increase the synthesis of triglycerides in the body, while excessive intake of monosaccharides such as sucrose and glucose will easily cause hyperlipidemia, hypercholesterolemia, myocardial ischemia and other diseases. The ideal sugar source for the elderly is fructose in fruits and honey, which is easy to digest and absorb and not easy to be converted into fat.

The elderly need to get enough vitamins. Due to the decline of spleen and stomach function, digestion and absorption will be reduced, and the body is prone to lack of vitamins. Therefore, the elderly need to supplement vitamins A, B_{12}, C, E, K and folic acid. Studies have shown that the lack of folic acid and vitamin B_{12} may cause senile dementia.

The elderly also have certain requirements for minerals and dietary fiber. For the daily mineral dosage of the elderly, 1000mg of calcium and 12mg of iron are more suitable. The daily intake of dietary fiber for the elderly is about 6g. For the daily diet of the elderly, it is advisable to supplement it with dietary fiber such as coarse grains, vegetables and fruits (such as adding 2-4 tablespoons of wheat bran). Dietary fiber can help increase intestinal peristalsis and absorb excess water, which is beneficial to defecation. At the same time, inhibiting the activity of intestinal anaerobic bacteria is beneficial to the growth of aerobic bacteria and reduces the carcinogenic probability of bile acid metabolites. In addition, it can also prevent constipation, hemorrhoids, colon cancer, appendicitis, obesity, diabetes, atherosclerosis, cholelithiasis and other diseases.

2 Early Intervention and Health Education of Common Diseases in the Elderly

Common diseases in the elderly, including stroke, essential hypertension, coronary heart disease, diabetes, osteoarthritis, cancer, seriously affect the quality of the elderly's daily life. Therefore, it is very necessary to carry out early intervention and health education for common diseases.

(1) Intervention and Health Education of Stroke

Stroke, also known as cerebrovascular accident, causes acute, transient or persistent brain tissue damage due to ischemia or hemorrhage. It is divided into ischemic stroke and hemorrhagic stroke. Ischemic stroke is divided into cerebral embolism, lacunar infarction and transient ischemia attack. Hemorrhagic stroke is divided into cerebral hemorrhage, subarachnoid hemorrhage and so on.

Health intervention methods for stroke help the body to recover from aspects including exercise, psychology and emotion, diet and medicinal diet, daily life, traditional Chinese medicine.

①Daily exercise.

When the vital signs are stable, active exercise is supplemented during rehabilitation with guidance. For the elderly with hemiplegic limbs and unable to move, internal-nourishing qigong and early rehabilitation training can be selected. When the limb function has been improved to a certain extent, Wuqinxi, Baduanjin or Tai Chi can be chosen for exercise according to the physical condition. Rehabilitation training measures can be taken for patients with limb dysfunction. Rehabilitation training of hemiplegia can be divided into two methods, namely hospitalization rehabilitation during onset and home-based rehabilitation training during recovery. Hospitalization rehabilitation may be accomplished by a professional rehabilitation therapist. Home-based rehabilitation training can be completed by the elderly alone/accompanied by their families, or by the home-based rehabilitation therapist. During home-based rehabilitation training, it is important to keep in mind that after trying to reach the maximum movement limit of the patient's current limb function, do not force the training, or complete the training too quickly. The rehabilitation objectives and plans shall be set according to the patient's physical recovery status at that time, and the training shall be completed step by step. For the elderly who are bedridden, firstly, the body should be placed correctly, turned over regularly every 2 hours to prevent pressure ulcers by supporting, decompression, and movement on the bed. Secondly, supervise and encourage the patient to actively turn over and do corresponding upper and lower limbs and core function training with the maximum strength and maximum range of movements allowed by the body in the bed. Thirdly, the patient should be helped to carry out rehabilitation training programs such as sitting up on and off bed and movement balance training, shifting and wheelchair training, standing training, walking training, etc.

②Mental regulation.

Mental and psychological status should be meditated, and emotions and feelings regulated and adjusted to prevent excessive and extreme expression of emotions, so as to achieve psychological balance as far as possible. Then, good living habits should be developed, and mental activities should be consciously regulated according to the seasonal changes in spring, summer, autumn and winter.

③Dietary regulation.

A light diet is required with the types and structures of food meeting the standard requirements of "three lows and two highs" as far as possible, which means the food should be low starch, low fat, low salt, high fiber and high minerals. The staple food should mainly consist of cereals. The elderly should eat more coarse grains, fresh vegetables and fruits, beans or bean products, thallophyte, fish, and milk, as well as an appropriate amount of water, avoid high-fat and spicy foods and overeating, and quit smoking and alcohol. A medicinal diet of jujube japonica rice porridge (recipe: 15 g of astragalus, 15 g of ginger, 10 g of cinnamon twig, 10 g of white peony root, 100 g of japonica rice, and 4 jujubes. simmer the ingredients with water into porridge. Once a day. It can replenish Qi, dredge vessels, warm channel and activate blood circulation, and is used for adjuvant treatment of sequelae of stroke) and four-ingredient japonica rice porridge (recipe: 9 g of gastrodia elata, 15 g of medlar, 7 jujubes, 3 g of ginseng, 50-100 g of japonica rice, Simmer the ingredients together into porridge. Twice a day. It is used for adjuvant treatment of patients with post-stroke hemiplegia accompanied by hypertension) can be chosen.

④Daily life regulation.

The living environment should be quiet, tidy, and well ventilated, with sufficient and soft light. Any irritation such as strong light and noise should be avoided to prevent physical and mental discomfort to the sick elderly. Live a regular life and keep warm. Keep defecation regularly and unobstructed. Pay attention to safety and prevent accidents including choking, falling on the ground or from the bed, and scalding. In spring and summer, go to bed late, get up early, and do more outdoor exercises, preferably in the afternoon and evening. In autumn and winter, go to bed early, get up late, sunbathe more, keep warm and prevent cold.

⑤TCM conditioning.

In terms of traditional Chinese medicine conditioning and treatment, Tui Na (a Chinese manipulative therapy), cupping, scraping, medicated bath and fumigation can be carried out to regulate the whole body and resume functional activities of the paralyzed limbs as soon as possible.

a. Conditioning method of Tui Na: when the patient is in a prone position, use the palm root to press and rub the affected limb of hemiplegia from the top to the bottom, namely the upper arm, forearm, hand, shoulder and back, buttocks, lumbosacral region, thighs, lower legs, and toes, repeating the process 3 to 5 times. At the same time, press the Beishu point, focusing on Geshu, Ganshu, Sanjiaoshu, Shenshu, Dazhui, Jinsuo, Yaoyangguan, Huantiao, Juliao, Chengfu, Yinmen, Weizhong, Chengshan and other acupoints. Take 3-5 acupoints alternately at each part of the body each time, and press each acupoint for 1-3 minutes. Then use together with the joint activities of the upper and lower limbs, and passive movements such as flexion and extension, internal and external rotation, abduction and adduction of the shoulder joint, elbow joint, wrist joint, finger joint, hip joint, knee joint and ankle joint. The therapy should last 40 to 50 minutes.

b. Conditioning methods of cupping and scraping: If the patient is in a stable condition, early treatment can be combined with cupping and scraping. Cupping treatment: with the patient lying or sitting upright, apply the flash-fire cupping or retained cupping method on points including Jiaji point, Jianliao, Jianzhen, Jianjing, Juliao, Huantiao, Chengfu, Xiyan, Heding, Zusanli, Weizhong, and Chengshan for conditioning. For the Du meridians or bladder meridians, slide cupping side by side can be applied and retain the cups for 10 to 15 minutes. Scraping treatment: the scraping can be operated from Baihui to Fengfu of the Du meridians, Fengchi to Jianjing of both planes of the gallbladder meridians on the shoulder and back, the Du meridians to Dazhui and Shendao to Zhiyang on the back. In addition, it can be applied from Fengmen to Xinshu on both planes of the bladder meridians. It can also be carried out from Danzhong to Jiuwei of Ren meridians in the chest and abdomen, Quze to Neiguan of the pericardium meridians on the upper limbs, as well as on Taichong of both planes of liver meridians on the lower limbs, Jinggu of the both planes of the bladder meridians, and Fenglong of the both planes of stomach meridians.

c. Treatment for limb hemiplegia can be combined with traditional Chinese medicine fumigation and soaking. Prepare 50 g of common clubmoss herb, ligusticum wallichii, carthami flos, Sichuan pepper, radix aconiti, ephedra herb, turpentine, and herba speranskiae tuberculatae. Put the above-mentioned ingredients into a cloth bag, boil it in a basin, and fumigate the affected limb over the basin for 15 minutes. Soak the affected limb after the temperature of the medicine solution drops, and heat it when it cools down. The elbow, knee and shoulder joints can be treated with a hot medicine bag.

(2) Intervention and Health Education of Essential Hypertension

As the most common cardiovascular disease, essential hypertension is a clinical syndrome with unknown cause and elevated blood pressure in systemic circulation as the main manifestation. Diagnostic criteria: systolic blood pressure ≥ 140 mmHg or diastolic blood pressure≥90 mmHg.

Commonly-used health maintenance exercises and rehabilitation and conditioning methods include daily exercises, dietary regulation, mental regulation, acupuncture, Tui Na, cupping, and drugs for external use.

①Daily exercise.

In the process of adjuvant prevention and treatment of hypertension, ideal methods including Tai Chi and Qigong can be taken up in daily exercises. They can improve the self-regulation ability of the elderly, exercise muscles and bones, strengthen blood circulation, dilate blood vessels, and lower blood pressure. Precautions for the elderly with hypertension in exercise: do safe exercises with gentle moves appropriately. Avoid movements such as lowering the head or bowing, or strenuous exercises with large movement range in order to prevent cerebrovascular accidents caused by high blood pressure. If the patient feels unwell during exercise, stop immediately to avoid aggravating the condition. Persistent exercise leads to better auxiliary prevention and control efficacy. If the exercise is suspended, the adjuvant control effect may disappear completely within 2 weeks. Drugs for hypertension should not be discontinued at will.

②Dietary regulation.

Regular light diet with certain quantity is needed. Avoid starvation or overeating. Instead of strong-flavoured food including spicy, fatty, and sweet foods, more fruits and vegetables are recommended. For elderly patients with hypertension, special emphasis should be placed on a low-salt diet. Generally, the daily salt intake should be <5 g, and <2 g in severe cases.

③Mental regulation.

For specific emotional and psychological changes, methods such as explanation, comfort, encouragement, and strengthening knowledge cognition and learning of the disease itself can be applied to reduce or eliminate the influence of abnormal emotional reactions and pathogenic emotional factors. Biofeedback therapy can also be used as an adjuvant method for antihypertension. In addition, teaching the patient relaxation techniques, and methods of muscle relaxation and calm breathing are also available.

④Methods including acupuncture, Tui Na, cupping.

Body acupuncture therapy can be applied on common points including Quchi, Neiguan, Hegu, Zusanli, Sanyinjiao. The treatment should be carried out once a day or once every other day with 10 times as a course of treatment. Ear acupuncture therapy can also be used to perform acupuncture, catgut embedding or acupoint compression in the subcortical, brainstem, and endocrine parts, as well as groove of posterior surface, Shenmen, and heart. The treatment should be carried out once a day or every other day with 1-2 acupoints each time. If skin acupuncture is used for treatment, both sides of the cervical and lumbosacral spine can be treated, and mild stimulation can be performed on the mastoid region, Renying, Fengchi, Zusanli, Sanyinjiao, Neiguan, Quchi, and the midline of the forearm palmar surface. The water acupuncture can be used as well by injecting 1 mL of 0. 25% procaine hydrochloride once a day to points including Zusanli, Neiguan, Sanyinjiao, Hegu, Quchi, Taichong alternately. Tui Na conditioning: knead Taiyang, wipe the forehead, knead Jingming, Cuanzhu, wipe the nose, knock the occipital, comb the hair with hands, press, rub, knead and wipe the back of the head and neck, rub the hand and bath the face, knock and hit Yaoyan, Zusanli, wipe the Yongquan, and pat the hand along the three Yang meridians and three Yin meridians on hand and foot. Cupping conditioning: cupping can be applied alternately at acupoints such as the bladder meridian on the back, Fengchi, Jianyu, Quchi, Shousanli, Zusanli, Weizhong, Chengjin, Fenglong, etc. Retain the cups for 10-15 minutes each time.

⑤Treatment of topical drugs and bath fumigation.

Paste application and medical herb stuffed pillow can be used for auxiliary prevention and control. There are pastes for Yongquan and navel. Stick the pills for hypertension on Yongquan at the heart of the foot, which should be changed once a day. Apply the paste alternately on one foot before going to bed every night. The navel paste for adjuvant treatment of hypertension can also be applied by placing the paste inside Shenque after disinfected, and fixing it with musk pain relief plaster. The medical herb stuffed pillow can be equipped with corresponding materials according to the symptoms of hypertension patients. Mung bean shells can also be used as the filler for the pillow. Medicated bath fumigation conditioning: pine oleoresin bath, humic acid bath, radon spring bath, warming water bath, etc. can be used for medical bath fumigation treatment. The treatment should be carried out with the water temperature at 38-40 ℃, once a day or every other day, 30 mins each time, and 15-20 times as a course of treatment. The bathing effect is better when conducted before going to bed. Medicated foot bath: bathe the foot with solution decocted from antihypertensive formula and Chinese patent medicine once a day, and soak the foot for 30 minutes each time.

(3) Intervention and Health Education for Coronary Heart Disease

Coronary atherosclerotic heart disease, referred to as coronary heart disease for short, refers to white plaques formed by the accumulation of atherosclerotic lipids in the blood on the originally smooth intima of arteries due to abnormal lipid metabolism, which is called atherosclerotic lesions.

The methods of conditioning, health maintenance and rehabilitation of coronary heart disease include daily exercise, dietary regulation, mental regulation, acupuncture, Tui Na, cupping, traditional Chinese medicine rehabilitation and conditioning, etc.

①Daily exercise.

Tai Chi, traditional qigong, walking and other methods can be applied to improve blood circulation, strengthen myocardial nutrition and promote the blood supply of coronary artery. They can also reduce risk factors of coronary heart disease, eliminate the tension and pessimism of patients, which is conducive to preventing or eliminating coronary artery spasm and reducing the fit of angina pectoris. Daily exercises are conducive to the recovery and adjustment of myocardial function. For patients with coronary heart disease, it is necessary to keep in mind to conduct a comprehensive physical examination of the patient before exercise to learn his or her cardiac and pulmonary function, and select the type and amount of exercise activities according to the patient's own physical condition. In addition, do not discontinue the daily drugs for treating coronary heart disease at will. Gentle and safe activities can be done during exercise. Exercise should be personalized and carried out step by step with persistency, so as to ensure the assisted rehabilitation effect of exercise, improve myocardial blood supply and achieve the purpose of preventing and treating coronary heart disease.

②Dietary regulation.

Beneficial food that should be eaten more includes food rich in cellulose (such as japonica rice, millet, corn and soybean products), fresh vegetables and fruits rich in multiple vitamins (such as celery, lettuce, tomato, shiitake mushrooms, agaric, onion, garlic, hawthorn, apple, etc.), and high-protein and low-fat foods (such as chicken, fish, lean pork, beef, eggs, etc.). Stay away from high-fat and high-cholesterol foods, such as fatty meat, animal offal, crab roe, squid and fried foods. Do not eat foods with high sugar content and high calories, such as chocolate, ice cream, cream, cheese, etc. and very salty or highly irritating food, such as various pickled products, peppers, mustard, strong tea, liquor, etc.

③Mental regulation.

High fit frequency of coronary heart disease is generally caused by factors such as life stress, rapid movement, lack of patience, and excitability. Long-term repeated stimulation of these adverse factors causes coronary heart disease in the end. Mental factors are the main inducing factors of this disease. Relieving mental liability and stabilizing emotions, at the same time, taking relaxation therapy can control the disease and prevent recurrent attacks of angina pectoris.

④Acupuncture, Tui Na, cupping.

Body acupuncture can be used to stimulate the common acupoints of Danzhong, Neiguan, Shaofu, Taixi, Zusanli, and Sanyinjiao. Other options are to stimulate the auricular points of heart, kidney, small intestine, sympathetic, Shenmen, subcortical, endocrine, etc. with auricular needle, needle embedding method, pill sticking method, etc. Use skin needles to stimulate Zusanli, Sanyinjiao, Neiguan, Danzhong, Xinshu and Geshu, choosing 2-3 acupoints each time for 15-minute gentle treatment, which is good for patients at early stage. The acupoint injection method can be used to stimulate Ximen and Zusanli, or Mingmen, Yaoyangguan, Shenmen, Neiguan, Xinshu and Danzhong. 1 mL of the compound salvia miltiorrhiza injection is applied into each acupoint alternately once a day. Ginger moxibustion can be carried out at Yangchi, Sanjiaoshu, with Diji, Mingmen, Sanyinjiao and Dazhui. Each acupuncture point is treated 5-7 times. Medicinal moxibustion and pure moxa stick gentle moxibustion can also be applied on points including Guanyuan, Fenglong, Shenque, Zusanli on both planes. Each acupoint should be treated for 15 minutes, once a day. The tremor method, single-finger manipulation method, pressing method, kneading method, rubbing method, plucking method and other methods are used to treat Ren and Du meridians, foot-Taiyang meridian, hand-Shaoyin, hand-Taiyang, hand-Jueyin and other meridians. Press and knead the acupoints of Xiawan, Jianli, Shangwan, Qihai, Zhangmen, Danzhong, Dazhui, Jianjing, Dashu, Feishu, Jueyinshu, Xinshu, Ganshu, Shenshu, Tianzong, Xiaohai, Shenmen, and Houxi for 1 to 3 minutes at each acupoint. The kneading is changed from light to heavy. Cupping: take acupoints on the first lateral line of the bladder meridian on the back and acupoints such as Fengchi, Jianyu, Quchi, Shousanli, Zusanli, Weizhong, Chengjin, and Fenglong. About 10 acupoints are treated each time, and retain the cups for 10-15 minutes.

⑤TCM conditioning.

Paste application can be applied. After grinding traditional Chinese medicines such as salvia miltiorrhiza, carthami flos, ligusticum wallichii, corydalis tuber and borneol, mix the powder into paste with vinegar solution, wine or egg white and apply an appropriate amount to acupoints such as Xinshu, Danzhong and Neiguan. The medical herb stuffed pillow can be stuffed by herbs including buckwheat peel, honeysuckle, chrysanthemum, rose, prunella vulgaris, Chinese gentian, coptis chinensis, astragalus, white peony root, albizzia julibrissin, pericarpiurn citri reticulatae, aucklandia toot, licorice, which can be added or removed according to syndrome differentiation.

(4) Intervention and Health Education for Diabetes

Diabetes is a common endocrine disease with the metabolic disorder. It is caused by relative or absolute insufficiency of insulin secretion in the body, resulting in metabolic disorders of sugar, fat, protein, water, electrolytes, etc. Diabetes can be treated with health maintenance, rehabilitation, conditioning, exercise, diet conditioning, mental conditioning, acupuncture and Tui Na conditioning, drug fumigation, traditional Chinese medicine rehabilitation and other methods.

①Daily exercise.

Exercise methods suitable for the individual constitution of the elderly and traditional exercise methods (such as relaxation exercise, internal nourishing exercise, strong exercise, Wuqinxi, Baduanjin, etc.) can be selected for the purpose of exercise training. The metabolism of the body can be further strengthened, while the blood glucose can be reduced.

②Dietary regulation.

Diabetes requires a controlled diet and sugar intake. Eat less and have more meals, and choose some low-sugar diet appropriately. It is better to take about 250 g of staple food every day (which shall be regulated and controlled according to the constitution and blood glucose conditions under medical advice). Dietary crude fiber can be increased, such as adding coarse grains including oats and wheat, or eating more vegetables such as cabbages, pakchoi, Chinese chives, ware gourds, tomatoes, etc. Appropriate protein such as soybeans, eggs, lean meat, etc. can also be taken. For the elderly with complications such as hypertension and atherosclerosis, food materials such as hawthorn and yam can be added. For those with long-term wounds, foods that are rich in high collagen such as tremella and agaric can be used for repair.

③Mental regulation.

Psychological comfort methods such as counseling, comfort and relaxation are used to reduce or eliminate the impact of negative emotional reactions. Meanwhile, behavioral supportive therapy can also be adopted to strengthen the standardization of the elderly with diabetes, whom are encouraged to adhere to long-term drug therapy and diet control, blood glucose self-monitoring and other behaviors.

④Acupuncture and moxibustion conditioning.

Body acupuncture stimulates acupoints such as Pishu, zusanli, and Sanyinjiao. Auricular acupuncture or pelleting stimulates acupoints such as pancreas, endocrine, kidney, Sanjiao, Shenmen, and heart. Or use skin needle and plum needle to gently tap or moderately stimulate the Jiaji acupoints of thoracic vertebra and lumbar vertebra. Inject Feishu, Pishu, Shenshu, Sanjiaoshu, Quchi, Zusanli and other acupoints at each acupoint, and inject 0. 5-2 mL of carthami flos, Angelica, Astragalus and other injections at each acupoint, once every other day, and select 2-4 acupoints each time. Moxibustion strips were used to moxibust local acupoints such as chengjiang, Shuigou, Quchi, Laogong, Taichong, Rangu and Taixi. Moxibustion can be carried out alternately at 2-3 acupoints each time. Massage the acupoints on both sides of the lumbar and back vertebrae from top to bottom, and rub the ridge between the back and the bladder meridian, which can regulate the overall immune function of the body and strengthen the constitution. Massage and rub the instep and sole of the foot, and pinch the toes to prevent the occurrence of foot complications. If complicated eye diseases are found, the symptoms can be relieved by pressing and rubbing the inner and outer canthus of both eyes, upper and lower eyelids, etc., so as to promote the recovery of eyes from the complications.

⑤Treatment with traditional chinese medicine.

Traditional Chinese medicine bathing can be used to facilitate the blood circulation and enhance metabolism by wiping and showering with warm water. Hot spring bathing can also be used to regulate metabolism and reduce blood glucose. Pay attention to the time of the elderly in the bathroom, and ask for response at any time to ensure safety. The bathroom needs to be well ventilated to prevent accidents. The hot spring shower shall be performed once a day or every other day for 15-20 mins each time. 12-15 times shall be taken as one course of treatment for effect evaluation and observation. Umbilical application: take 5 g of gypsum, 2 g of Anemarrhena chinensis, 1 g of Radix Scrophulariae, 0. 6 g of Raw Soil, 0. 6 g of Codonopsis pilosula, 0. 2 g of Trichosanthis, 0. 3 g of Coptis chinensis, 1 g of Glycyrrhiza uralensis, and a little japonica rice which shall be ground into powders, and then stored in a cool place for future use. Take 250 mg of powder each time, which shall be added with 40 mg of metformin hydrochloride for mixing and applying to the umbilicus. The mixture shall be covered with medical cotton, and secured with external adhesive tape. Change the dressing once every 5-7 days. 6 times shall be taken as one course of treatment for effect evaluation and observation.

(5) Intervention and Health Education of Osteoarthritis

Osteoarthritis is a chronic and asymmetrical non-inflammatory lesion caused by degenerative changes of osteoarticular cartilage and osteoporosis, or secondary hyperostosis.

Health maintenance and conditioning methods for osteoarthritis as follows.

①Daily exercise.

In the acute inflammatory stage of osteoarthritis, relaxation and internal nourishing exercises can be selected for treatment. In the chronic recovery stage, exercises such as walking, housework, Yijinjing, Baduanjin, Wuqinxi, and medical exercises are applicable.

②Dietary regulation.

The dietary conditioning of bones and joints requires appropriate supplementation of foods with high calcium content (such as milk, bean products, etc., or appropriate consumption of foods such as seafish, animal liver, egg yolk, etc.) depending on the physical conditions, and certain calcium agents shall be supplemented if necessary. Vitamin D, vitamin C and other vitamins can be supplemented. Eat more vegetables and fruits, such as various leafy green vegetables, hawthorns, citrus, etc. It is necessary to control the weight and reduce the weight-bearing capacity, appropriately increase the appropriate intensity of activity according to the joint conditions, and facilitate the blood circulation. Try to avoid eating foods containing high sugar content and coldness.

③Mental regulation.

The elderly suffering osteoarthritis may have negative emotional effects such as anxiety and depression due to dysfunction and pain of joint movement. When negative emotions occur, psychological counseling and emotional adjustment are required, so that the elderly suffering osteoarthritis can adjust and restore positive and pleasant emotions and maintain an optimistic mental status. Have a correct knowledge of osteoarthritis, cooperate with treatment, maintain the knee joint depending on different conditions in spring, summer, autumn and winter, conform to the law of natural changes, and consciously carry out mental activities.

④Acupuncture, treatment and conditioning.

The elderly suffering osteoarthritis can mainly choose strong acupoints such as Zusanli and Shenque, and apply the immunity regulation such as acupuncture, scratching and cupping. It can also be regulated by adding or subtracting acupoints according to individual symptoms. Where the irregular pain is caused by osteoarthritis, acupoints Geshu, Xuehai, etc. can be selected to stabilize the physical condition. Acupoints Shenshu, Guanyuan, etc. can be selected when the pain is regular. Shangqiu acupoint can be selected when the knee joint feels cold and painful. Dazhui, Quchi, etc. can be selected when the knee joint feels hot and painful. Kneading, grasping, pushing, pressing, pointing and other release techniques can be used in the massage of osteoarthritis. In the chronic recovery period of arthritis, joint exercise techniques can be used to move the smooth joints, accelerate blood circulation and promote the recovery from osteoarthritis.

⑤Fumigation, washing and conditioning of traditional chinese medicine.

Hot spring water can be used to bathe sick joints. It is advisable to bathe for 8-15 minutes. Traditional Chinese medicine compound can also be used for medicine bath and fumigation. Decoct the traditional Chinese medicine compound for treating osteoarthritis into a decoction which is used to fumigate for 10-15 minutes, and then apply with the decoction. Traditional Chinese medicine can also be directly made into medicine bags to iron the joint lesions, which can be carried out on a daily basis for about 1 hour each time, and a dose of medicine can be used for treatment every 3 days cumulatively. Alternatively, external analgesic and blood-activating traditional Chinese medicine ointment can be used to apply to the joint lesions.

⑥Correct posture and adjustment.

For the elderly suffering osteoarthritis, attention shall be paid to keeping the correct posture of sitting, standing and lying. Attention shall be paid to strengthening exercise to enhance the physical fitness. Pay attention to avoiding the impact of cold and humid environment and preventing the human body from the invasion of wind, cold, damp and pathogens. Strengthen the regulation of daily life, such as diet, work and rest, daily life, etc., which must be kept regular and orderly.

⑦Active prevention of osteoporosis.

The incidence of osteoporosis in the elderly is high, and osteoporosis may cause changes in human mechanical support, thus leading to the onset of osteoarthritis caused by secondary hyperostosis. Even serious injuries such as fractures may be caused in this case. Active prevention of osteoporosis can provide early screening, early identification and early treatment for the elderly. Pay attention to fall prevention at home and when going out. Care about the home layout meeting the requirements of the elderly's home environment. People with reduced mobility is recommended to use walking sticks, walking aids and other auxiliary tools. Increase daily intake of calcium, protein, milk, etc. in terms of diet. Participate in outdoor activities and receive sufficient sunshine when going out. Seek medical treatment in time if there is any discomfort.

(6) Cancer Intervention and Health Education

Cancer is a new cancer cell derivative formed by canceration of local tissue cells losing normal regulation of their own growth under the action of various factors leading to the growth of cancer cells in the body, also known as malignant tumor. The presence of cancer seriously endangers human health, which is the same as any other life-threatening diseases. The most common cancers include nasopharyngeal cancer, esophageal cancer, gastric cancer, intestinal cancer, liver cancer, lung cancer, breast cancer, cervical cancer, leukemia and brain tumor. Cancer rehabilitation, conditioning and recovery methods as follows.

①Daily exercise.

If the elderly suffering cancer is in stable state and has mild symptoms, one can exercise within the extent allowed by his or her current physical conditions. Try to avoid some intense activities with large amount of exercise. One can choose to take a walk, Taijiquan, Wuqinxi, Baduanjin, Zhanzhuanggong and other exercise practices. If the cancer develops rapidly or the symptoms are serious, one can rest quietly or practice some resting exercises such as relaxation, internal nourishing exercises, etc.

②Dietary regulation.

In terms of diet, pay attention to balanced nutritional collocation, and diets that can regulate the body's immunity can be selected. For example, foods such as tomatoes, jujubes and yams that regulate the intestines and stomach, or medicinal and edible foods such as Chinese wolfberry fruits, sesame, astragalus, jujubes, coix seeds, shiitake mushrooms and mushrooms that tonify Qi and solids, or soft and hard foods such as agaric, kelps, jellyfish, laver, oysters and turtles have a good regulatory effect on the rehabilitation of cancer patients and the conditioning of physical imbalance.

③Mental regulation.

When realizing that cancer is a serious disease, or that cancer pain and weakness may occur with the development of cancer, the elderly suffering cancer may experience negative emotions such as depression, anxiety, frustration, worry, pessimism, fear and pain, even lose confidence in treatment and reject any treatment. In view of this situation, methods such as listening to and communicating, enjoying of music and landscape, and developing the hobbies of musical instrument, chess, calligraphy and painting can be adopted for both physical and mental relaxation. Relieve negative emotions, maintain a positive and pleasant mood, so as to enhance the active cooperation with cancer treatment and fight against the pain caused thereby. Minimize psychological problems caused by negative emotions. The presence of disease can be informed in a timely and appropriate manner provided that the elderly suffering such disease is in a good state, physically and psychologically. In case of poor mental status or being stuck in the state rejecting to face one's own disease, it is suggested to carry out psychological appeasement, inform the condition appropriately and timely according to the psychological state or condition, stimulate the desire to survive as much as possible, and actively strive to stimulate the confidence for cooperating with treatment and enhance the confidence in survival treatment.

④TCM conditioning.

For the elderly suffering cancer, TCM conditioning can be used as adjuvant therapy in the later stage of radiotherapy and chemotherapy to improve the overall immune ability and enhance the anti-cancer ability. At the same time, it can be conditioned by self-manipulation, which is mainly aimed at adjusting blood pressure, heart rate and gastrointestinal function, as well as analgesia and relieving spasm. Note that the manipulation shall be applied with gentle force and avoid the local area of the lesion.

3 Prevention and Emergency Treatment of Common Accidental Risks in the Elderly

(1) Falling

Fall is a common accidental injury in the elderly, and is easy to cause a variety of diseases after falling. The causes of falls include advanced age, weakness, dementia, disease, drug action, quick rise after long-term bedridden, being restricted, inappropriate shoes, slippery roads and other individual reasons, unreasonable external layout and equipment, as well as the unfamiliarity and inadaptability of the elderly to the living environment. Falls can be prevented by intervention, and prevention (cane, walker, etc.) can be carried out according to the etiology and auxiliary means and methods to prevent and control the risk of falls. The daily activities participated by the elderly shall be planned. Before the activities, firstly, the risk coefficient of falling of the activity items shall be evaluated so that the elderly will not participate in excessively fierce activities and be encouraged to join healthy, soothing and safe activities. Secondly, evaluate the activity venue for the elderly to ensure that the venue is spacious, bright, free of obstacles and the crowded, and equipped with safe facilities. The appropriate number of participants shall be arranged according to the capacity of the activity venue. Thirdly, it is necessary to carry out safety demonstration and education for the elderly, guide the elderly to wear clothes and anti-skid shoes with appropriate tightness, and use auxiliary equipment for support when necessary. During the activity, personnel shall be arranged to observe and accompany the elderly throughout the whole process. Or if it is predicted that the elderly may fall during the activity, the activity can be suspended or terminated, while the elderly shall be assisted to sit down or lie down in the room for rest. After the activity, observe the physical condition of the elderly, accompany the elderly to or ask their families to pick the elderly up to return to the residence safely. Make sure that the elderly is prevented from fainting due to overdraft of physical functions.

(2) Scald and Trauma

Due to physiological decline, the elderly will be afraid of cold, or accompanied by hypoesthesia, sensory disturbance and other states. The electric blankets, kettles, hand warmers and other warmth products, if used, is necessary to keep a certain distance from the skin of the elderly, or keep at a lower temperature. When taking a bath, the temperature of the water shall not be too high or too hot so that scalding can be avoided. In case of trauma accident such as bleeding and fracture, wherein, the bleeding needs to be stopped and bandaged, while the fracture needs to be bandaged and fixed, before being timely sent to the hospital for diagnosis and medical service. Care shall also be taken to protect the trauma site during handling.

(3) Choking and Aspiration

Choking means that food blocks the throat or gets stuck in the first narrow part of the esophagus, or even enters the airway, resulting in suffocation or death. Choking and aspiration in the elderly are caused by nerve reflex decline, chewing dysfunction, decreased digestive function, etc., resulting in dysphagia and the risk of choking. Or the elderly lose their normal swallowing function due to diseases such as cerebrovascular lesions, which may cause foreign bodies to be mistakenly inhaled into the trachea when eating or drinking, choking and, in severe cases, lung infection and asphyxia death. The protection of the elderly from choking and aspiration is very important. It is necessary to arrange nursing staff to check the performance and safety of the articles for the elderly. It is forbidden to use flammable and explosive, sharp or chemically toxic articles for daily use. Especially for all articles for the elderly with cognitive impairment, strict screening must be carried out. Water, ointment, small objects and other types of articles shall not be used so as to prevent the elderly from inhaling into esophagus by mistake. Provide large-size and suitable articles without sharp corners for daily activities. During the activity, the patrol and nursing personnel shall be arranged for the elderly to be responsible for providing assistance and care during living activities, carefully patrolling and observing, checking the tools to be used for activities, and finding and dealing with risks in time. Actively respond to the elderly choking/aspirating, and formulate corresponding preventive measures and emergency plans. The main preventive measures include: eating in correct posture to prevent choking and aspiration, and selecting the appropriate diet type and eating speed according to the individual situation of the elderly. Don't provide too hard and thorny food, too sticky food (such as glutinous rice cakes and sweet dumplings), too slippery food (grapes, jelly, etc.), and choose the correct food type (e. g. soft food, liquid food, paste food, etc.) according to the swallowing situation of the elderly. The feeding speed shall be slow, with a single intake of 2/3 of the spoon. Do not urge the elderly to swallow the food in. Make sure that the food in the mouth is swallowed before continuing to feed. Monitor the eating speed, and remind and observe by side. Stop eating when the elderly are found to be choking. Immediately take the emergency plan. If the elderly are conscious, but unable to speak or cough, and have no respiratory movement, the standing Heimlich method shall be used to quickly dredge the respiratory tract for first aid. If the elderly lose consciousness, immediately take the Heimlich method by keeping the elderly lie flat.

(4) Bed-falling

There are many factors that affect and cause the elderly to fall out of bed, perhaps including the decreased balance of the elderly, vertigo caused by cardiovascular and cerebrovascular diseases, orthostatic hypotension, drugs, indoor light, etc. Or the accompanied symptoms and diseases such as disturbance of consciousness, disorientation, limb dysfunction, visual impairment, etc., as well as behaviors such as improper turnover during nursing may cause bed-falling. In order to prevent the elderly from bed-falling incidents, stand in the opposite lateral position when help the elderly turn over. When the nursing operation is suspended or ended, the protective bedrail shall be pulled up in time. Teach the elderly or nursing staff to use bed guardrails correctly for strengthened accompanying. The occurrence of bed-falling will be reduced when getting up at night. Improve the living environment, pay attention to the appropriate height of the elderly's sleeping bed, and install guardrails to facilitate the elderly to grasp and hold. Voice-controlled induction floor lamps can be installed indoors, so that the elderly can see the shoes on the ground clearly and avoid falling from the bed when stepping on them. Rational use of drugs and scientific rise. Actively treat chronic diseases suffered by the elderly, while the elderly shall avoid taking drugs that affect vision and balance before going to bed. When getting up, change the position slowly to avoid cataplexy. For the elderly who are bedridden all the year round and complicated with mental diseases, appropriate protective restraint measures can be taken, such as providing table tennis restraint gloves or using restraint bed sheets on the basis of bed steps and railings. Provide more emotional communication with the elderly, timely discover the psychological demands of the elderly, and carry out reasonable decoration layout in places prone to bed-falling for preventive measures. The elderly, if falls down, shall be sent to the hospital immediately for diagnosis and treatment without delaying the condition.

(5) Missing

The elderly may get lost since they are susceptible to senile dementia, unfamiliar circumstances, or memory loss, impaired judgment, and disorientation.

Prevention and control of loss risks. To prevent the elderly from missing, encourage the elderly to visit nearby gardens, parks and other places with their families and nursing staff as much as possible, and irregularly let the elderly participate in some favorite and meaningful activities, such as art appreciation, calligraphy, handicraft and other activities alike, so as to cultivate the elderly's sentiment, broaden the mood of the elderly, and divert the attention of the elderly. Talk with the elderly, and relieve the loneliness of the elderly, so that they can feel the warmth of the family. Avoid the situation that "the elderly can't stay at home". Only by taking good care of the elderly can we prevent loss. Chat with the elderly more often to understand their inner thoughts, guide their "unthinkable" confusions in time, and encourage them to express their inner thoughts, and enhance their confidence in their elderly life. Keeping a good relationship with neighbors and keeping an eye on the condition of the elderly at all times can effectively prevent the elderly from getting lost. To keep the elderly stay at home at ease, and if conditions permit, a nanny can be hired or the elderly can be sent to a nursing home, so that the elderly can be accompanied by special personnel when their children are busy. For outdoor activities, caregivers shall be arranged according to the situation of the elderly, and a detailed travel activity plan shall be formulated. Accompany the elderly to ensure that they are within controllable line of sight. The elderly who go out for activities need to wear bright-colored clothes that are convenient for travel and identity information cards. Signs with family contact information or identity information can be hung on the hands, necks and other visible positions of the elderly, or the elderly can be taught to remember the contact information of a close relative, so that it is convenient for the kind-hearted public or police to contact their families when the elderly get lost. A locator can be provided for the elderly, so that the whereabouts of the elderly can be known from time to time to avoid losing them.

(6) Safety Guarantee of Life Behaviors

The elderly need to wear suitable clothing and anti-skid shoes and socks that are suitable for going out. Do not wear clothes and trousers with belts and ropes. Do not wear trousers that exceed the ankles to avoid tripping over long trousers. The elderly shall chew carefully and swallow slowly when eating. Avoid eating sticky food that is not easy to chew and swallow, such as jelly, sweet dumplings, rice cakes, etc. In order to avoid food poisoning caused to the elderly, regularly clean up the deteriorated food in the refrigerator every two weeks.

(7) Drug Safety

In terms of taking drugs, attention shall be paid to the elderly suffering chronic diseases who need to take drugs for a long time. The drug kits taken at different times of the day shall be divided and packed, with the single-day dose as the limit. The remained shall be well packaged and placed in moisture-proof bags. Remind the elderly to take medicine on time according to the doctor's advice. Take care to prevent the elderly from forgetting or taking the wrong medicine. Caregivers need to pay attention to the reaction of the elderly after medication. If there are medications suggesting that the symptoms of side effects are dizziness, drowsiness, etc., it is necessary to remind the elderly to move slowly to avoid falling due to unstable center of gravity.

(8) Risk Prevention and Control Against Sudden Disease Changes

The elderly need to assess their physical conditions periodically. If any physical abnormalities are found, they shall seek medical treatment in time and shall not go out alone. The family members or nursing staff can accompany the elderly (especially the senior elderly) during the whole process of going out, so as to timely observe the sudden changes in the disease that may occur in the elderly. The elderly can prepare an appropriate amount of first-aid drugs and take with emergency contact numbers of their families to deal with sudden diseases and disease changes according to the travel situation and their own disease conditions. If the disease of the elderly changes during any indoor or outdoor activities, the caregivers or the elderly themselves shall immediately check and assess the severity of the disease, carry out emergency treatment, actively suggest and appease their emotions, and immediately call the emergency number.

(9) Prevention of the Risk of Alzheimer's Disease

Alzheimer's disease (senile dementia) often occurs in presenile and senile central nervous degenerative lesions in the form of progressive cognitive dysfunction and behavioral impairment (symptoms as memory impairment, logagnosia, aphasia, agnosia, impairment of visual spatial ability, impairment of abstract thinking and computing ability, personality and behavioral changes, etc.). There is no treatment. Only comprehensive therapy can relieve the condition and delay the development. It is necessary to prevent Alzheimer's disease by placing common and valuable items in a convenient and safe place for the elderly to take and remember. Drugs shall be placed in a safe place. Make sure that the elderly carry identity certificates or position mobile phones, contact numbers, etc. when going out.

(10) Prevention of Disease Risk of Geriatric Depression

The main clinical manifestations of the elderly at high risk of depression are: low mood, social avoidance, weakened willingness, slow thinking, slow judgment, delusion or suicidal tendency, anxiety and restlessness, and sleep disorder. Nursing staff shall communicate, help and encourage the elderly as much as possible and meet the reasonable requirements of the elderly. Encourage socializing and outdoor activities and communication as much as possible. Reasonable diet, combination of work and rest, and appropriate exercise. Observe the condition to prevent accidents. Supervise and urge the compliance with medical advice and timely medical treatment.

Task Import

For those working in the nursing home, one of the most worrying risks is the fall of the elderly, said the head of a large nursing home. Indeed, falls are also an important risk to the life and health of the elderly spending retirement life in the home-based community. Please put forward corresponding measures for the elderly in the home-based community to prevent falls, and make corresponding publicity posters to publicize to the residents in the community.

Task Analysis

This task is aimed at formulating risk prevention measures for falls in the elderly, which needs to be considered in combination with the elderly's own situation and all aspects of life.

Task Implementation

1 Operation Flow Chart

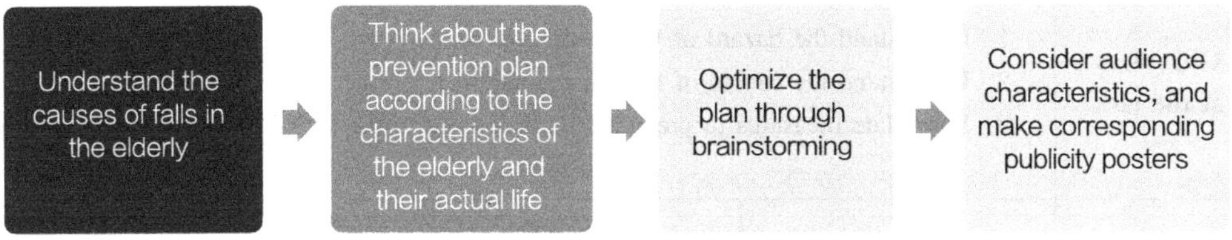

2 Notes on Operation

Efforts shall be made to comprehensively formulate measures to prevent falls according to the actual situation of the elderly in the home-based community, and publicized in a way acceptable to the elderly and their families.

Task Work Order

<table>
<tr><td>Task</td><td>Health Education and Risk Prevention</td><td>Credit hours</td><td></td><td>Trainee</td><td></td></tr>
<tr><td>Student name</td><td></td><td>Tel.</td><td></td><td>Performance of the task</td><td></td></tr>
<tr><td>Equipment for the task</td><td></td><td>Time of operation</td><td></td><td>Place of operation</td><td></td></tr>
<tr><td>Objectives of the task</td><td colspan="5">1. Understand the hazard of falls caused to the elderly;
2. Understand the causes of falls in the elderly;
3. Formulate measures to prevent falls according to the actual situation of the elderly</td></tr>
<tr><td rowspan="4">Task implementation</td><td>Preparation</td><td colspan="4"></td></tr>
<tr><td>Process</td><td colspan="4"></td></tr>
<tr><td>Summary</td><td colspan="4"></td></tr>
<tr><td>Evaluation</td><td colspan="4"></td></tr>
<tr><td>Teacher's comments</td><td colspan="5"></td></tr>
</table>

Thinking and Practice

Some elderly people (or their families) take a fluke attitude towards the risks such as falls and scalds that may occur to the elderly and think that they will not happen to themselves (or their families). As an elderly care service staff, how do you communicate?

Appendix

Appendix 1

Mini-mental State Examination (MMSE)

MMSE, also known as simple intelligent assessment, was compiled by Foltein et al. in 1975 and is the most widely used cognitive function screening tool at home and abroad.

Directional force:

Q01. What is the year of this year? ________ Q02. What is the current season? ________

Q03. What is the current month? ________ Q04. What is the date today? ________

Q05. What day is today? ________ Q06. Which province and city are we in?________

Q07. Which district (county) do you live in?________ Q08. Which building do you live in? ________

Q09. Which floor are we on? ________ Q10. Where are you? Address (Name)________

Immediate recall:

Q11. Now I want to say the names of the three things. As I finish, please repeat and remember these three things, since I will ask you again later: "ball, flag and tree". (Score based on the first answer)

Ball ________ Flag ________ Tree ________

Calculations and attention:

Q12. Now, please subtract 7 from 100 and then subtract 7 from the number you get, so keep counting and tell me each answer until I say "stop". (If you are wrong, but the next answer is correct, remember the error only once).

93 ________ 86 ________ 79 ________ 72 ________ 65 ________

Delayed recall:

Q13. Now, please tell me what are the three things I just asked you to remember?

Ball ________ Flag ________ Tree ________

Proposition:

Q14. (The tester holds the pencil) What is this? Pencil ________

(The tester holds a watch) What is this? Watch ________

Paraphrase:

Q15. Now I'd like to say a sentence, please repeat it clearly. This sentence is: "Forty-four stone lions."

(Only say it once, and score 1 point only if it is correct and clear) ________

Reading:

Q16. (The tester hands over the card with the word "Please close your eyes" to the subject)

Please read the sentences on this card and do as instructed. (Score 1 if he or she closes eyes.)

Understanding:

Q17. (The tester reads the following sentence and provides a blank paper. Do not repeat or demonstrate.)

Hold a piece of paper with right hand ________ Fold it in half with both hands ________ Put the paper on either thigh ________

Writing:

Q18. Please write a complete and meaningful sentence (the sentence must have subject and verb.) ________

Visual space:

Q19. Please draw as instructed. ________

Score		Assessment result	

Assessment Evaluation criteria: the total score ranges from 0 to 30 points, and the boundary between normal and abnormal is related to the education level: 17 points for the illiteracy (uneducated) group; 20 points for the primary school (education years≤6 years) group; 24 points for the secondary school or above (education years >6 years) group. Scores below the cut-off value indicate a cognitive deficit, and above it is normal.

Appendix 2

Self-rating Memory Scale (AD8)

Item	Yes, with change (1)	None, no change (0)	I don't know (0)
1. Problems with judgment (e. g. difficulties in making decisions, wrong financial decisions, thinking disorders, etc.)			
2. Diminished interest, changed hobbies and decreased activities			
3. Repeat the same thing constantly (for example, always ask the same question, repeat the same story or the same sentence, etc.)			
4. It is difficult to learn to use some simple daily tools or household appliances and instruments (such as VCD, computer, remote control, microwave oven, etc.)			
5. It is unable to remember the current month or year			
6. It is difficult to deal with complex personal economic affairs (such as forgetting how to verify the bills, and how to pay for the bills of water, electricity and gas supply)			
7. Can't remember the agreement with others			
8. Have problems in daily memory and thinking ability			
Total Score			

Note: "Yes, with change" in the first column indicates problems with cognitive ability (memory or thinking) in the past few years. The total score is the number of questions that the patient answered "Yes, with change".

Assessment criteria: 0-1 points for normal cognitive function; 2 points or above for possible cognitive impairment.

Appendix 3

Morse Fall Scale

Developed in 1989 by Professor Janice Morse of the University of Pennsylvania, United States of America, it is a scale specifically designed to predict the risk of falling. This scale has been widely used in clinical practice in the United States, Canada, China and other nations.

Item	Assessment	Rules of Grading	Score
History of fall within 3 months	Yes, 25 points	Ask patients and caregivers whether the elderly have had a history of falls in the past 3 months, and the elderly patients may have inaccurate scores due to memory loss or concern of self-esteem	
	None, 0 point		
Two or more diseases	Yes, 15 points	Medical records query	
	None, 0 point		
Use of walking aids	Walking with furniture for 30 minutes	Observe first and then ask (patients and caregivers)	
	Crutches/canes/walkers, 15 points		
	None/bedridden/assisted by others, 0 point	Be able to walk independently or need not walk at all	
Intravenous therapy/catheterization/medication	Yes, 20 points	Refers to the use of narcotics, antihistamines, antihypertensives, sedatives and hypnotics, antiepileptics, laxatives, diuretics, hypoglycemic drugs, antidepressants, anti-anxiety and antipsychotic drugs.	
	None, 0 point		
Gait	Disorder and imbalance, 20 points	Patients with normal gait or completely bedridden; patients suffering weakness and asthenia of both lower limbs do not necessarily have decreased muscle strength and function. The decreased motor function or disability of one or both limbs is caused by neurological impairment or osteoarticular diseases	
	Asthenia/≥ 65 years old/orthostatic hypotension, 10 points		
	Normal/bedridden/wheelchair walking, 0 point		
Mental status	Correct understanding of self-ability, 0 point	No cognitive impairment, good compliance behavior, and changing bad behaviors due to training	
	Forgetting self-restriction/disturbance of consciousness/restlessness/communication disorder/sleep disorder, 15 points	Cognitive impairment; overconfidence, poor compliance behavior, etc.	
Total Score	150 point		

Assessment criteria: 10-24 for mild hazard; 25-44 for moderate hazard; ≥45 for high hazard.

Appendix 4

Simple Geriatric Depression Scale (GDS-15)

S/N	Please select the most suitable experience for you in the last week	Yes	No	Score
1	Are you basically satisfied with your life?	0	1	
2	Have you given up many of your previous activities and hobbies?	1	0	
3	Do you feel that your life is not diverse enough?	1	0	
4	Do you often feel upset?	1	0	
5	Do you feel happy most of the time?	0	1	
6	Are you worried about something bad happening to you?	1	0	
7	Do you feel happy most of the time?	0	1	
8	Do you often feel helpless?	1	0	
9	Would you rather be at home than doing something you are not familiar with?	1	0	
10	Do you feel that your memory is worse than that of other elderly people?	1	0	
11	Do you think it would be great to live to this day?	0	1	
12	Do you think you are useless?	1	0	
13	Do you feel energetic?	0	1	
14	Do you feel that your situation is hopeless?	1	0	
15	Do you think most people are much better than you?	1	0	

Assessment criteria: normal <8 points; depression $\geqslant 8$ points.

Appendix 5

Mini Nutrition Assessment Simple Form (MNA-SF)

S/N	Screening Item	Scoring method	Score
1	Has food intake been reduced in the past 3 months due to decreased appetite, digestive problems, dysphagia or chewing difficulties	0 = Severe reduction in food intake	
		1 = Moderate reduction in food intake	
		2 = No change in food intake	
2	Weight loss in the last 3 months	0 = Weight loss > 3 kg	
		1 = I don't know	
		2 = weight loss by 1 to 3 kg	
		3 = No weight loss	
3	Mobile	0 = Only move on bed or chair	
		1 = Capable of leaving bed or chair but not go out	
		2 = Going out	
4	Suffer mental stress or acute illness in the past 3 months	0 = Yes	
		2 = No	
5	Neuropsychological problems	0 = Severe mental disorder or depression	
		1 = Moderate mental disorder	
		2 = No neuropsychological problems	
6	Body Mass Index (BMI)	0 = BMI <19	
		1 = 19≤BMI <21	
		2 = 21≤BMI <23	
		3 = BMI≥23	
	If BMI is not available, the lower leg circumference (cm) will be used instead	0 = CC <31	
		3 = CC >31	

Assessment criteria: 12-14 points, normal nutritional status; 8-11 points, malnutrition risk; 0-7 points, malnutrition.

Appendix 6

Braden Scale

Item	Level	Score	Score
Feeling	Completely restricted	1	
	Very restricted	2	
	Slightly restricted	3	
	Not restricted	4	
Wet	Continuously wet	1	
	Wet	2	
	Sometimes wet	3	
	Slightly wet	4	
Activity	Restricted bed rest	1	
	Wheelchair-bound	2	
	Occasional walking	3	
	Frequent walking	4	
Mobility	Completely unable to move	1	
	Very restricted	2	
	Slightly restricted	3	
	Not restricted	4	
Nutrition	Very poor	1	
	Probably insufficient	2	
	Sufficient	3	
	Very good	4	
Friction, shear	Have problem	1	
	Potential Problems	2	
	No obvious problem	3	

Assessment criteria: 15-18 points indicate mild danger; 13-14 points indicate moderate danger; 10-12 points indicate high danger; 9 points and below indicate extreme danger.

Appendix 7

Assessment of Swallowing Function

Let the patient sit upright, drink 30 mL of warm boiled water, and observe the required time and choking cough.

Item	Grading	Rating
Swallow the water smoothly once	Grade 1	
Swallow more than twice, without choking cough	Grade 2	
Swallow once, but with choking cough	Grade 3	
Swallow more than twice, with choking cough	Grade 4	
Frequent choking cough, unable to swallow all	Grade 5	

Assessment criteria: Grade 5: highly dangerous; Grade 3-4: moderately dangerous; Grade 1, swallowing for more than 5 seconds and Grade 2: low dangerous; defined as normal if rated as Grade 1 and can swallow within 5 seconds.

Appendix 8

Glasgow Coma Scale (GCS)

Inspection Item	Reaction	Score
Eye opening response	No eye opening to any stimulus	1
	Eye opening to painful stimuli	2
	Eye opening to verbal stimuli	3
	Spontaneous eye opening	4
Verbal response	No verbal response	1
	Incomprehensible speech	2
	Understandable but incoherent speech	3
	Confused speech	4
	Normal conversation	5
Motor response to commands	No motor response to any stimulus	1
	Extension to pain	2
	Flexion to pain	3
	Withdrawal to pain (withdrawal of limbs)	4
	Localizing pains	5
	Normal movement (obeying commands)	6

Scoring Criteria:

The total score of GCS ranges from 3 to 15.

①GCS score of 14 to 15: "0 point: able to be conscious and alert to the surrounding environment";

②GCS score of 11 to 13: "1 point: lethargy";

③GCS score of 8 to 10: "2 points: stupor";

④GCS score of below 7: "3 points: coma". Those with a GCS score of below 3 are considered to be in a "deep coma".

References

[1] The State Council Information Office held a press conference on the main data results of the seventh national population census [EB/OL]. [2021-05-11]. http://www.gov.cn/xinwen/2021-05/11/content_5605842.htm.

[2] CHEN HAIYU. Research on social elderly care service system in the United Kingdom and Japan and experience reference[J]. Journal of Hubei University of Economics (Humanities and social sciences edition), 2017(6).

[3] LIU HOULIAN. Development trend of population aging in the world and China[J]. Scientific research on aging, 2021(12):1-16.

[4] Bulletin of the Seventh National Census(No. 5):Population Age Composition[EB/OL].[2021-05-11]. http://www.stats.gov.cn/sj/pcsj/rkpc/7rp/zk/html/fu03e.pdf?eqid=8c282d4f001f1fe100000002647952d8.

[5] DU PENG. 20 years of achievements, challenges and prospects of China's aging society [M]. Beijing: People's Publishing House, 2021.

[6] YANG GE. Population change and major "transformation" during the 14th Five-Year Plan Period in China [J]. Journal of North China University of Technology (Social sciences edition), 2021, 21 (1):17-29.

[7] RESEARCH GROUP OF BLUE BOOK OF CHINA URBAN ELDERLY CARE INDEX. Blue book of China urban elderly care index [M]. Beijing: China Development Press, 2017.

[8] MINISTRY OF CIVIL AFFAIRS OF THE PEOPLE'S REPUBLIC OF CHINA. Industry standard for civil affairs of the People's Republic of China: assessment of the ability of the elderly (MZ/T 039-2013)[S]. 2013.

[9] STATE ADMINISTRATION FOR MARKET REGULATION OF THE PEOPLE'S REPUBLIC OF CHINA, STANDARDIZATION COMMITTEE OF THE PEOPLE'S REPUBLIC OF CHINA. Specification for ability assessment of old adults (GB/T 42195-2022)[S]. 2022.

[10] SONG YUETAO. Comprehensive assessment of the elderly (Rev. 2) [M]. Beijing: China Union Medical University Press, 2019.

[11] CHEN XUJIAO, YAN JING, WANG JIANYE, et al. Expert consensus on the application of integrated geriatric evaluation technology in China [J]. Chinese journal of geriatrics research, 2017, 4 (2):1-6.

[12] TIAN LANNING. Basic operation guide for the assessment of the ability of the elderly [M]. Beijing: China Social Press, 2016.

[13] SUI GUOHUI. Operation manual for admission assessment of elderly care institutions [M]. Chengdu: Southwestern University of Finance and Economics Press, 2021.

